Aktiv bis 100

WO SPORT SPASS MACHT

Aktiv bis 100

Hochaltrige Menschen in Bewegung bringen

Regelin | Jasper | Hammes

Meyer & Meyer Verlag

Papier aus nachweislich umweltverträglicher Forstwirtschaft.

Garantiert nicht aus abgeholzten Urwäldern!

Aktiv bis 100
Hochaltrige Menschen in Bewegung bringen

Bibliografische Information der Deutschen Nationalbibliothek
Die Deutsche Nationalbibliothek verzeichnet diese Publikation in der Deutschen Nationalbibliografie; detaillierte bibliografische Details sind im Internet über <http://dnb.d-nb.de> abrufbar.

© 2013 by Meyer & Meyer Verlag, Aachen
Auckland, Beirut, Budapest, Cairo, Cape Town, Dubai, Hägendorf,
Indianapolis, Maidenhead, Singapore, Sydney, Tehran, Wien
Member of the World Sport Publishers' Association (WSPA)
Gesamtherstellung: Print Consult GmbH, München
ISBN 978-3-89899-794-2
E-Mail: verlag@m-m-sports.com
www.dersportverlag.de

INHALT

VORWORT

mmer mehr ältere Menschen sind in Sportvereinen aktiv: Die Vereinsmitgliedschaften von Personen über 60 Jahren konnten nach der neuesten Bestandser-
hebung des DOSB von 1,3 Millionen im Jahr 1990 auf über vier Millionen bis
zum Jahr 2012 gesteigert werden. Auch weiterhin stellen die Älteren die größte
Wachstumsgruppe im organisierten Sport dar. Dennoch ist der Organisationsgrad
der Älteren (die Zahl der Mitgliedschaften im Verhältnis zur Bevölkerungszahl in der
entsprechenden Altersstufe) gering: Nur 26 % aller Männer und 13 % aller Frauen
über 60 Jahren sind in einem Sportverein aktiv. Da wir in den nächsten Jahren und
Jahrzehnten aufgrund der demografischen Entwicklung in Deutschland mit einem
deutlichen Rückgang an Vereinsmitgliedschaften von Kindern, Jugendlichen und
jungen Erwachsenen rechnen müssen, gewinnt die Zielgruppe der älteren Menschen
an strategischer Bedeutung für alle Turn- und Sportvereine. Bei dieser Zielgruppe ist
Wachstum möglich, während das bei anderen Altersgruppen, demografisch bedingt,
kaum möglich ist. Deshalb ist es für Vereine wichtig, insbesondere für ältere Neu-
und Wiedereinsteiger ein attraktives Vereinsangebot zu entwickeln und anzubieten.

Die Anzahl der hochaltrigen Menschen in Deutschland – wir sprechen ab einem Alter von etwa 80 Jahren von Hochaltrigkeit – wird deutlich ansteigen. Während heute
4,1 Millionen über 80-Jährige in Deutschland leben, steigt die Anzahl bis zum Jahr
2030 voraussichtlich auf 6,3 Millionen an (plus 55 %). Bis zum Jahr 2060 werden
es sogar rund 10 Millionen Menschen sein, die älter als 80 sind (plus 144 %). Über
80 % der 80-85-jährigen und 66 % der 85-90-jährigen Älteren sind nicht pfle-

gebedürftig. Es gibt also viele Hochaltrige, die noch relativ rüstig sind und so lange wie möglich zu Hause wohnen möchten.

Umso wichtiger ist es, Bewegungsangebote für Hochaltrige in Turn- und Sportvereinen zu schaffen. Noch gibt es zu we-

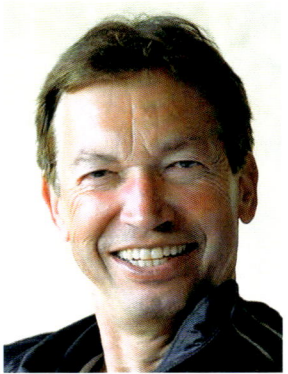 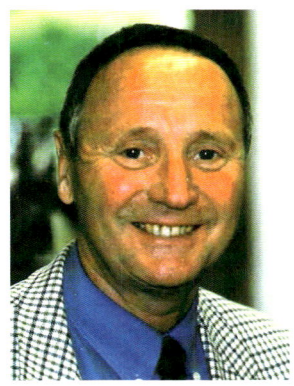

Prof. Dr. Walter Brehm   *Prof. Dr. Herbert Hartmann*

nige davon, aber es werden immer mehr. Diesen Menschen geht es darum, durch Bewegung ihre Alltagsbewältigungskompetenz zu stärken, um auf Dauer selbstständig leben zu können. Entscheidend ist, die Kraft der wichtigsten Muskeln zu stärken, um die Treppenstufen hinaufsteigen zu können und das Gleichgewicht zu trainieren, um nicht zu stürzen. *Aktiv bis 100* – unter diesem Motto steht das inhaltliche Konzept, das der Deutsche Turner-Bund unter Mitarbeit vieler Sport- und Gesundheitswissenschaftler, Gerontologen und Praktiker zusammengefasst hat.

Im vorliegenden Buch geben die drei Autorinnen eine Vielzahl praktischer Anregungen für Übungsleiter und Vereine zur inhaltlichen und organisatorischen Umsetzung von Bewegungsangeboten für Menschen im hohen Alter. Wir hoffen, dass dieses Buch vielen Turn- und Sportvereinen entscheidende Impulse für die Einrichtung von Bewegungsgruppen für sehr alte Menschen gibt. Darüber hinaus würde es uns freuen, wenn das Buch dazu beitragen könnte, mehr Bewegung in die Altenpflege zu bringen. Auch hier ist körperliche Aktivierung von enormer Bedeutung, um Abbauprozesse zu verlangsamen oder sogar aufzuhalten.

Prof. Dr. Walter Brehm
Vizepräsident des
Deutschen Turner-Bundes

Prof. Dr. Herbert Hartmann
DTB-Verantwortlicher
für die Zielgruppe Ältere

LEISTUNGSFÄHIGKEIT SPÜREN UND SPASS HABEN – IMPRESSIONEN AUS EINER BEWEGUNGSGRUPPE

D ie Autorinnen dieses Buchs besuchten eine Gruppe hochaltriger Menschen, die sich wöchentlich zur Bewegungsstunde treffen. Bei diesem Angebot handelt es sich um die gelungene Kooperation zwischen einem ambulanten Pflegedienst – Häusliche Pflege Schreiner – und dem Turnverein Achern. Der Turnverein stellt die Übungsleiterin (Christel Riehle) und eine Betreuerin (Angela Doll), der Pflegedienst organisiert einen Fahrdienst und stellt den Raum zur Verfügung.

Es ist Dienstagmorgen, kurz nach 9.30 Uhr. Am Eingangsbereich des Jahnparks in Achern, einem Gebäudekomplex mit betreutem Wohnen, Tages- und Nachtpflege und einem Bistro, werden wir von Angela Doll in Empfang genommen. Sie ist unübersehbar mit ihrem roten Turnvereins-T-Shirt. Sofort geraten wir in den Tumult allgemeiner Begrüßung. Autos vom Pflegedienst fahren vor und junge Leute helfen ihren Fahrgästen heraus. Die machen sich gleich, teils mit Rollstuhl, teils mit Rollator, auf den Weg zum Eingang. Lachen, Umarmungen, strahlende Gesichter. Dann zieht die Karawane los in Richtung Fahrstuhl. Unterwegs gesellen sich einzelne Hausbewohner dazu, die denselben Weg haben. Drei Gäste aus der Tagespflege hat Betreuerin Angela Doll zuvor schon in den Raum begleitet. Ihren motivierenden Worten hatten die drei nicht widerstehen können. So warten sie bereits dort, als die Gruppe eintrifft.

„Heute ist alles ein bisschen anders", informiert die Betreuerin vom Turnverein. „Gestern war Feiertag, und da sollte die Stunde heute eigentlich ausfallen, weil Übungsleiterin Christel Riehle noch im Urlaub ist", erklärt sie. „Aber wir wollten uns trotzdem treffen", fällt ihr gleich eine Teilnehmerin ins Wort, „weil uns die Bewegungsstunde so wichtig ist." Die Umstehenden nicken zustimmend. Sie freuen sich sichtlich auf ihr Programm. Nach unserer Erklärung, dass wir ein paar Eindrücke sammeln und in einem Buch über Bewegungsangebote für hochaltrige Menschen darüber berichten wollen, sind alle einverstanden, dass wir während der Stunde fotografieren. „Vielleicht bringt das ja noch mehr Leute wie uns in Bewegung", meint ein alter Herr zustimmend.

15 Bewegungslustige haben sich eingefunden – acht Frauen und sieben Männer. Das finden die überhaupt nicht ungewöhnlich, wohl wissend, dass sonst meist Frauen in der Überzahl sind. „Zusammen mit den Frauen macht's doch viel mehr Spaß", schmunzelt einer der Herren und wendet sich seiner Nachbarin zu. Überhaupt sind alle füreinander da, helfen sich gegenseitig beim Ausziehen der Jacken und Anziehen von Turnschuhen oder ABS-Socken.

„Die Kommunikation ist mir hier mindestens so wichtig wie das Bewegen", klärt uns eine Teilnehmerin über ihre Motivation zur Teilnahme auf. Sie kommt erst seit zwei Monaten und gehört damit zu den Neulingen im Kreis, ist aber schon voll integriert. „Hier wurde ich sofort freundlich aufgenommen, und das tut mir gut", kommentiert sie. „Ich bin von Anfang an dabei und komme jede Woche, sonst fehlt mir was", erzählt ein weißhaariger Herr und berichtet vom Start des Angebots vor rund dreieinhalb Jahren.

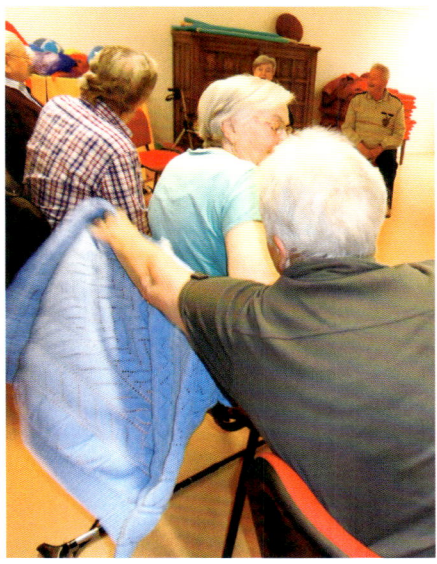

Allmählich werden alle unruhig, wollen sich bewegen. Musik erklingt, und endlich geht es los. Angela Doll, die gewöhnlich die Betreuung der Gruppe übernimmt, alle in Empfang nimmt, Einzelne in ihren Wohnungen oder in der Tagespflege abholt, sich nach dem Befinden erkundigt, Handtaschen und Hilfsmittel versorgt und die Übungsleiterin unterstützt usw., hat sich überreden lassen, heute ausnahmsweise das Bewegungsprogramm zu gestalten, damit die Stunde nicht ausfallen muss. Alle sind mit Eifer dabei. Einige folgen sogar der Aufforderung, eine Übung vorzustellen, die sie besonders gern machen. Klar, dass alle dem Vorschlag der Greifübung mit der Gumminudel folgen, die ein Teilnehmer zeigt und die Schrittkombination imitieren, an die sich eine andere Teilnehmerin erinnert. Nach 60 min sind alle ausgepowert. „Abschlussmusik", kommt die Forderung aus der Runde, und alle wiegen sich mit Handfassung zum Abschied im Takt.

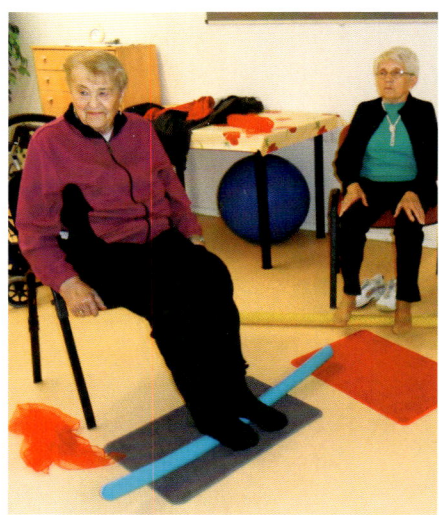

Auf unsere Frage, wie sie von dem Angebot erfahren haben, erhalten wir unterschiedliche Antworten. Plakate im betreuten Wohnen und persönliche Ansprache werden genannt. Ruth Kossobucki (88) hat die Information aus dem Internet. Sie ist nach einem Oberschenkelhalsbruch auf ihren Rollator angewiesen, will sich aber trotzdem möglichst viel bewegen. Seit drei Monaten fährt sie 1 x wöchentlich selbst mit dem Auto hierher. Schmunzelnd erzählt sie, dass ihr Sohn zuvor „zur Kontrolle" einmal mit ihr mitgefahren ist, um sich zu überzeugen, dass sie noch sicher unterwegs ist. „Wir müssen halt selbst etwas tun, damit es uns gut geht", fällt ihr eine Dame ins Wort, „von allein geht nichts. Hier bekomme ich nicht nur Bewegung, sondern vor allem Ablenkung vom Alltag und jede Menge Spaß."

Für Werner Gund (85) ist das Mitmachen wichtiger Eckpunkt in seinem regelmäßigen Training. Der passionierte Sportler konnte sich in der Vergangenheit wegen einer Erkrankung lange Zeit nicht mehr betätigen. Vom Pflegedienst, der ihn bei der Pflege seiner Frau unterstützt, erfuhr er von dem Angebot, das er seitdem in Anspruch nimmt. Der Pflegedienst holt ihn jede Woche zu Hause ab und bringt ihn wieder zurück, und alles zu einem verträglichen Preis. „Meine Gleichgewichtsstörungen sind mittlerweile fast weg", berichtet er und ergänzt, dass er zu Hause täglich seine Gehübungen macht. „Aktuell schaffe ich täglich 600 m ganz ohne Gehhilfe", sagt er stolz und fügt hinzu „die will ich steigern auf 900 m."

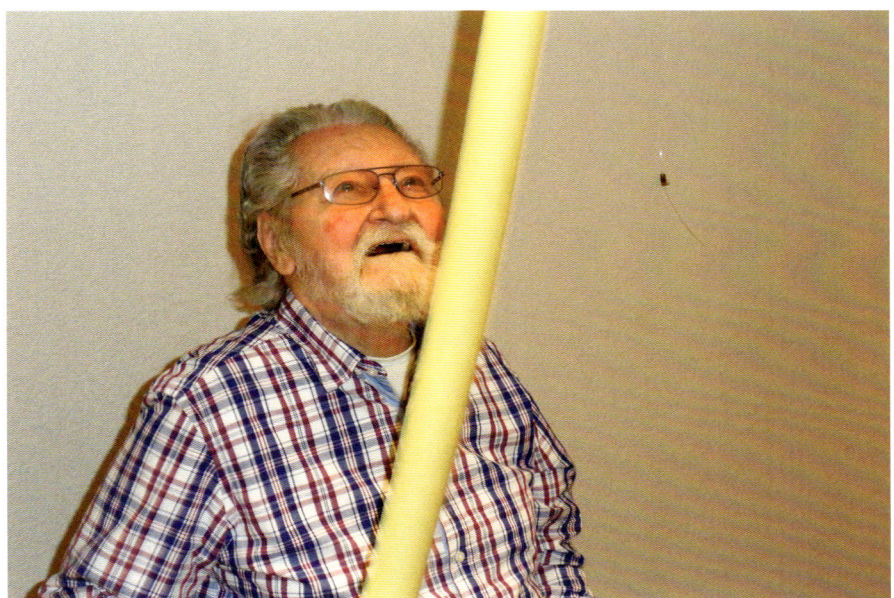

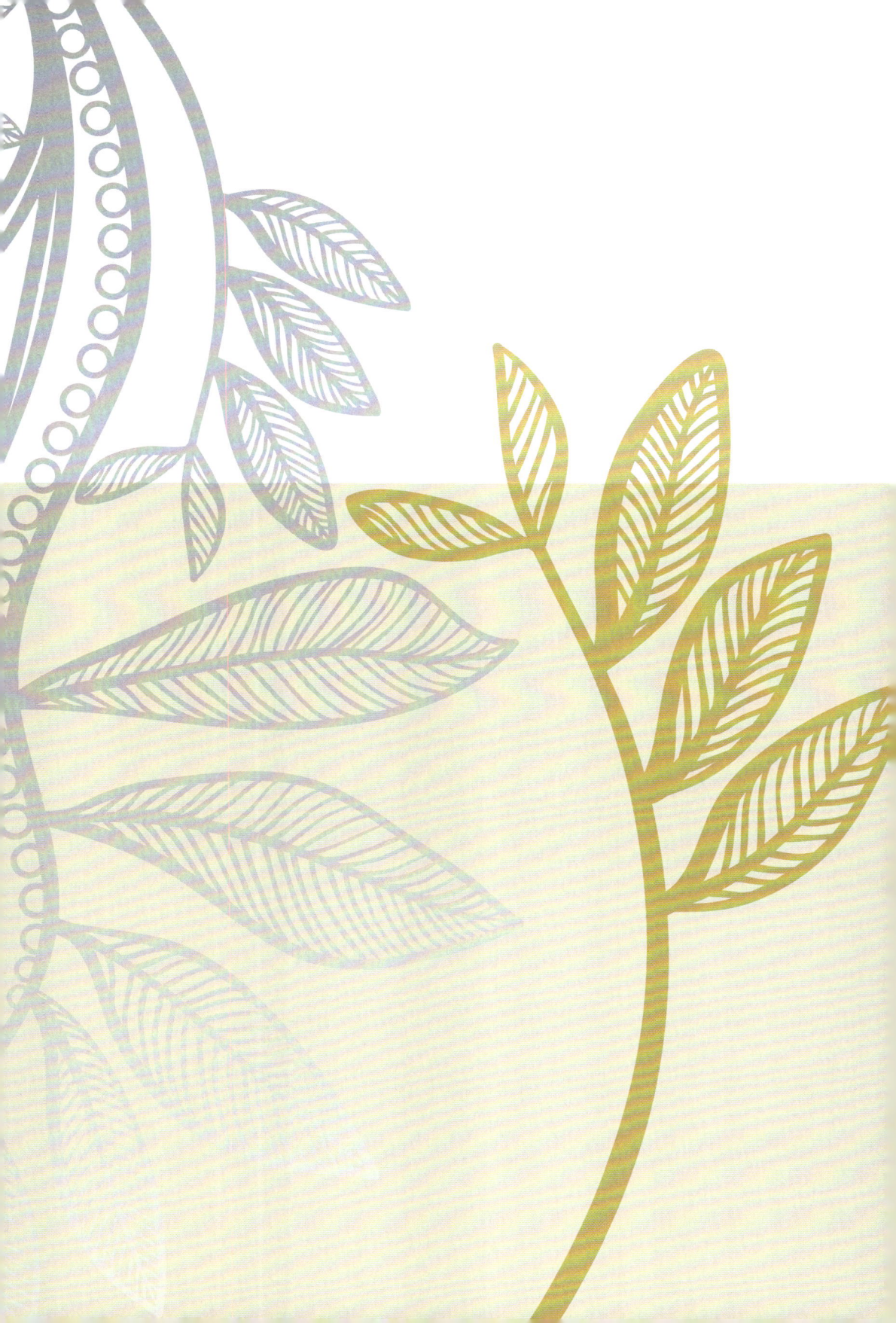

KAPITEL 1

Kapitel 1

BEWEGEN
IM HÖCHSTEN ALTER

n diesem Buch geht es um Bewegung für sehr alte Menschen, oft auch als *Hoch-altrige* bezeichnet. Experten sprechen in der Regel ab einem Alter von 80 Jahren von Hochaltrigkeit. Doch eine Altersangabe ist nicht in jedem Fall hilfreich, um sich ein Bild von den Menschen zu machen, um die es in diesem Buch geht. Jeder von uns kennt 80-Jährige, die sehr jung wirken, weil sie körperlich und geistig fit sind, vor Energie sprühen und sich ständig neuen Herausforderungen stellen. Man trifft aber auch auf alte Menschen, die gesundheitlich stark beeinträchtigt sind und kaum noch das Haus verlassen.

Im Alter von 80 Jahren ist alles möglich: Man kann sich fit fühlen und das Leben in vollen Zügen genießen. Man kann an der Grenze der Pflegebedürftigkeit stehen oder bereits pflegebedürftig sein. Man kann völlig selbstständig zu Hause leben, mithilfe eines Angehörigen oder einer Pflegekraft in den eigenen vier Wänden versorgt werden oder in einer stationären Einrichtung untergebracht sein.

Die Bandbreite der körperlichen und geistigen Funktionsfähigkeit im hohen Alter ist sehr groß. Dennoch weiß man, dass sich um das 75. Lebensjahr herum bei vielen Menschen etwas verändert. Ab dem 75. Lebensjahr steigt die Anzahl der Menschen, die in stationären Einrichtungen leben, deutlich an. Körperliche Leistungseinbußen, wie zum Beispiel der Verlust an Muskelmasse mangels Training, zeigen sich ab dem 75. Lebensjahr immer häufiger darin, dass alltägliche Verrichtungen nicht mehr ausgeübt werden können. Beispiele hierfür sind Treppenstufen hochsteigen oder vom Sitzen in einem Sessel allein zum Stehen nach oben kommen.

Die Muskelkraft sinkt kontinuierlich im Zuge des Älterwerdens, wenn sie nicht trainiert wird. Doch um das 75. Lebensjahr herum kommt bei vielen Menschen der Punkt, an dem die Kraft der Muskeln so gering geworden ist, dass sie nicht mehr ausreicht, um das Aufrichten allein zu schaffen oder die Stufen nach oben zu steigen, um ins Schlafzimmer zu kommen. Dies ist ein Wendepunkt im Leben vieler Menschen. Wer sich im hohen Alter dafür entscheiden kann, körperlich aktiv zu werden, hat bessere Chancen, länger selbstständig zu Hause zu leben.

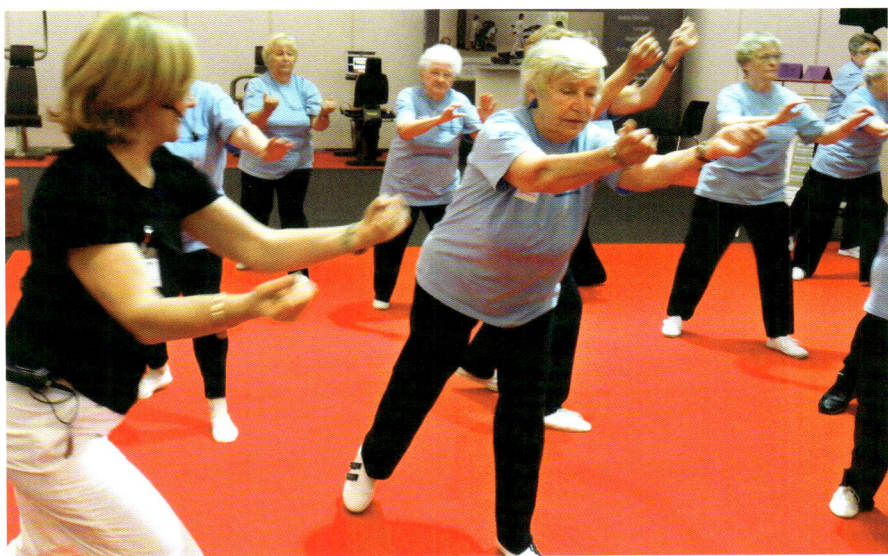

Auch, wenn man bereits in einer Altenpflegeeinrichtung stationär versorgt wird, ist Bewegung wichtig, um den Prozess des körperlichen und geistigen Abbaus hinauszuzögern. Bewegung erhält die Lebensqualität, die Lebenszufriedenheit und damit letztendlich auch die Lust am Leben.

Dabei gibt es viele Gründe, die Menschen im höchsten Alter davon abhalten, sich aktiv zu bewegen. Die körperliche Leistungsfähigkeit nimmt ab, Einschränkungen, Beschwerden und Schmerzen nehmen in der Regel zu. Die Muskelkraft schwindet, die Gelenke tun weh, dadurch fällt das Treppensteigen immer schwerer und irgendwann klappt es vielleicht überhaupt nicht mehr. Hinzu kommt die Unsicherheit bei freien Bewegungen. Dadurch steigt oft die Angst zu stürzen. Viele ältere Menschen haben Probleme, sich die Schuhe zu binden, weil sie sich nicht mehr bücken können, vom Sessel aufzustehen, weil die Kraft der Oberschenkelmuskeln nicht mehr ausreicht oder mit dem Bus zu fahren, weil sie nicht mehr sicher auf wackeligem Untergrund stehen können.

Die Muskelkraft nimmt ab, wenn die Muskeln nicht mehr ausreichend aktiviert werden. Die Beweglichkeit der Gelenke nimmt ab, wenn die Gelenke nicht ständig mobilisiert werden. Die Festigkeit der Knochensubstanz nimmt ab, wenn sie nicht immer wieder durch die Druck- und Zugbelastungen während einer Bewegung auch zum Aufbau angeregt werden. Die Leistungsfähigkeit des Herz-Kreislauf-Systems nimmt ab, wenn beides nicht regelmäßig angeregt und gefordert wird.

1.1   Was nicht eingesetzt wird, wird automatisch abgebaut

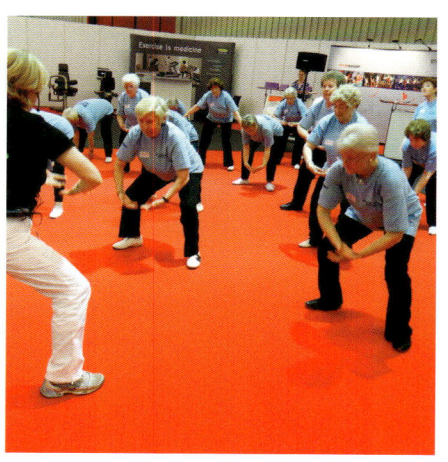

All diese Funktionen, die man braucht, um das tägliche Leben möglichst selbstständig leben zu können, bleiben im höchsten Alter nur erhalten, wenn sie regelmäßig eingesetzt und trainiert werden. Körperliche und geistige Aktivität ist der Schlüssel zur Aufrechterhaltung der Alltagsbewältigungskompetenzen. Die Aufrechterhaltung der körperlichen und geistigen Fähigkeiten im höchsten Alter geschieht auf der Grundlage eines biologischen Grundgesetzes. Dieses Gesetz sagt aus, dass Funktionen nur dann erhalten bleiben, wenn sie regelmäßig eingesetzt werden. Was nicht gebraucht wird, wird automatisch abgebaut. Wer sich also kaum noch bewegt, den Körper nicht mehr fordert, der gibt seinen Organen und Strukturen auch keine Anreize mehr, das Funktionsniveau aufrechtzuerhalten. Das Ergebnis ist der Abbau aller körperlichen Funktionen – bis hin zur völligen Unselbstständigkeit.

1.2   Anstrengung ist notwendig

Anstrengung ist folglich auch im höchsten Alter notwendig und sinnvoll. Wer sich körperlich anstrengt, bleibt fit und mobil. Das gilt natürlich nur, solange es nicht zu viel wird und die alten Menschen die Situation unter Kontrolle halten können. Werden Anstrengung und Stresspegel zu hoch, weil man ständig über seine aktuelle Leistungsgrenze hinausgeht, wirkt sich das negativ auf die körperliche und die psychische Gesundheit aus. Anstrengung ist gut, eine permanente Überforderung sollte man jedoch vermeiden.

1.3   Der Teufelskreis der Inaktivität

Bei hochaltrigen Menschen entwickelt sich oft ein Teufelskreis aus körperlicher Inaktivität, nachlassender Leistungsfähigkeit und Rückzug. Wenn Hochaltrige Beschwerden, Einschränkungen und Schmerzen bei Alltagsbewegungen haben, werden sie inaktiver. Dies führt zu einem Nachlassen der Leistungsfähigkeit und zu einem Verlust von körperlichen und geistigen Funktionen. Wenn die Hochaltrigen das wahrnehmen, werden sie unsicher und ziehen sich noch mehr zurück. Sie werden wiederum inaktiver und verlieren weiterhin an Funktionsfähigkeit und Bewegungssicherheit – ein Teufelskreis, aus dem es schwer ist, wieder herauszufinden.

1.4   Aktivierung als Selbstverständlichkeit – auch in der stationären Pflege

Auch, wenn die Selbstständigkeit der Älteren bei Aufenthalt in einer stationären Altenpflegeeinrichtung bereits eingeschränkt ist, hat Bewegungslosigkeit massive Auswirkungen. Aus falsch verstandener Hilfsbereitschaft oder aus Zeitmangel übernehmen Mitarbeiter in den Einrichtungen oft Alltagtätigkeiten, die ein Pflegebedürftiger zumindest teilweise noch selbst ausführen kann. Aber gerade hier ist eine Aktivierung von ganz wesentlicher Bedeutung, um weitere Abbauprozesse zu verlangsamen oder sogar aufzuhalten. Zielsetzung sollte es sein, gerade diese Menschen zu ermuntern, selbst etwas für sich zu tun, um körperlich und geistig beweglicher zu werden! Körperliche und geistige Beweglichkeit, Bewegungsvermögen und Selbstbewusstsein, Aktivität und Kompetenz hängen untrennbar zusammen und müssen angeregt werden. In den Alten- und Pflegeheimen muss sich die Erkenntnis durchsetzen, dass körperliche Aktivierung keine Sonderleistung der Pflegenden ist, sondern eine Selbstverständlichkeit, ein Teil der Betreuung.

Viele alte Menschen sind auf Anregung von außen angewiesen. Gerade weil sie ihr eigenes Aktivitätspotenzial verloren haben, kann ein Eingreifen von außen dazu beitragen, ein weiteres Abrutschen in Passivität zu verhindern. Denn nachweislich ist die Gefahr groß, dass Passivität in Funktionsunfähigkeit, zunehmende Pflegebedürftigkeit, Teilnahmslosigkeit, Freudlosigkeit, Einsamkeit und Lebensüberdruss mündet.

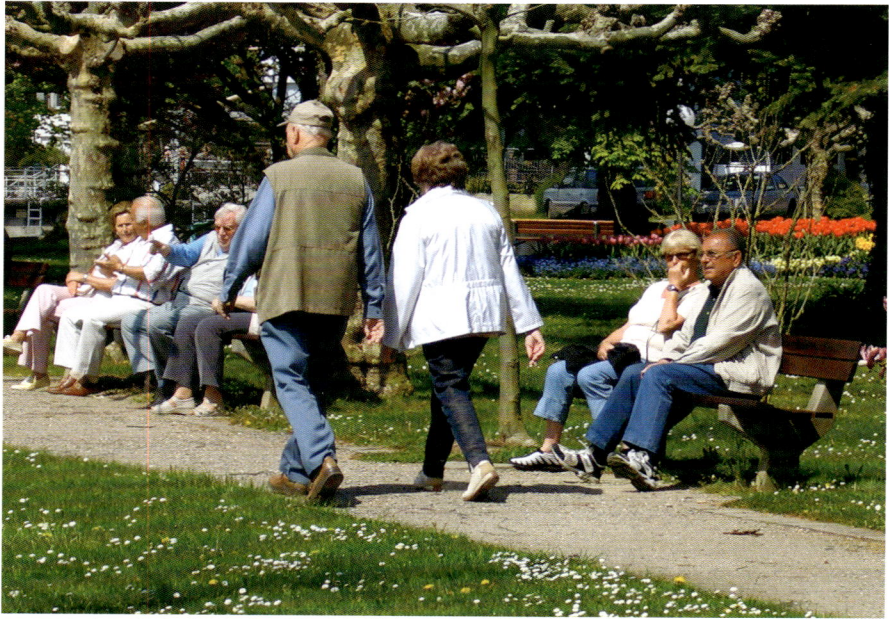

Es geht um Ansprache, Aktivierung und Betreuung von Menschen im hohen Lebensalter. Dabei müssen die noch vorhandenen Fähigkeiten zielgerichtet trainiert und stabilisiert werden und bereits verlernte Fähigkeiten können wieder neu entwickelt und geübt werden. Viele Menschen glauben immer noch, dass Altern von Natur aus ein Abbauprozess sei, an dessen Ende Bewegungslosigkeit, Schmerz, Einsamkeit, Depression stehen. Aber es gibt genügend Beispiele, die zeigen, dass Menschen zufrieden, gelassen und vital alt werden, dass Menschen gesund leben und beweglich bleiben. Und auch bei eingeschränkter Mobilität kann man sich wohlfühlen und zufrieden sein. In diesem Buch wird aufgezeigt, mit welchen Methoden Hochaltrige in Bewegung gebracht werden können und welche Inhalte wichtig und sinnvoll sind, um die Alltagsbewältigungskompetenzen tatsächlich zu trainieren.

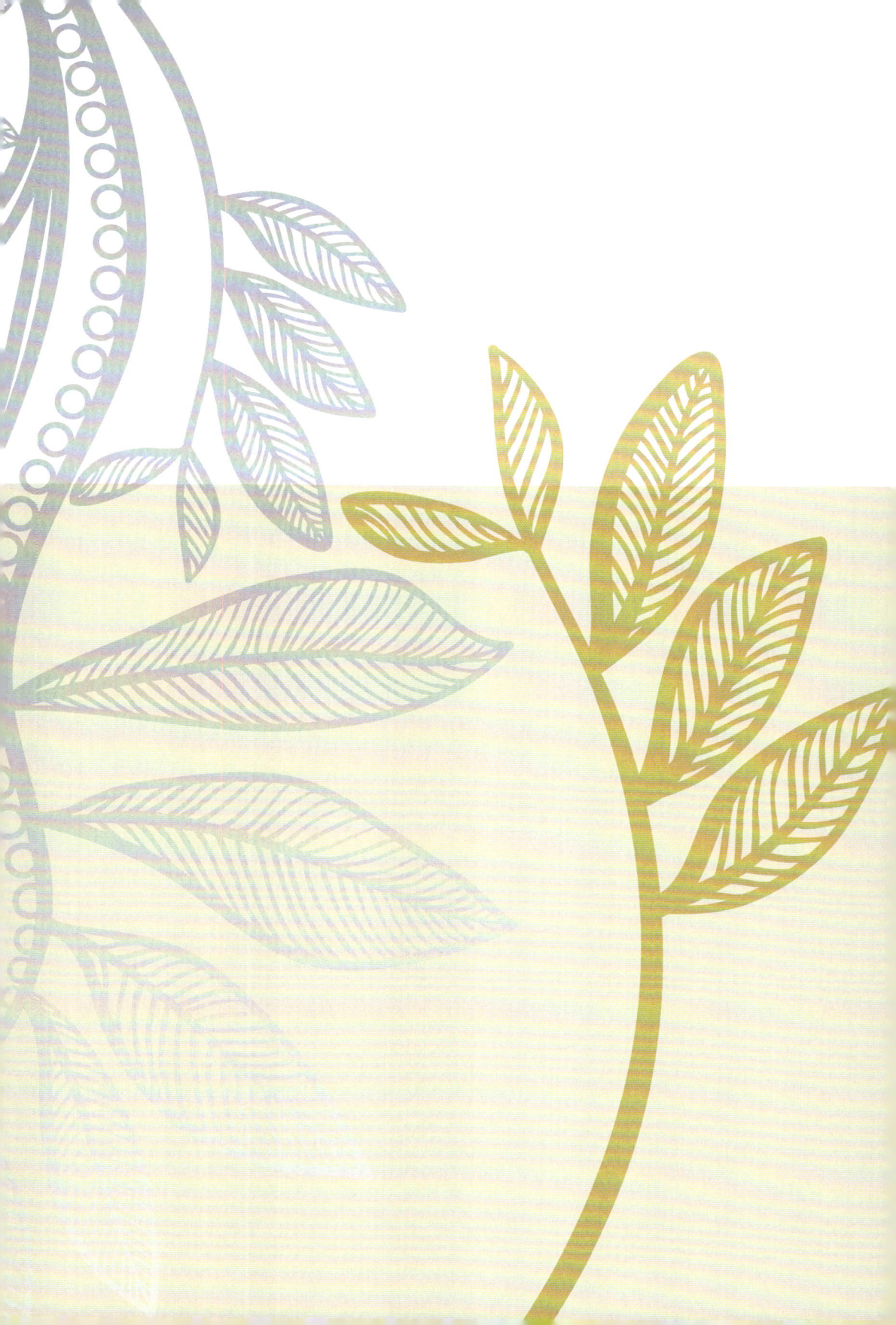

KAPITEL 2

Kapitel 2

WIE MAN HOCHALTRIGE MENSCHEN IN BEWEGUNG BRINGT

2.1   Einen persönlichen Zugang finden

Wer versucht, hochaltrige Menschen zu Bewegung zu motivieren, hat es nicht immer ganz leicht. Vor allem dann, wenn alte Menschen sich sehr lange nicht mehr bewusst und gezielt bewegt haben, ist der Neuanfang oft kompliziert. Wer heute hochaltrig ist, kannte Sport in seiner Jugend in der Regel in Form von Leistungssport. Gesundheitssport, Fitnesstraining oder Bewegung zur Erhaltung von Selbstständigkeit und zur Prävention von Stürzen – das gab es damals nicht. Wer Sport treibt, muss leistungsfähig sein, das glauben viele Hochaltrige heute noch. Und das macht es ihnen schwer, im hohen Alter noch einmal einen Zugang zu Bewegung zu finden.

Viele haben Ängste und Hemmungen, sich mit ihren Schwächen, Einschränkungen und Behinderungen zu präsentieren, gegenüber den anderen in der Gruppe und auch gegenüber dem Übungsleiter. Sie fürchten sich davor, dass die anderen Gruppenteilnehmer sehen, dass sie sich nicht mehr bücken können, dass sie nicht mehr allein aufstehen können oder dass sie ihren Arm nicht mehr bis nach oben anheben können. Hinzu kommen Ängste aufgrund von Bewegungsunsicherheit oder chronischen Schmerzen.

Einige alte Menschen haben Angst, sich durch das Training zu schaden. Sie fürchten, dass sich ihre Schmerzen verschlimmern könnten, dass sie hinfallen könnten oder sich einfach zu viel zumuten. Viele Hochaltrige haben nie ein Gefühl für die wohltuende Wirkung von Bewegung entwickelt und es dauert einige Zeit, bis sich dieses Gefühl einstellt. Für einige Hochaltrige ist es, vor allem, wenn sie mobilitäts-eingeschränkt oder leicht dement sind, bereits ein Erfolg, rechtzeitig, am richtigen Ort und in passender Kleidung zum Bewegungsangebot zu erscheinen. Umso wichtiger ist es, dass der Gruppenleiter es schafft, einen persönlichen Zugang zu jedem Einzelnen der erschienenen Menschen aufzubauen, um die Ängste langsam abbauen und Vertrauen aufbauen zu können.

Übungsleiter, die Bewegungsgruppen für sehr alte Menschen leiten, brauchen viel Einfühlungsvermögen, eine hohe Sozialkompetenz, aber auch die Fähigkeit, zu motivieren. Denn man muss im schlimmsten Fall auch damit rechnen, vor einer desinteressierten, schweigenden und teilnahmslosen Gruppe zu stehen. Es gibt Situationen, in denen der Übungsleiter damit umgehen muss, dass bereits eine kleine Bewegung ein Fortschritt sein kann. Dies kommt insbesondere dann vor, wenn eine neue Gruppe aufgebaut wird und wenn die Teilnehmer sich niemals vorher aktiv bewegt haben.

Übungsleiter, die in Altenpflegeeinrichtungen tätig sind, berichten oft, dass sie sich anfangs damit zufriedengeben mussten, wenn sie durch die Bewegung ein flüchtiges Lächeln auf das Gesicht einer ansonsten teilnahmslos erscheinenden, alten Frau auslösen konnten. Doch genauso oft wird darüber berichtet, dass es durchaus möglich ist, aus einer anfänglich teilnahmslos erscheinenden Gruppe eine fröhliche Runde zu entwi-

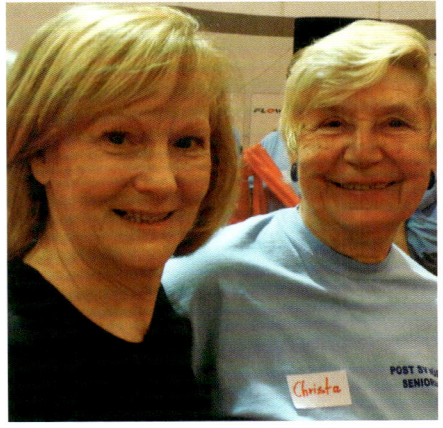

ckeln und aus leeren Blicken lachende Gesichter zu formen. Das Aktivieren und das fröhliche Erleben während des Bewegens wirkt sich nicht nur auf die Zeit der Bewegung aus, sondern zeigt nachhaltig Wirkung. Doch all das kann nur funktionieren, wenn der Übungsleiter einen persönlichen Zugang zu den Menschen findet.

2

Der Übungsleiter muss jeden Teilnehmer mit seinem Namen kennen. Er sollte im Laufe der Zeit wissen, wer welche gesundheitlichen Probleme hat, um möglichst individuell auf jeden Einzelnen eingehen und gezielte Tipps und Hinweise zur Alltagbewältigung geben zu können. Dadurch baut sich eine Bindung zwischen Teilnehmer und Übungsleiter auf, die ganz wichtig ist, um alte Menschen auf Dauer zu motivieren, zur Bewegungsgruppe zu kommen. Wenn es dem Übungsleiter gelingt, diesen persönlichen Zugang zu finden und die anfänglichen Hemmungen und Ängste abzubauen, dann kann man gemeinsam sehr viel erreichen und dabei außerdem unglaublich viel Spaß haben.

In manchen Gruppen übernimmt diese Aufgaben der Motivation und Betreuung nicht der Übungsleiter, sondern eine zusätzliche Person. Die nimmt die Teilnehmenden bei ihrer Ankunft in Empfang, führt Gespräche, unterstützt, wenn nötig, beim Aus-, An- und Umziehen, kümmert sich um Handtaschen und Gehhilfen und hat für alle ein offenes Ohr. Eine solche Lösung ist besonders dann zu empfehlen, wenn zwei oder mehr Gruppen sich nacheinander am selben Ort zur Bewegung treffen oder der Übungsleiter einem engen Zeitplan folgen muss. Wer die Übungsstunde leitet, kann sich bei einer derartigen Konstellation voll und ganz auf den bewegungspraktischen Teil konzentrieren.

2.2   Drei wesentliche Ziele der Bewegungsstunde

Wer hochaltrige Menschen nicht nur kurzfristig für Bewegung gewinnen will, sondern langfristig daran binden möchte, der sollte **drei wesentliche Ziele** nicht aus den Augen verlieren.

Drei wesentliche Ziele der Bewegung für Hochaltrige

Das sollten Übungsleiter wissen und immer mit berücksichtigen:

Erstes Ziel: Die alten Menschen sollten die Wirkungen der Bewegung, insbesondere im Hinblick auf die Erhaltung der Selbstständigkeit, spüren und diese sollten ihnen bewusst gemacht werden.

Zweites Ziel: Die Bewegung sollte den alten Menschen Spaß machen. Sie sollten dabei Lebensfreude und Lebenslust spüren können.

Drittes Ziel: Die Bewegung sollte so ausgerichtet sein, dass die alten Menschen den anderen Gruppenteilnehmern begegnen können, dass persönliche Kontakte möglich sind und dass sie sich als Teil einer Gruppe erleben können.

2.2.1 Wirkungen bewusst machen

Zum einen ist es wichtig, dass die alten Menschen selbst spüren und erleben, dass die *körperlichen Kernkompetenzen* – sie sind in Kap. 3 beschrieben (ab S. 47ff.) – sich durch die Bewegung verbessern bzw. erhalten lassen. Der Übungsleiter sollte in der Lage sein, das Training so anzubieten, dass sich die Leistungsfähigkeit jedes Teilnehmers in Bezug auf die Erhaltung der Selbstständigkeit verbessert. Diese Wirkungen müssen den Teilnehmern bewusst gemacht werden. Der Übungsleiter kann

2

dazu beitragen, indem er zwischendurch regelmäßig nach Empfindungen fragt –
„Wo spüren Sie die Bewegung?" „Wie fühlt sich das an?" –, auf positive Veränderungen hinweist oder indem er die Teilnehmer lobt, wenn sie etwas schaffen, was sie anfangs nicht hinbekommen haben.

2.2.2　Bewegungslust wecken

Das zweite wichtige Ziel ist, den Teilnehmern viel Spaß an der Bewegung zu vermitteln. Der Übungsleiter kann den alten Menschen mithilfe von Bewegung Lebensfreude und Lebenslust schenken. Wenn man hochaltrige Menschen fragt, warum sie jede Woche, oftmals trotz Schmerzen und hohen persönlichen Aufwands, regelmäßig zum Sport gehen, dann lautet die Antwort: „Weil es Spaß macht."

Lebensfreude und Lebenslust sind entscheidende Motive für alte Menschen, sich auf Dauer an ein Bewegungsangebot zu binden und dabeizubleiben. Übungsleiter sollten das wissen und das Training entsprechend ausrichten.

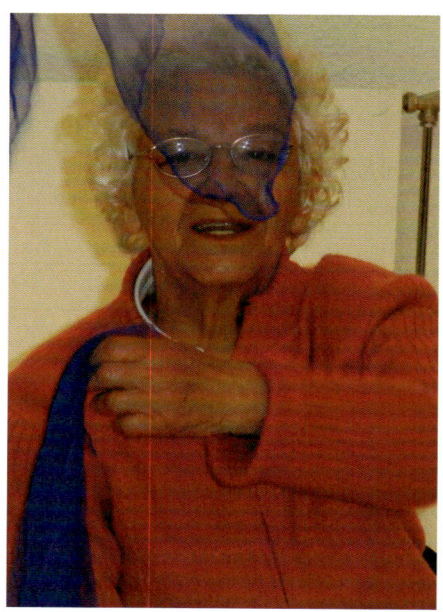

Bei aller Funktionalität darf die Freude an der Bewegung nicht zu kurz kommen. Sie kann durch Musik, die den alten Menschen gefällt, leicht geweckt werden. Auch Kleine Spiele oder Wettbewerbe machen alten Menschen viel Spaß. Außerdem kommt dabei der Persönlichkeit des Übungsleiters eine Bedeutung zu. Wer nicht ganz so ernst und streng ist, oft einen Spaß auf den Lippen hat und selbst voller Energie, Schwung und Freude steckt, kann dieses Gefühl gut an andere weitergeben.

2.2.3　Begegnungsmöglichkeiten schaffen

Ein drittes wesentliches Ziel ist es, die persönliche Begegnung der Teilnehmer untereinander zu fördern. Persönliche Kontakte zu anderen, gleich gesinnten Menschen sind für Hochaltrige wichtig. Viele haben ihren Partner oder wichtige Vertrauenspersonen verloren, es sind mehr alte Menschen einsam, als man glaubt. Die Bewegungsgruppe ermöglicht ungezwungene Kontakte und sozialen Austausch. Man kommt zusammen, um den Körper zu stärken, aber man bleibt, weil man Freunde findet. Besonders wichtig ist auch das Gefühl, dazuzugehören und Teil einer Gruppe zu sein.

Oft erlebt man, dass alte Damen sich speziell für die Bewegungsstunde besonders schick machen, sie legen ihre Perlenkette um und schmücken sich mit dem besten Ring. Solche Phänomene zeigen, dass die Bewegungsstunde mehr ist, als nur Sport, oftmals ist die wöchentliche Bewegung der einzige Termin, den die alten Menschen in der Woche haben. Es ist der einzige Termin, an dem sie rauskommen, andere Menschen treffen und sich austauschen können, ein Höhepunkt im Alltag. Bewegung wird zu einem wichtigen sozialen Erlebnis, das insbesondere im höchsten Alter immer bedeutsamer wird.

2.3　Hinweise zur Durchführung der Bewegung

Im Folgenden sind einige trainingswissenschaftliche Hinweise aufgeführt, die deutlich machen, wie Bewegung angeboten werden muss, damit sie effektiv ist und die angestrebten Wirkungen auch tatsächlich entfaltet. Dabei sollte jedoch auch immer bedacht werden, dass jede Bewegung besser ist als gar keine. Jede Treppenstufe, die ein hochaltriger Mensch selbstständig hinaufsteigt, ist ein wertvolles Training. Jeder Schritt, den er schafft, ist wichtig und trägt dazu bei, die körperlichen Funktionen länger auf einem möglichst hohen Niveau zu erhalten.

2.3.1　Die Häufigkeit der Bewegung

Hochaltrige Menschen sollten sich so häufig wie möglich bewegen, um die motorischen Voraussetzungen für eine selbstständige Alltagsbewältigung so lange wie möglich zu erhalten. Notwendig ist mindestens eine feste Trainingsstunde in der Woche, besser sind natürlich zwei Trainingsstunden pro Woche. Zusätzlich sollten die alten Menschen dazu angeregt werden, ihren Alltag so bewegt wie möglich zu gestalten. Dazu können Übungsleiter viele Tipps und Hinweise geben und dazu ermutigen, Bewegung auch in den normalen Alltag einzubauen.

In der Regel wird es in einem Turnverein oder einer stationären Altenpflegeeinrichtung wahrscheinlich nur möglich sein, einen festen Trainingstermin pro Woche zu organisieren. Vielleicht ist es dennoch darüber hinaus möglich, einen oder zwei Spaziergänge pro Woche an der frischen Luft zu organisieren. Auch während dieser Spaziergänge können Übungen für Muskeln, Gleichgewicht oder Funktionserhaltung durchgeführt werden. Zusätzlich sollte der Übungsleiter versuchen, die Teilnehmer zur Durchführung von „Bewegungshausaufgaben" zu ermutigen. Eine Bewegungshausaufgabe könnte es zum Beispiel sein, eine Treppe hoch- oder hinunterzusteigen oder ein fünfminütiges Training zu Hause, zum Beispiel sitzend auf einem Stuhl, durchzuführen.

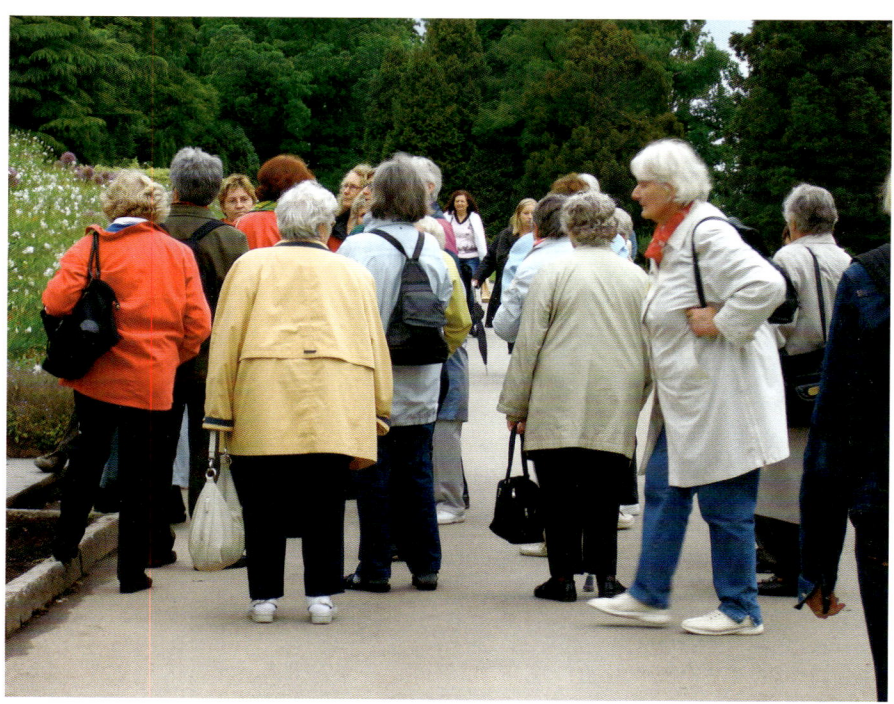

Empfehlungen zur Trainingshäufigkeit

- 1 x pro Woche = regelmäßige Bewegungsstunde (z. B. im Verein).
- 1-2 x pro Woche = Spaziergang draußen (z. B. vom Verein organisiert oder selbstständig mit der Freundin).
- Immer wieder zwischendurch = Bewegung in den Alltag integrieren (z. B. Treppensteigen, zum Bäcker gehen).

2.3.2 Die Dauer der Bewegung

In der Regel wird eine Bewegungseinheit für hochaltrige Menschen 60 min dauern. Natürlich richtet sich die tatsächliche Bewegungsdauer danach, wie belastbar die Teilnehmer sind. Übungsleiter müssen eine Bewegungsstunde so gestalten, dass sie Belastungsphasen und Pausen geschickt im Wechsel anbieten. Nach einer anstrengenden Phase folgt eine Pause mit Lockerungs- und Dehnübungen. Übungsleiter müssen ausprobieren, wie lange sie ihre spezielle Gruppe belasten können.

2.3.3 Die Intensität der Bewegung

Für hochaltrige Menschen gelten die gleichen trainingswissenschaftlichen Grundsätze wie für jüngere Menschen. Dies bedeutet, dass Verbesserungen und positive Anpassungen von Muskeln, Herz und Kreislauf, Gleichgewicht und Bewegungssicherheit nur dann erreicht werden, wenn die Teilnehmer an ihrer persönlichen Belastungsgrenze trainieren. Jeder einzelne Teilnehmer muss sein Trainingsprogramm als anstrengend erleben. Nur dann werden die Muskeln stärker und wird die Standsicherheit größer.

Natürlich brauchen hochaltrige Menschen, wenn sie damit beginnen, sich zu bewegen, zunächst eine längere Eingewöhnungszeit. Sie müssen sich an den Übungsleiter gewöhnen und an die anderen Teilnehmer. Sie müssen ihre Hemmungen überwinden und sich trauen, trotz ihrer Beschwerden, Einschränkungen und Schmerzen, aktiv zu sein. In diesem Zeitraum, also in den ersten 4-6 Wochen, sollten die Übungsleiter das Trainingsprogramm sanft und einfach gestalten. Alle Teilnehmer

2

müssen das Pensum gut und sicher bewältigen können und mit dem Gefühl nach Hause gehen: „Das war ja gar nicht so schwierig."

Danach kann der Übungsleiter damit beginnen, das Pensum langsam zu steigern. Eine permanente Steigerung der Intensität ist die entscheidende Voraussetzung dafür, dass die Leistungsfähigkeit der Teilnehmer sich verbessert und dass sie sich optimal auf die Anforderungen einstellen können, die sie brauchen, um den Alltag selbstständig bewältigen zu können. Übungsleiter sollten die Intensität des Trainings zwar langsam, aber kontinuierlich steigern. Vor allem, wenn die Teilnehmer sich verbessern, muss das Trainingspensum ansteigen, damit weiterhin Trainingsreize gesetzt werden.

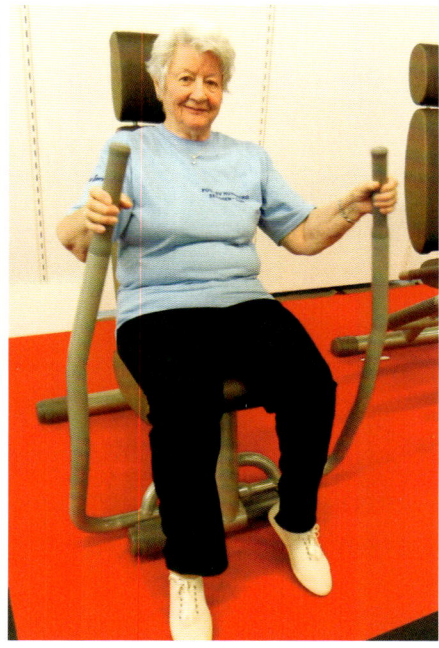

Übungsleiter können die Intensität ihres Trainingsprogramms erhöhen, indem sie schwierigere und herausfordernde Übungen auswählen. Man kann die Wiederholungszahlen erhöhen oder – wenn man mit Gewichten arbeitet – ein höheres Gewicht auswählen. Die Intensität lässt sich außerdem steigern, wenn zuerst im Sitzen auf einem Stuhl geübt wird, dann im Stehen mit Festhalten an der Rückenlehne des Stuhls und schließlich im freien Stand ohne Festhalten. Dadurch steigert man die Anforderungen, die an das Gleichgewicht und die Standsicherheit gestellt werden.

2.3.4 Überforderung vermeiden

Je älter die Teilnehmer sind, desto wichtiger ist es, dass der Übungsleiter während des Trainings darauf achtet, dass die Menschen sich nicht überfordern. Wichtig ist, genügend Pausen einzubauen. Belastungsphasen und Erholungsphasen wechseln

sich ab. Eine Pause dauert zwischen 5 und 30 s, je nachdem, wie lange die Teilnehmer brauchen, um sich wieder zu erholen. Außerdem sollte der Übungsleiter die
Teilnehmer genau im Blick behalten. Die Hochaltrigen sollten bei der Bewegung
niemals so stark außer Atem kommen, dass sie nicht mehr sprechen können.

Wenn Sie unsicher sind, ob ein Teilnehmer sich gerade überfordert, sprechen Sie
ihn einfach an. Fragen Sie ihn, wie es ihm geht, verwickeln Sie ihn in ein kurzes
Gespräch. Wenn er noch reden kann, ist die Belastungsintensität in Ordnung. Kann
er das nicht mehr, ist er überfordert und muss eine Pause einlegen. Es gibt weitere
typische Symptome, die anzeigen, dass ein Teilnehmer überfordert ist, zum Beispiel eine sehr rote oder eine sehr blasse Gesichtsfarbe, ein plötzlicher, heftiger
Schweißausbruch oder ein blasses Dreieck zwischen Nase und Mundwinkel. Stellt
der Übungsleiter eins dieser Symptome bei einem Teilnehmer fest, sollte eine Pause
eingelegt werden. Nach der Pause muss das Pensum reduziert werden.

Schmerzen sind nicht in jedem Fall ein Grund, die Bewegung abzubrechen. Weitere
Erläuterungen dazu finden Sie in Kap. 5.1.2 auf Seite 188.

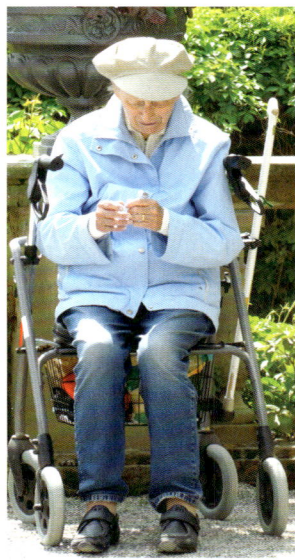

Wenn die Teilnehmer allerdings über heftige Schmerzen klagen, die vor dem Training nicht da waren,
muss die Bewegung abgebrochen werden. Wenn die
Teilnehmer jedoch im normalen Ausmaß schwitzen,
sanft erröten und etwas schneller atmen als üblich,
sind das gewünschte Auswirkungen des Trainings, die
zeigen, dass der Kreislauf angeregt und der Körper
gut durchblutet wird. Diese Wirkungen schaden nicht.
Sie sind sinnvoll und wichtig, weil Herz, Kreislauf und
Stoffwechsel aktiviert und dadurch auch trainiert werden. Außerdem wird dadurch die Gehirndurchblutung
angeregt und das Gehirn besser mit Sauerstoff und
Nährstoffen versorgt.

2

2.3.5 Sicherheitshinweise

Natürlich ist es prinzipiell sinnvoll, wenn die hochaltrigen Teilnehmer einen Arzt fragen, ob es gesundheitliche Gründe gibt, die gegen regelmäßige Bewegung sprechen. Absolute Kontraindikationen gibt es jedoch nur in seltenen Einzelfällen, zum Beispiel bei fortgeschrittener Osteoporose mit erhöhter Knochenbruchgefahr oder bei unbehandeltem Bluthochdruck. In der Regel wird der Arzt den hochaltrigen Menschen zu Bewegung raten, natürlich im Rahmen ihrer Belastbarkeit und solange sie sich während der Bewegung gut fühlen.

Auf keinen Fall sollten Menschen Sport treiben, die Fieber haben, die unter akuten neurologischen Ausfallerscheinungen oder unter einem akuten Rheumaschub leiden oder bei denen sich sonstige akute entzündliche Prozesse abspielen. Sollten sich bestehende Beschwerden durch das Training verschlechtern, müssen die Teilnehmer einen Arzt aufsuchen, der sie genauer untersucht.

Vor allem, wenn die Teilnehmer immobil sind und nicht mehr gut allein gehen können, ist es sinnvoll, dass die Bewegungsstunde von einem Übungsleiter und einer zusätzlichen Helferin durchgeführt wird. Wenn etwas Außergewöhnliches passiert, zum Beispiel, wenn ein Teilnehmer Hilfe braucht, ist immer noch die zweite Person da, die sich um die Gruppe kümmert.

Die Schuhe, die von den Teilnehmern während der Bewegungsstunde getragen werden, sind für die Sicherheit der Hochaltrigen von großer Bedeutung. Alle Teilnehmer sollten beim Training stabile Schuhe mit festem Fersenhalt und mit seitlicher Stütze

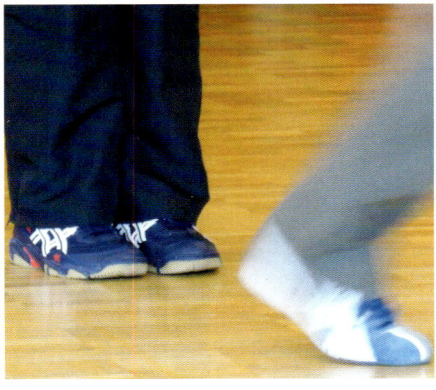

tragen. Offene Hausschuhe oder Sandalen ohne seitliche Stabilisierung sind nicht geeignet. Sie erhöhen das Risiko zu stürzen. Bitten Sie Ihre Teilnehmer, sich auf Dauer feste Turnschuhe anzuschaffen. Dennoch gibt es auch alte Menschen, die davor zurückschrecken. Feste Straßenschuhe ohne Absätze sind für das Training auch in Ordnung.

Es ist die Aufgabe des Übungsleiters, das Training so zu gestalten, dass während der Bewegung selbst kein unnötiges Risiko eingegangen wird. Zum Beispiel darf es nicht passieren, dass ein alter Mensch während des Trainings stürzt. Das ist vor allem deshalb gar nicht so einfach, weil es gleichzeitig die Aufgabe des Übungsleiters ist, die Teilnehmer an ihre Belastungsgrenzen heranzuführen und sie optimal zu fordern, denn nur dann sind auf Dauer Wirkungen zu erzielen.

Das Training vollzieht sich im Spannungsfeld zwischen Herausforderung und Sicherheit und dieser Gratwanderung muss der Übungsleiter sich in jeder Stunde wieder neu stellen. Er muss den Teilnehmern herausfordernde Aufgagen stellen, darf sie aber nicht überfordern. Das funktioniert nicht, wenn alle Teilnehmer immer nur die gleichen Aufgaben bewältigen. Es ist auch wichtig, die Hochaltrigen je nach Leistungsfähigkeit individuell zu fordern. So kann es zum Beispiel beim Gleichgewichtstraining sinnvoll sein, dass einige Personen Übungen auf instabilen Unterlagen durchführen, während andere die gleichen Übungen im Stand auf dem Boden oder mit Hilfestellung durch Handreichung eines Partners durchführen. Eine individuelle, auf den einzelnen Teilnehmer bezogene Belastungsdosierung kann Überforderung und damit unsichere, unkontrollierte Bewegungen verhindern.

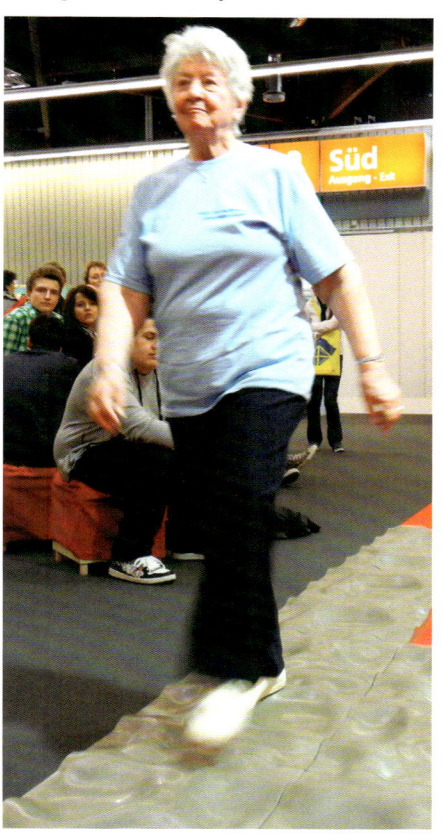

Der Übungsleiter sollte darauf achten, dass während jeder Stunde ein funktionsfähiges und aufgeladenes Mobiltelefon in Reichweite ist. Damit kann, falls das notwendig werden sollte, schnell reagiert und ärztliche Hilfe angefordert werden.

Auf unsichere Teilnehmer sollte man besonders achten. Denn: Wer unsicher ist, fällt schneller hin. Bleiben Sie in der Nähe dieser Teilnehmer. Unter Umständen können Sie diese Person auch an die Hand nehmen und während einzelner Übungen stützen. Die Hilfestellung bei unsicheren Teilnehmern kann natürlich auch von anderen, sicheren Personen durchgeführt werden.

2.3.6 Training im Sitzen, Stehen oder Liegen?

Es ist noch gar nicht so lange her, da wurden Bewegungsangebote für hochaltrige Menschen ausschließlich im Sitzen durchgeführt. Das hat sich inzwischen grundlegend geändert. Denn: Wenn man das Training so ausrichten möchte, dass es zur Aufrechterhaltung der Alltagskompetenzen führt, reicht es nicht, auf Dauer im Sitzen zu üben. Es ist weder möglich, das Gleichgewichtssystem im Sitzen ausreichend zu trainieren, noch kann man Positionsveränderungen üben, die man im Alltag dringend braucht. Deshalb sollte es das Ziel eines jeden Übungsleiters sein, nach einiger Zeit auch im Stehen zu trainieren.

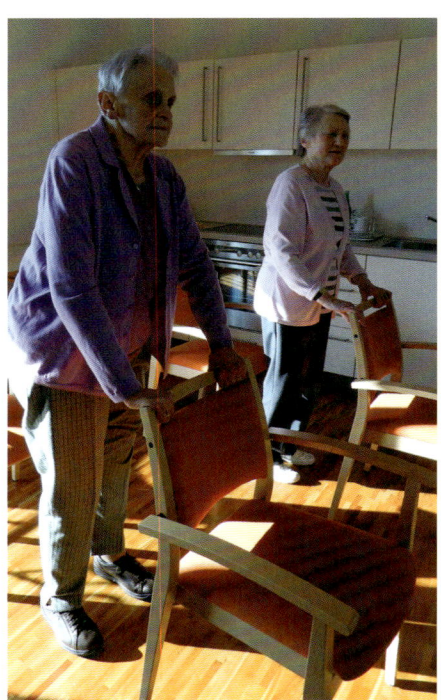

Wenn hochaltrige Menschen ganz neu damit beginnen, sportlich aktiv zu sein, brauchen sie zunächst das Gefühl, die Herausforderungen bewältigen zu können. Deshalb sollte man anfangs tatsächlich ausschließlich im Sitzen üben. Doch wenn sich die Teilnehmer an das Training und an die neue Situation gewöhnt haben, kann man es durchaus wagen, dass die alten Menschen aufstehen und sich zum Üben hinter den Stuhl stellen und mit Festhalten an der Rückenlehne trainieren. In dieser Position ist es möglich, ein Balancetraining durchzuführen.

Mit sehr immobilen und unsicheren Personen hat sich ein Training im doppelten Stuhlkreis als sinnvoll erwiesen. Dabei stehen die Menschen nebeneinander im Kreis, halten sich an der Rückenlehne eines vor ihnen stehenden Stuhls fest. Außerdem steht direkt hinter ihnen ein weiterer Stuhl, sodass sie sich sofort hinsetzen können, falls sie ins Straucheln geraten.

Eine weitere Möglichkeit ist, im Stehen im Kreis mit Handfassung zu üben.

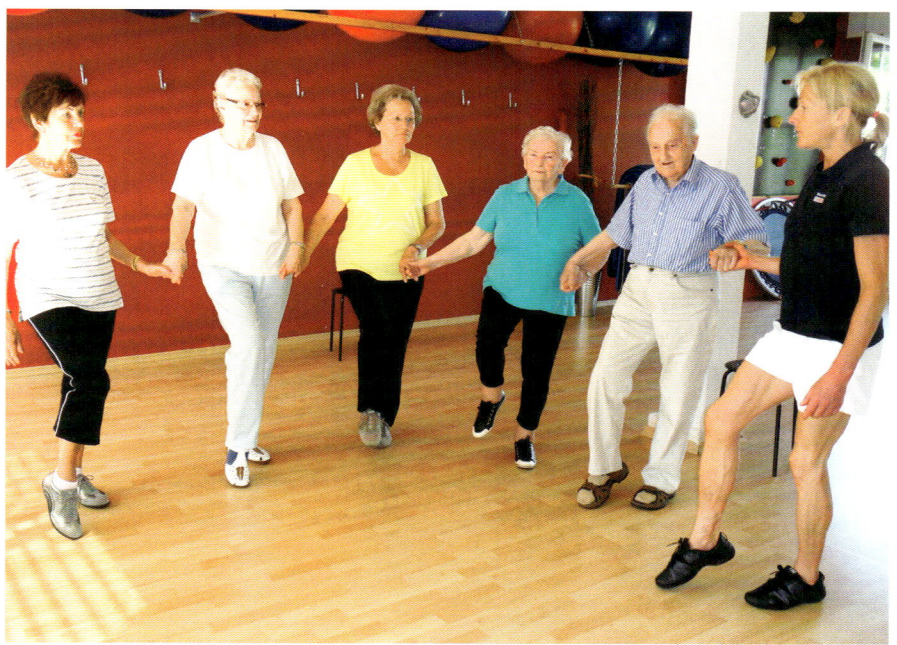

Bis vor einiger Zeit war es völlig undenkbar, mit über 80-Jährigen auf dem Boden auf Matten zu trainieren. Doch was tun alte Menschen, wenn sie tatsächlich einmal hinfallen und das Aufstehen vom Boden nicht schaffen, weil sie es nie geübt haben? In diesem Buch zeigen wir Übungsleitern eine Methode, mit der es auch Hochaltrige schaffen können, mithilfe eines Stuhls in sehr langsamen Schritten vom Stehen über den Kniestand nach unten auf den Boden zu kommen und auch wieder nach oben zum Stehen.

2

Natürlich wird das Üben dieses Positionswechsels nicht am Anfang einer Bewegungsgruppe stehen, aber es muss das Ziel eines jeden Übungsleiters sein, das

Sich-auf-den-Boden-Legen und das Wiederhochkommen mit den Teilnehmern zum richtigen Zeitpunkt zu üben. Die Erfahrung zeigt, dass die alten Menschen durchaus bereit sind, diesen Positionswechsel zu üben, weil sie verstehen, warum es für sie wichtig ist, wenn man es ihnen erklärt.

Und wenn das Hinlegen und Aufstehen gut beherrscht wird, kann man damit beginnen, die ersten Übungen auch im Liegen auf einer Matte durchzuführen. Im Liegen auf der Matte ist es sehr viel besser möglich als im Sitzen oder Stehen, die Bauch- und Rückenmuskeln zu trainieren. Teilnehmer, die schon in der Lage sind, sich fürs Training auf den Boden zu legen, sollten folglich das Training für Rücken- und Bauchmuskeln am besten in dieser Position durchführen.

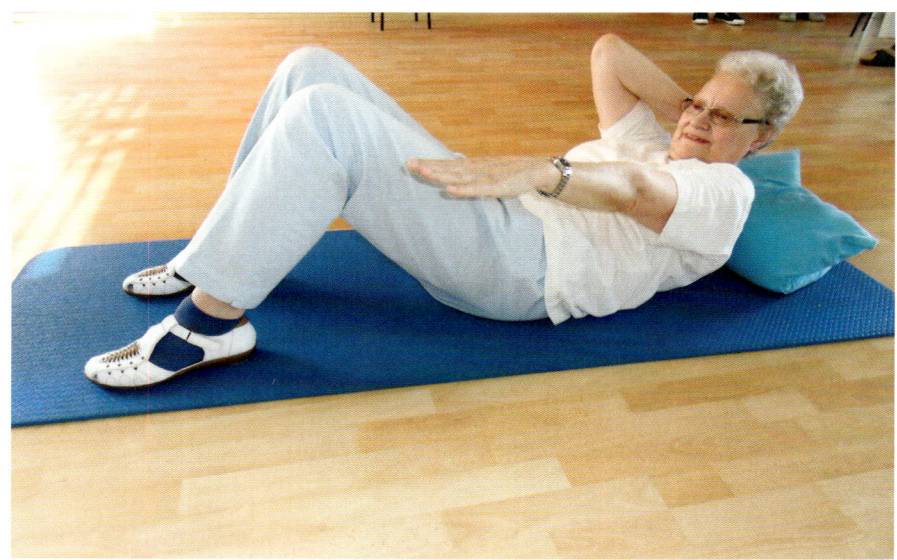

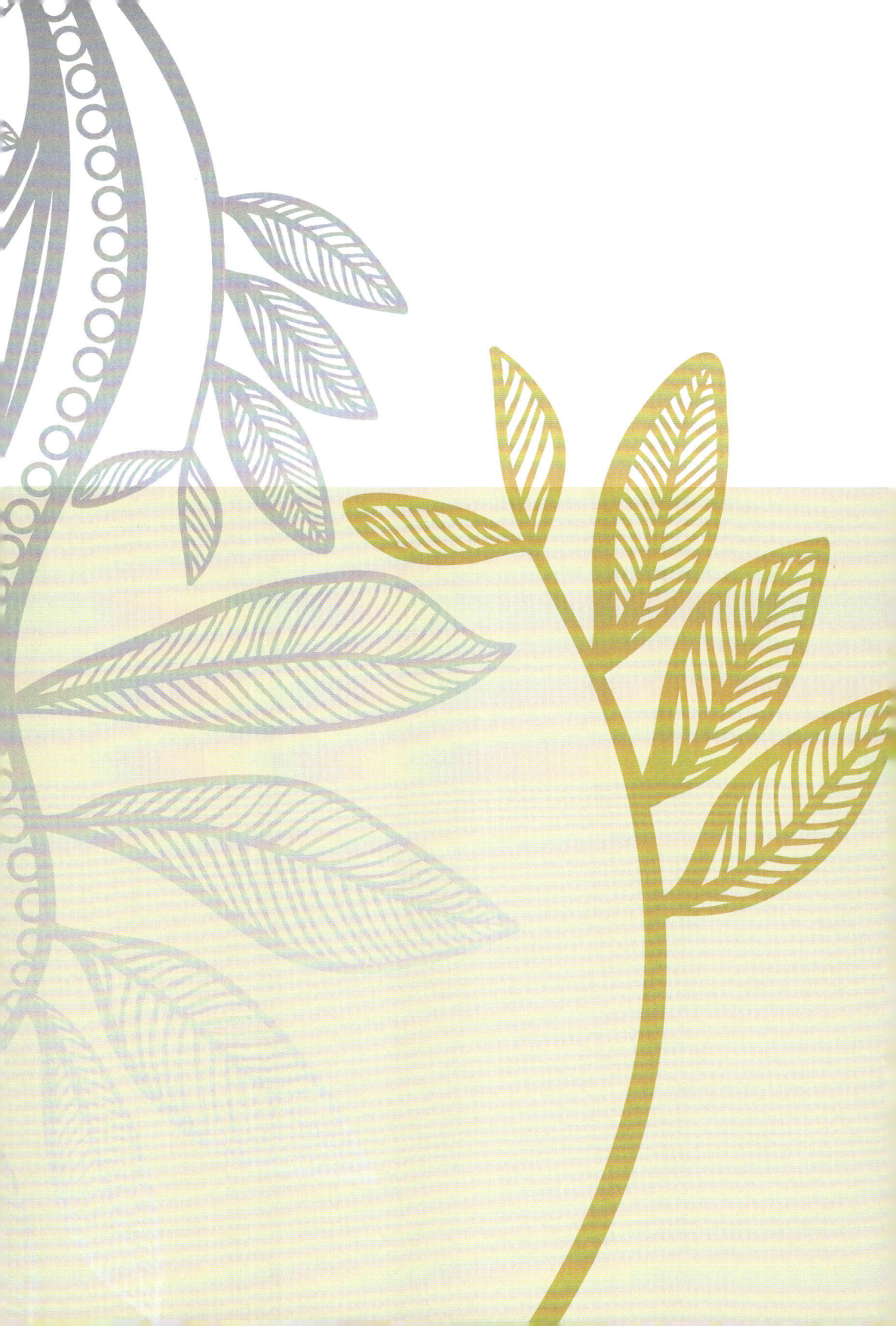

KAPITEL 3

Kapitel 3

BEDEUTUNG DES FUNKTIONS-TRAININGS ZUM ERHALT DER ALLTAGSKOMPETENZEN

Ein gezieltes Bewegungstraining ist eine der entscheidenden Voraussetzungen für ein gesundes und selbstständiges Leben im hohen Alter. Ohne Bewegung lassen im Laufe des Älterwerdens die wichtigsten körperlichen Funktionen nach. Die Muskeln werden schwächer, die Gelenke werden unbeweglich, die Standsicherheit lässt nach. Doch diese Prozesse laufen nicht automatisch ab, sie lassen sich durch gezielte Bewegung zeitlich verschieben, teilweise sogar verhindern. Und das steigert nicht nur die körperliche Leistungsfähigkeit und die Fähigkeit, den Alltag selbstständig zu bewältigen. Es verbessert die Lebensqualität nachhaltig und macht Lust, zu leben und Lust, älter zu werden.

Wenn alte Menschen zunehmend gebrechlich und schwach werden, hat das auch Auswirkungen auf die Seele. Wer sich schwach und gebrechlich fühlt, gibt sich häufig selbst auf. Ein gezieltes Bewegungstraining stärkt die Muskeln, fördert die Beweglichkeit, festigt die Standsicherheit und gibt dem alten Menschen Sicherheit und Selbstvertrauen. Bewegung kann dazu beitragen, dass die Menschen sich darauf freuen, alt zu werden.

3.1   Alltagstätigkeiten – körperliche Voraussetzungen

In dieser Übersicht können Sie ablesen, welche körperlichen Voraussetzungen vorhanden sein müssen, um die üblichen Alltagstätigkeiten problemlos bewältigen zu können.

Treppen hinaufsteigen	• Beinmuskelkraft, um sich von einer Stufe zur nächsten hochdrücken zu können. • Ausdauer, um mehrere Stufen hintereinander bewältigen zu können.
Treppen hinabsteigen	• Balancefähigkeit, um beim Hinuntersteigen nicht das Gleichgewicht zu verlieren. • Beinmuskelkraft zum Abfangen des Körpergewichts auf der unteren Stufe.
Aufstehen aus einem Sessel	• Beinmuskelkraft.
Eine schwere Einkaufstasche anheben und tragen	• Arm- und Schultermuskelkraft.
Straßenverkehr	• Balance, um Unebenheiten (Kantstein, Glatteis, rutschige Blätter . . .) überwinden zu können. • Gehfähigkeit und Ausdauer. • Reaktionsfähigkeit und Schnelligkeit, um eine Straße schnell zu überqueren. • Beweglichkeit der (Hals-)Wirbelsäule, um sich umdrehen und den Kopf wenden zu können, um nach Autos zu schauen und sich zu orientieren.
Fahren mit Bus und Bahn	• Beinmuskelkraft zum Ein- und Aussteigen. • Standfestigkeit und Balance, um auch auf schwankendem Untergrund sicher zu stehen. • Armkraft, um sich gut festhalten und abstützen zu können.
Sich waschen und anziehen	• Beweglichkeit, um auch an die Füße und den Rücken heranzukommen. • Beweglichkeit der Schultergelenke, um sich am Hinterkopf zu kämmen oder zu bürsten. • Standsicherheit, um beim Anziehen einer Hose kurzzeitig auf einem Bein zu stehen. • Beweglichkeit und Balance, um in eine Badewanne ein- und auszusteigen.

3

Haushalt versorgen	• Armkraft, um den Staubsauger aus dem Schrank zu heben. • Beweglichkeit der Wirbelsäule, um sich zu bücken, zu strecken und zu drehen. • Beweglichkeit des Schultergelenks, um Schränke einzuräumen oder eine Kaffeetasse aus dem obersten Fach zu nehmen. • Balance, um, auf Zehenspitzen stehend, ganz oben an etwas heranzureichen.
Einkaufen	• Gehfähigkeit und Ausdauer, um den Laden zu erreichen. • Armkraft, um Tüten heben und tragen zu können, um den Einkaufswagen zu schieben. • Beweglichkeit, um an die Regale heranzukommen.

Diese Auflistung macht deutlich, welche körperlichen Voraussetzungen notwendig sind, um den Alltag eigenständig bewältigen zu können.

Im Folgenden zeigen wir, wie man diese körperlichen Voraussetzungen auch im hohen Alter durch ein gezieltes Bewegungstraining erhalten kann.

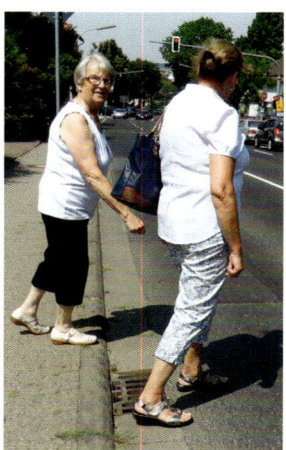 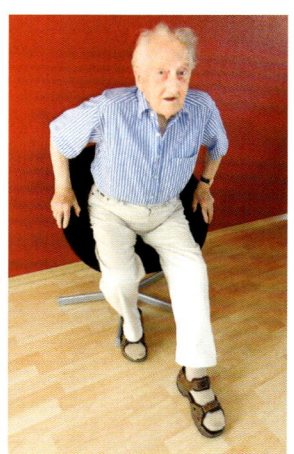 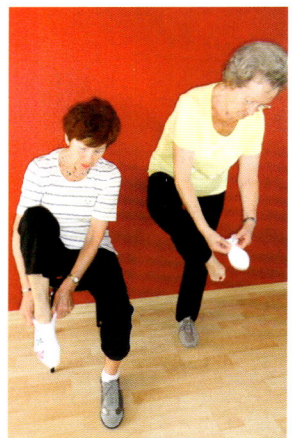

3.2   Die sechs körperlichen Kernkompetenzen der Alltagsbewältigung

Im Folgenden sind wichtige körperliche Kernkompetenzen aufgelistet, die notwendig sind, um den Alltag zu bewältigen.

3.2.1   Kernkompetenz 1 – Muskelkraft

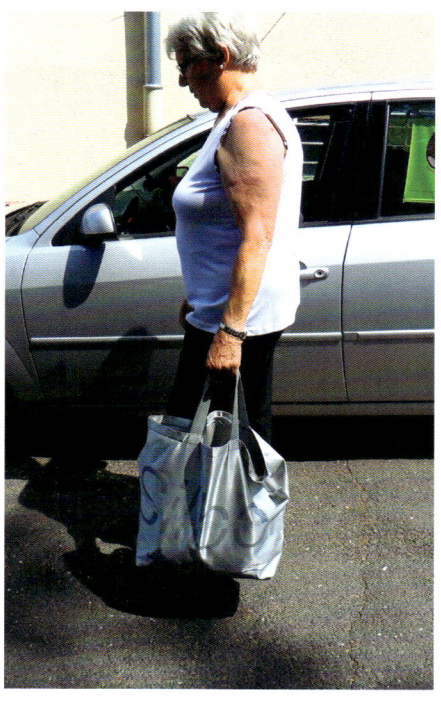

Muskelkraft ist eine der wichtigsten Voraussetzungen zur Erhaltung von Leistungsfähigkeit und Selbstständigkeit im Alter. Wer zu wenig Kraft hat, kann sich vom Liegen nicht zum Sitzen aufrichten. Er schafft es nicht, aufzustehen und kann sich nicht fortbewegen. Experten haben festgestellt, dass es in vielen Fällen die fehlende Muskelkraft ist, die die Selbstständigkeit im Alter begrenzt. Wer kaum noch Zusatzgewichte heben und tragen kann, kann nicht mehr allein einkaufen. Wer die Beine nicht mehr hoch genug anheben kann, schafft es auch nicht, in einen Bus oder eine Straßenbahn einzusteigen.

Kraftverluste sind nicht allein auf den Alterungsprozess zurückzuführen. Sie sind die Folge eines fehlenden Trainings. In vielen Studien konnte mittlerweile eindrucksvoll nachgewiesen werden, dass Muskelkraft bis ins höchste Alter hinein trainierbar ist. 90-Jährige sind genauso trainierbar wie 20-Jährige. Dabei sind immense Kraftzuwächse in kürzester Zeit möglich. In einer Studie wurden beispielsweise 11 Frauen zwischen 87 und 96 Jahren untersucht. Zu Beginn der Untersuchung waren die meisten der Frauen nicht in der Lage, mehr als drei Stufen selbstständig zu steigen.

3

Sie übten über einen Zeitraum von acht Wochen eine Stunde pro Tag Treppensteigen. Nach den acht Wochen konnte jede Teilnehmerin 23 Stufen selbstständig bewältigen.

In den acht Wochen erreichten die Frauen einen Kraftzuwachs zwischen 174 und 180 %. Weitere Ergebnisse waren: Die Frauen konnten insgesamt schneller gehen, sie hatten ein besseres Gleichgewicht und konnten ohne Unterstützung vom Stuhl aufstehen. Einige der untersuchten Frauen hatten in den acht Wochen gelernt, wieder ohne Stock zu gehen.

Prioritäten für die Muskelkräftigung

Einige Muskeln sind für die Aufrechterhaltung der Selbstständigkeit im Alltag wichtiger als andere.

Prioritätenliste

Die wichtigsten Muskelgruppen zur Erhaltung der Selbstständigkeit im Alter sind:

1. die Beinmuskeln (vor allem die vorderen und seitlichen Oberschenkelmuskeln sowie die Muskeln um das Sprunggelenk),
2. die Arm- und die Schultermuskeln sowie
3. die Rücken- und Bauchmuskeln.

Besonders wichtig sind die vorderen und seitlichen Oberschenkelmuskeln sowie die Sprunggelenkstabilisatoren. Sie werden gebraucht, um stabil stehen und raumgreifend gehen zu können. Sie werden beim Treppensteigen eingesetzt und spielen auch bei der Sturzprophylaxe eine entscheidende Rolle.

Schulter- und Armmuskeln braucht man, um heben, tragen, etwas wegschieben oder zu sich heranziehen zu können. Die Rücken- und Bauchmuskeln sind besonders wichtig, um sich aufrecht und stabil halten zu können.

Alte Menschen brauchen starke Muskeln, . . .

- weil man Muskeln für die Bewältigung des Alltags braucht.
- weil Muskeln die Eigenständigkeit erhalten.
- weil Muskeln das Risiko zu stürzen, reduzieren.

- weil Muskeln eine aufrechte Haltung fördern.
- weil Muskeln den Abbau von Knochenmasse im Alter verhindern.
- weil Muskeln die Gelenke vor Schmerzen schützen.
- weil Muskeln selbstbewusst machen.
- weil man nur mit starken Muskeln wieder nach oben kommt, wenn man hingefallen ist.

3.2.2 Kernkompetenz 2 – Standfestigkeit und Balance

Wer nicht mehr sicher stehen kann und sich bei jeder Bewegung unsicher auf den Beinen fühlt, kann seinen Alltag nicht mehr eigenständig meistern.

Alte Menschen brauchen Standfestigkeit und Balance,

- um sich sicher und angstfrei im Alltag zu bewegen.
- um nicht hinzufallen, wenn sie ins Straucheln geraten.
- um sich im Haus und außerhalb frei bewegen zu können.
- um die notwendigen Erledigungen, wie Einkäufe, Arztbesuche, Frisör, selbstständig zu schaffen.
- um mit den öffentlichen Verkehrsmitteln fahren zu können.
- um Freunde, Verwandte, Bekannte oder Kinder zu besuchen.
- um spazieren gehen und sich ausreichend bewegen zu können.
- um über glatte Straßen, Hindernisse, unebene, steile oder abschüssige Wege zu gehen.

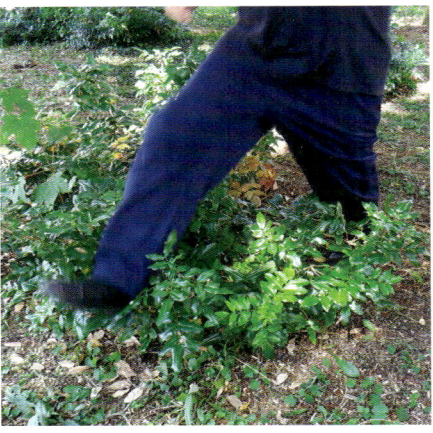

Spätestens dann, wenn alte Menschen bei normalen Alltagsaufgaben unsicher werden und ins Schwanken geraten, muss mit dem Gleichgewichtstraining begonnen werden. Es wäre ein großer Fehler, wegen dieser Unsicherheit Situationen zu meiden, in denen das Gleichgewicht gefordert wird. Dann kommt nämlich ein Teufelskreis in Gang und das Gleichgewicht verschlechtert sich immer mehr.

3.2.3 Kernkompetenz 3 – Beweglichkeit

Mit zunehmendem Alter lässt die Elastizität der Muskulatur nach. Sehnen, Bänder und Gelenkknorpel zeigen Abnutzungserscheinungen. Das Bewegungsausmaß wird durch Ablagerungen und arthrotische Veränderungen eingeschränkt. Doch der normale Alterungsprozess führt nicht automatisch zu einer Einschränkung der Beweglichkeit. Häufig gehen diese Abbauprozesse auf Bewegungsmangel zurück.

Gelenke, die nicht benutzt werden, werden mit der Zeit steif und ungelenkig. Dadurch werden alte Menschen in ihren Bewegungsmöglichkeiten immer stärker begrenzt. Mit der Zeit wird es stetig schwieriger, den Alltag allein zu bewältigen. Bewegungen, wie ein Kleid überziehen, die Strümpfe anziehen oder sich den Rücken waschen, werden zu ernsten Herausforderungen.

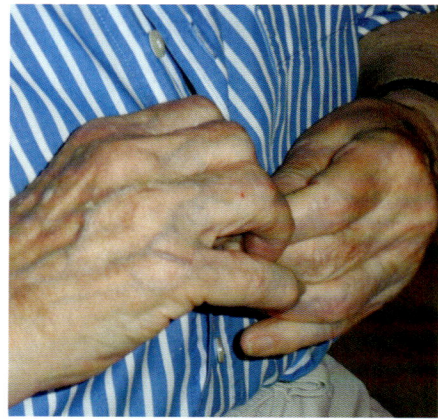

Alte Menschen brauchen ein Mindestmaß an Beweglichkeit,
- um an alle Dinge heranzukommen, die man erreichen will.
- um die für die Alltagsbewältigung nötige Fingerfertigkeit zu erhalten.
- um den Kopf zu drehen und damit die nähere Umgebung zu überblicken (Orientierung, Straßenverkehr).
- um ein Kleid anzuziehen, Knöpfe zu schließen, den Rücken und die Füße zu waschen.
- um die Wohnung sauber zu halten.

Das ist gut für die Beweglichkeit

Wer seine Beweglichkeit im Alter erhalten möchte, muss sich bewegen, und zwar so umfassend, so verschiedenartig und so variantenreich wie möglich. Wichtig sind auch große, weite und ungewöhnliche Bewegungen. Die Arme ganz weit öffnen, hinter den Körper bewegen, nach oben strecken, die Finger einzeln bewegen, das Bein nach vorn und hinten schwingen lassen und auch mal hoch nach oben anheben. Den Kopf zur Schulter bewegen, zur Seite neigen oder ganz weit in die Ecke schauen – all das sind Bewegungen, die dazu beitragen, die Beweglichkeit im Alter zu erhalten.

Das schadet der Beweglichkeit

Langes Sitzen schadet der Beweglichkeit ganz besonders, vor allem, wenn man lange in bequemen Sesseln sitzt. Dann passt sich der Körper der bequemen Haltung auf Dauer an. Die Schultern bewegen sich nach vorn, der Rücken wird rund, die Wirbelsäule biegt sich, Brust-, Hüft- und Beinmuskeln verkürzen sich. Dies schränkt sowohl die Beweglichkeit als auch die Atmung ein.

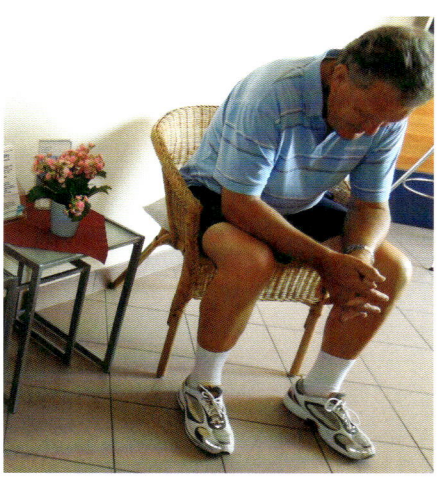

3.2.4 Kernkompetenz 4 – Gehfähigkeit und Mobilität

Ein alter Mensch verfügt über eine für die Alltagsbewältigung ausreichende Gehfähigkeit, wenn er

- sicher, schnell und raumgreifend geradeaus gehen kann, ohne von der gewünschten Gehlinie abweichen zu müssen.
- beim Gehen nicht hin- und herschwankt.
- sich mit regelmäßigen und gleichmäßigen Schritten vorwärts bewegen kann.
- Hindernissen problemlos ausweichen oder diese umgehen kann.
- sich nicht an Möbeln, die im Weg stehen, stößt oder Menschen, die entgegenkommen, anrempelt.
- seinen Gehstil anpassen kann, um auf glatten, rutschigen und unebenen Flächen sicher zu gehen.
- große, raumgreifende Schritte machen kann.
- während des Gehens die Füße ausreichend vom Boden hochheben kann und nicht schlurft.

Zur Erhaltung der Mobilität im Alltag braucht man außer der Gehfähigkeit weitere Kompetenzen. So muss man beispielsweise in der Lage sein,

- Treppenstufen hinauf- und hinabzusteigen.
- vom Sitzen nach oben zum Stehen zu kommen.
- vom Liegen zum Stehen nach oben zu kommen.
- über ein Hindernis zu steigen.
- einen Gegenstand vom Boden aufzuheben und sich danach wieder aufzurichten.

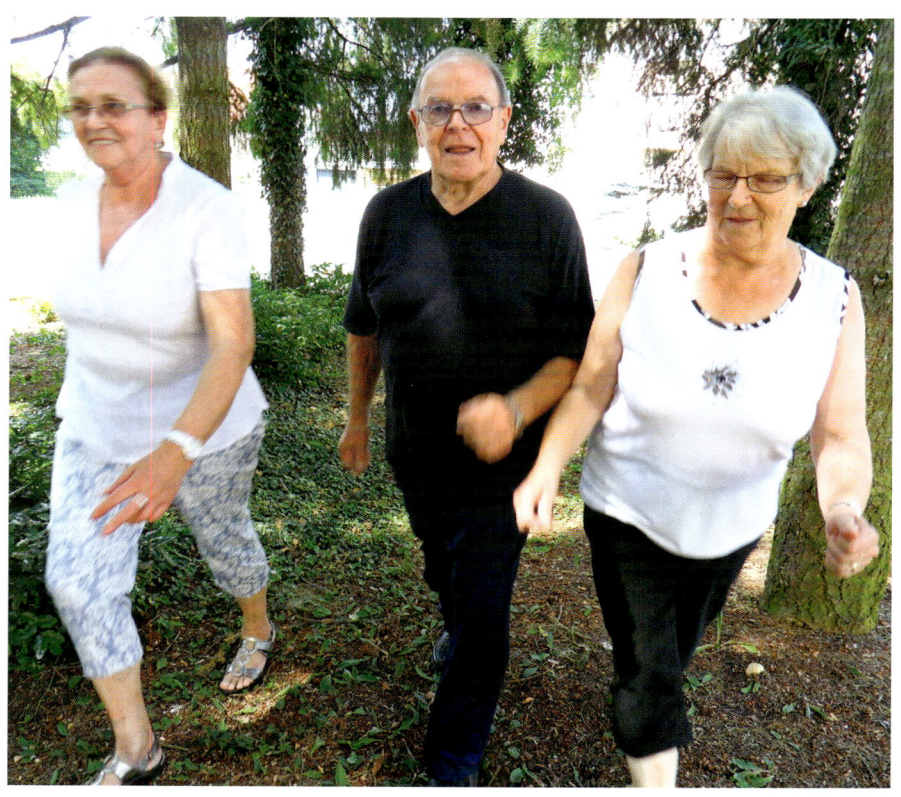

3.2.5 Kernkompetenz 5 – Bewegungssteuerung

Bewegungssteuerung, so nennen wir die Fähigkeit eines Menschen, Bewegungen im Alltag so auszuführen, dass sie sicher, situationsangepasst und zielgenau erfolgen.

Eine gute Bewegungssteuerung im Alltag zeigt sich also darin, dass eine Person sich genau so bewegt, wie die Situation es erfordert. Wer eine gute Bewegungssteuerung besitzt, stößt sich nicht an Möbeln, die im Weg stehen, weil er rechtzeitig ausweicht. Er fällt nicht über ein am Boden liegendes Kabel, weil er zum richtigen Zeitpunkt einen großen Schritt macht und er kann problemlos Nähgarn in eine Nadel einfädeln, weil er auch feinmotorische Bewegungen sehr zielgenau steuern kann.

Die Steuerung der Bewegung ist ein komplexes System, das aus mehreren Komponenten besteht. Eine Bewegung kann nur angemessen gesteuert werden, wenn viele verschiedene Informationen über die Umwelt richtig aufgenommen werden, zum Beispiel darüber, wie die nähere Umgebung aussieht, ob Hindernisse im Weg stehen oder wie der Boden beschaffen ist. Diese Informationen müssen vollständig und schnell von den Rezeptoren aufgenommen und zum Gehirn weitergeleitet werden. Dort müssen sie angemessen verarbeitet werden und die richtige und exakte Bewegungsantwort muss vom Gehirn entwickelt und an die Muskeln weitergegeben werden. Zum Abschluss müssen die Muskeln in der Lage sein, diese Bewegung mit dem exakt richtigen Krafteinsatz und mit präziser Genauigkeit auszuführen.

Ein solch komplexes und vielschichtiges System ist zum einen sehr störanfällig, zum anderen muss es ständig trainiert werden, um seine Leistungsfähigkeit im vollen Ausmaß zu erhalten.

Wer sich zu wenig, zu selten oder zu einseitig bewegt, gibt dem Bewegungssteuerungssystem nicht genug Trainingsreize, um die volle Leistungsfähigkeit auf Dauer zu erhalten. Im hohen Alter muss die Steuerung der Bewegung ständig herausgefordert und trainiert werden, um die Funktionsfähigkeit nicht nach und nach zu verlieren. Die Steuerung der Bewegung ist, genauso wie die Muskeln, die Beweglichkeit oder die Belastbarkeit von Herz und Kreislauf, bis ins hohe Alter hinein trainierbar. Die Funktionen können also bis ins höchste Alter hinein aufrechterhalten bleiben oder auch noch verbessert werden.

3.2.6 Kernkompetenz 6 – Handkraft und Fingerfertigkeit

Die Geschicklichkeit und Kraft von Fingern und Händen spielt eine wichtige Rolle bei der Bewältigung des Alltags. Für viele Alltagtätigkeiten benötigt man geschickte und gleichzeitig kräftige Finger, zum Beispiel beim Öffnen einer Flasche mit Drehverschluss oder beim Schließen eines Knopfs. Unsere Hände sind wichtige Werkzeuge bei der Bewältigung des Alltags.

Im hohen Alter kommt es oft zu schmerzhaften Einschränkungen der Fingerbeweglichkeit und der Handkraft. Häufig ist eine Arthrose der Fingergelenke der Grund. Dabei entstehen Vorwölbungen an den Gelenken, die als Knötchen tastbar sind. Die Fingergelenke werden dadurch zunehmend unbeweglich. Sobald das Daumensattelgelenk stärker belastet wird, tut es weh. Wenn man nach schweren Gegenständen greift oder bei Drehbewegungen, zum Beispiel beim Umdrehen eines Schlüssels im Schloss, treten Schmerzen auf. Die Kraft in den Fingern und in der gesamten Hand lässt nach. Typisch ist auch, dass das Abschrauben eines Drehverschlusses von einer Flasche ungenauer wird und mehrerer Anläufe bedarf.

Ziel eines Trainings muss es sein, die Beweglichkeit der Fingergelenke und die Kraft der Finger- und der Handmuskeln zu erhalten. In den Phasen, in denen die alten Menschen keine Schmerzen haben, sollten die Fingergelenke deshalb sanft, aber regelmäßig mobilisiert werden. Genauso wichtig ist es, die Kraft der Finger- und Handmuskeln durch ein gezieltes Training zu erhalten.

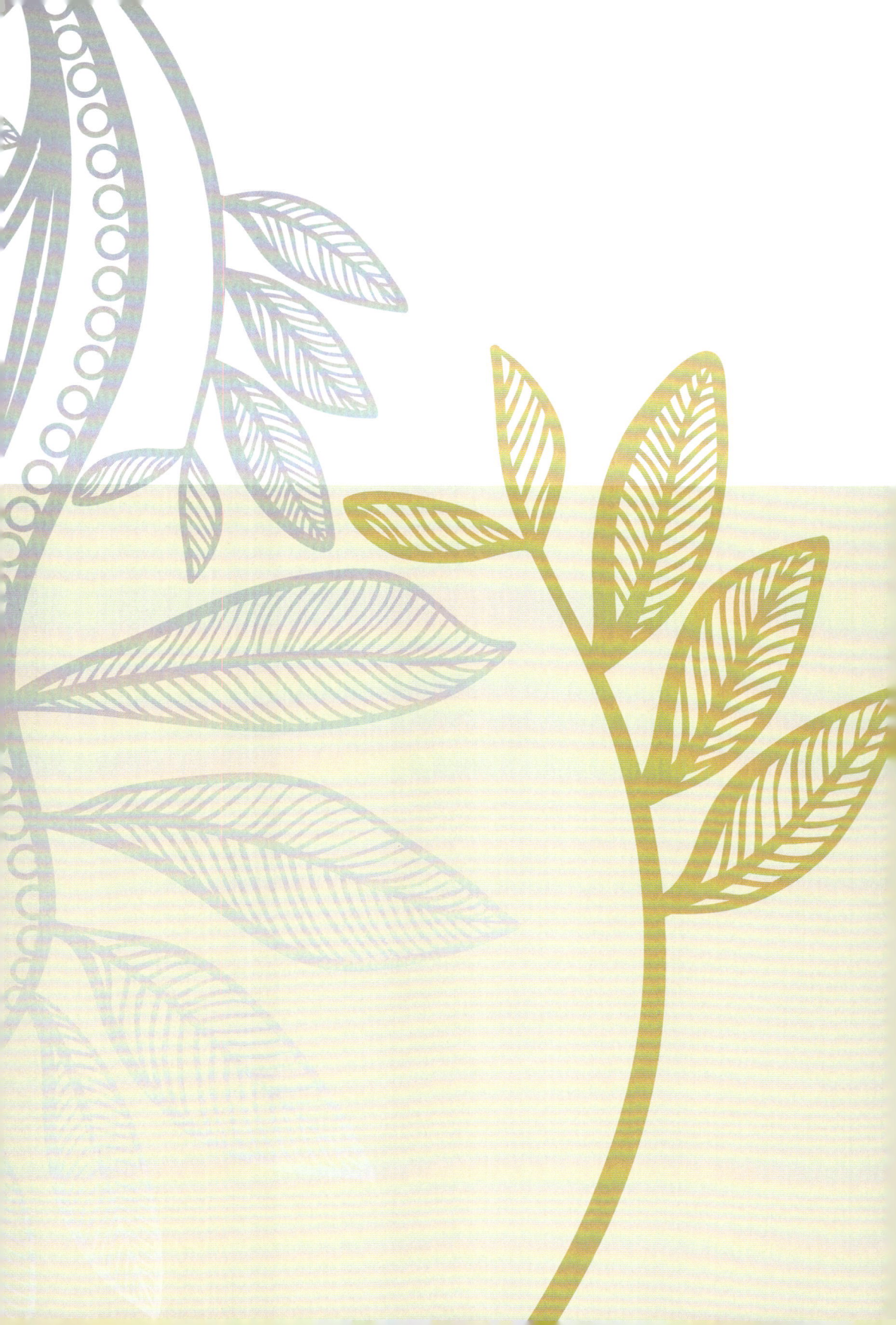

KAPITEL 4

Kapitel 4

DIE PRAXIS

4.1 Die Muskelkraft erhalten

4.1.1 Kraftübungen für die Beine

Für Menschen im hohen Alter sind Kraftübungen für die Beine ganz besonders wichtig, insbesondere Übungen für die Muskeln der Oberschenkelvorderseite. Kräftige Oberschenkelmuskeln werden gebraucht, um große, raumgreifende Schritte zu machen und um sich mit einem kräftigen Schritt abfangen zu können, wenn man aus der Balance gerät. Doch die vorderen Oberschenkelmuskeln haben nicht nur eine große Bedeutung, wenn es um die Verhütung von Stürzen geht. Auch für die Erhal-

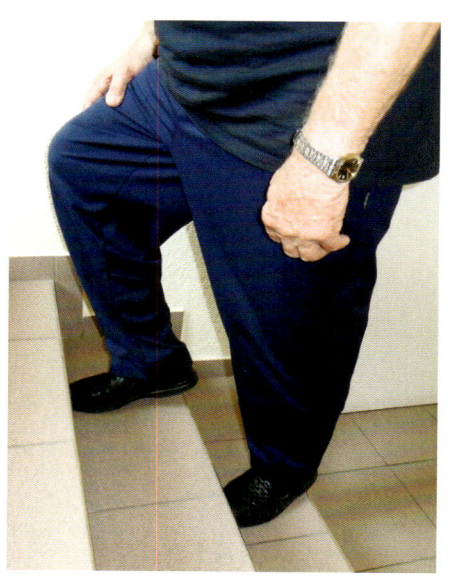

tung der Selbstständigkeit sind sie wichtig. Man braucht sie, um sich vom Sitzen auf einem Stuhl zum Stehen hochzudrücken und um Treppenstufen nach oben zu steigen. Wenn man in einen Bus einsteigt oder einen hohen Schritt über ein Hindernis macht – immer braucht man dafür die vorderen Oberschenkelmuskeln.

Aber auch die äußeren Oberschenkelmuskeln dürfen nicht vernachlässigt werden, weil man oft mit einem Schritt zur Seite reagiert, wenn man ins Stolpern kommt. Da bei Alltagsbewegungen niemals einzelne Muskeln allein aktiviert werden, sondern immer Muskelgruppen, ist es wichtig, auch die inneren und die hinteren Oberschenkelmuskeln sowie die Wadenmuskeln zu trainieren.

Merke

Bieten Sie in jeder Bewegungsstunde mit hochaltrigen Menschen mindestens 1-2 Übungen für die Beinmuskeln an.

Die im Folgenden aufgeführten Beinmuskelübungen sind in vier Schwierigkeitsstufen eingeteilt.

- Auf der Stufe 1 finden Sie Übungen, die im Sitzen auf einem Stuhl durchgeführt werden. Diese Übungen sind für Teilnehmer entwickelt worden, die am Beginn des Trainings stehen und die deshalb das Training nur im Sitzen durchführen können.
- Auf der Stufe 2 finden Sie Beinmuskelübungen, die im Stehen hinter einem Stuhl ausgeführt werden können. Die Teilnehmer üben, während sie sich an der Rückenlehne festhalten.
- Auf der Stufe 3 finden Sie Beinmuskelübungen, die frei im Raum ohne Festhalten absolviert werden.
- Stufe 4 ermöglicht den Transfer in den Alltag. Hier stellen wir Übungen vor, die vom Bewegungsablauf her Alltagssituationen ähneln.

4

Der Übungsleiter muss nun – je nach Belastbarkeit der Teilnehmer – Übungen auf der Stufe auswählen, die zu den Gruppenteilnehmern passt. Um die Wirksamkeit der Übungen für die Aufrechterhaltung der Selbstständigkeit zu sichern und Stürze zu vermeiden, ist es jedoch wichtig, die Teilnehmer permanent zu fordern. Wenn sich die alten Menschen an die Sitzübungen gewöhnt haben und sich sicher fühlen, sollten Sie als Übungsleiter also unbedingt zur nächsten Stufe übergehen und die Übungen im Stand durchführen lassen, natürlich anfangs mit großer Vorsicht.

Bei den Kraftübungen für die Beine, die im freien Raum und ohne Festhalten durchgeführt werden, ist das Gleichgewicht in größerem Umfang gefordert. Dadurch wird zusätzlich die Gleichgewichtsfähigkeit trainiert und letztendlich tragen diese Übungen dadurch auch zur Sicherheit beim alltäglichen Bewegen bei. Hochaltrige, die seit längerer Zeit inaktiv sind, werden diese Übungen nicht sofort durchführen können. Aber es ist wichtig, dass Übungsleiter das Ziel, die Übungen der Stufen 3 und 4 durchzuführen, prinzipiell nicht aus den Augen verlieren sollten.

Die aufgeführten Kraftübungen sind Vorschläge, probieren Sie sie einzeln mit Ihren Teilnehmern vorsichtig und langsam aus. Wenn eine Übung von den alten Menschen Ihrer Gruppe nicht ausgeführt werden kann, macht das überhaupt nichts. Dann kommen Ihre Teilnehmer möglicherweise mit der nächsten Übung besser zurecht. Wählen Sie für jede Stunde die Übungen aus, die Ihre Teilnehmer gut und sicher schaffen können. Viele sehr alte Menschen finden es gut, wenn Übungen angeboten werden, die sie bereits kennen.

Ab und zu müssen jedoch auch neue Übungen hinzukommen, andere, leichtere dafür weggelassen werden. Wenn Sie immer nur das gleiche Programm und die gleichen Übungen anbieten, verliert das Training an Effektivität. Um einen Kraftzuwachs der Muskeln zu erzielen, ist es wichtig, dass das Training herausfordernd und anstrengend bleibt.

Stufe 1: Beinmuskeltraining im Sitzen

Zur Durchführung dieser Übungen im Sitzen brauchen Sie einen Stuhl.

Die Knie gebeugt heben

Die Teilnehmer sitzen aufrecht auf dem vorderen Teil der Sitzfläche, der Rücken berührt nicht die Rückenlehne. Beide Füße mit der ganzen Sohle auf dem Boden aufsetzen, die Hände liegen locker auf den Oberschenkeln. Nun das rechte Knie so hoch wie möglich nach oben anheben, ganz kurz oben halten und dann den rechten Fuß wieder auf dem Boden absetzen. Jetzt mit links: anheben, ganz kurz halten und wieder absetzen. 10 x mit rechts, 10 x mit links, immer im Wechsel. Dann die Beine etwas auslockern. Zweiter Durchgang 10 x rechts, 10 x links.

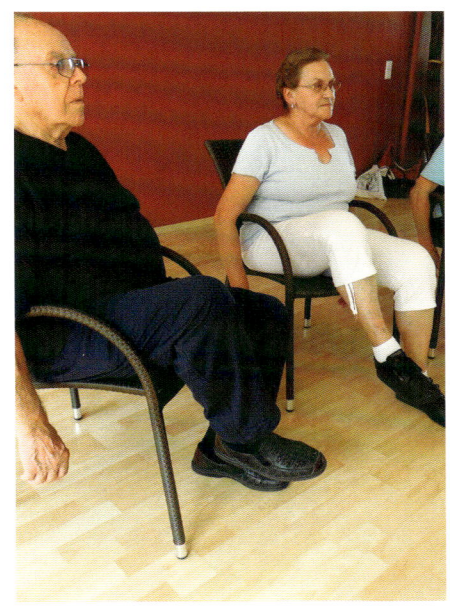

Das Bein hoch und ab

In der gleichen Ausgangsposition strecken die Teilnehmer das rechte Bein nach vorn aus, dabei sollte das Knie gestreckt werden. Nun das rechte Bein etwas nach oben anheben und wieder senken. 10 x. Dann mit links 10 x heben und wieder senken. Kurze Pause, dann noch ein zweiter Durchgang.

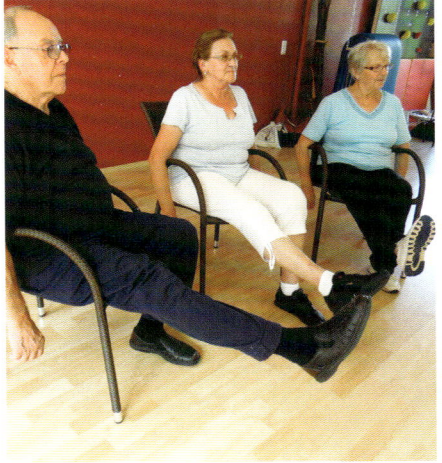

4

✿ Das Knie hoch – ausstrecken – beugen – zurück

Das rechte Knie gebeugt anheben, den Unterschenkel nach vorn ausstrecken, den Unterschenkel wieder beugen und zum Schluss den Fuß auf dem Boden absetzen. Vielleicht können Sie die Übung akustisch begleiten, zum Beispiel: „Hoch – strecken – beugen – ab" oder auch mit: „1 – 2 – 3 – 4." Dann mit links. Machen Sie je 10 Wiederholungen mit dem rechten und dem linken Bein – immer im Wechsel. Nach einer kurzen Lockerungspause folgt ein zweiter Durchgang.

✿ Mit den Fersen tippen

In der gleichen Ausgangsposition das rechte Bein weit nach vorn ausstrecken und die Ferse möglichst weit vorn auf dem Boden aufsetzen, dabei die Fußspitze nach oben anziehen. Dann mit links: Bein ausstrecken, Ferse weit vorn auf den Boden tippen und dabei die Fußspitze deutlich in Richtung zum Körper anziehen. 10 x mit rechts, 10 x mit links. Kurz auslockern, dann folgt ein zweiter Durchgang.

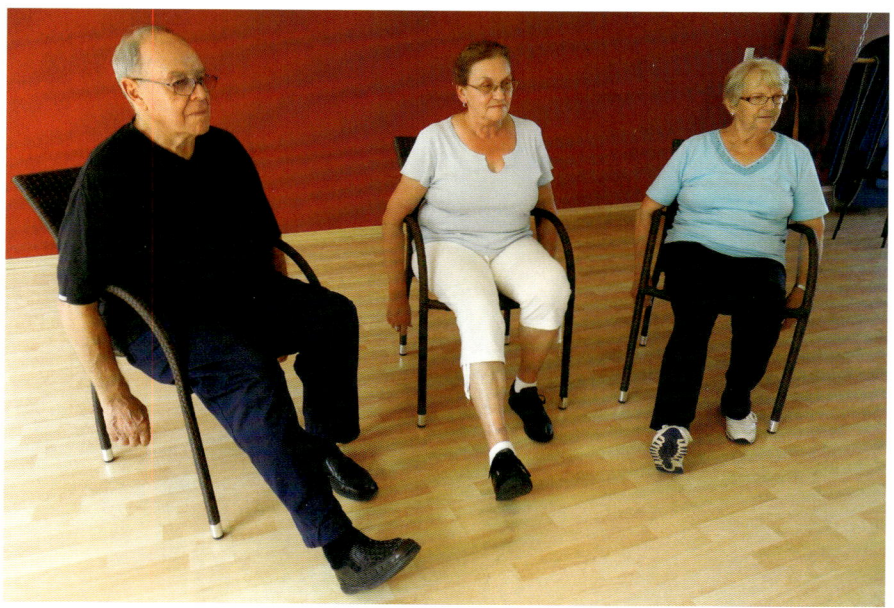

❊ Achterkreisen

Nun das rechte Bein aus-
strecken und versuchen,
mit dem rechten Bein in der
Luft eine „liegende Acht"
zu malen. 10 Achterkreise
mit rechts, dann 10 Ach-
terkreise mit dem linken
Bein. Wenn die Teilnehmer
sich fit genug fühlen, können Sie noch einen zweiten
Durchgang machen.

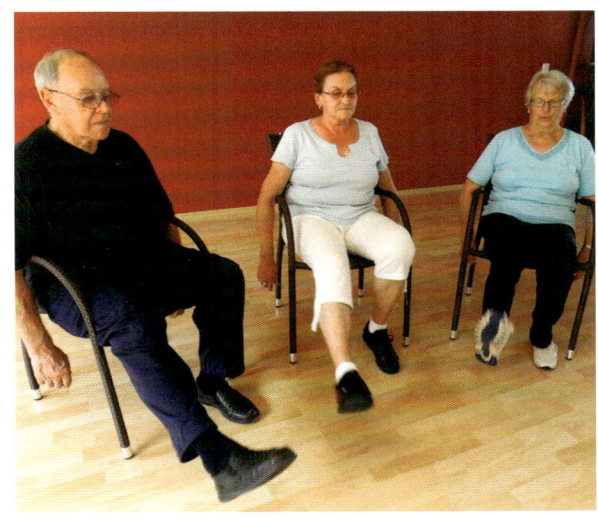

❊ Aufstehen und sich hinsetzen

Die Teilnehmer sitzen vorn auf der Sitzfläche, ohne sich anzulehnen. Die Füße stehen in leichter Schrittstellung. Der linke Fuß steht vorn auf der ganzen Sohle, der
rechte Fuß leicht nach hinten versetzt auf der Fußspitze. Nun die Hände vorn auf
die Brust legen und den Oberkörper etwas nach vorn verlagern.

Jetzt versuchen, sich mit
der Kraft der Oberschen-
kelmuskeln nach oben
zu drücken, sodass das
Gesäß sich etwas von
der Sitzfläche hebt. Dann
langsam wieder absetzen.
Dabei mit der Kniekehle
spürbar den Stuhl berüh-
ren. Danach wieder nach
oben drücken. 10 Wieder-
holungen.

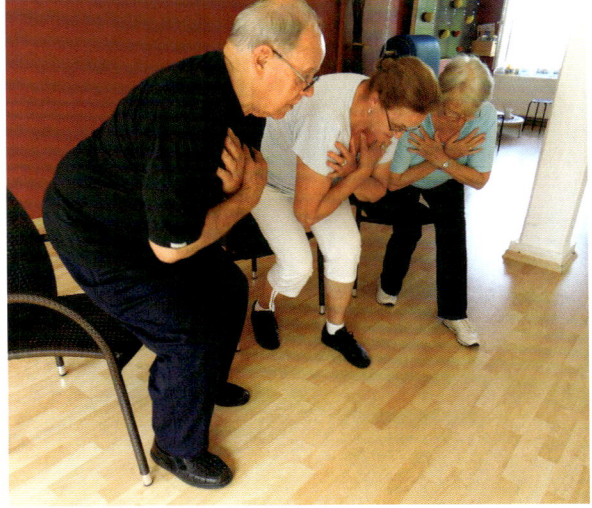

4

Sie können anfangs neben dem Teilnehmer stehen und die Übung mit Handfassung begleiten, um die Bewegungsrichtung deutlich zu machen.

Wenn Ihren Teilnehmern diese Übung nach einiger Zeit des Trainings leicht fällt, können Sie versuchen, zwei Durchgänge mit jeweils 10 Wiederholungen durchzuführen.

Stufe 2: Beinmuskeltraining im Stand mit Festhalten

Die Knie heben

Die Hochaltrigen stehen aufrecht hinter einem Stuhl und halten sich mit beiden Händen an der Rückenlehne fest (wer es schafft, steht neben dem Stuhl und hält sich mit nur einer Hand). Nun das rechte Knie langsam so hoch wie möglich anheben, dann den rechten Fuß wieder auf dem Boden absetzen. Jetzt das linke Knie langsam so hoch, wie es dem Teilnehmer möglich ist, anheben – und den Fuß wieder aufsetzen. Immer im Wechsel – rechts und links. Das Knie auf jeder Seite 10 x anheben. Danach eine kurze Pause machen, in der die Teilnehmer die Beine auslockern. Dann noch einmal 10 Wiederholungen durchführen.

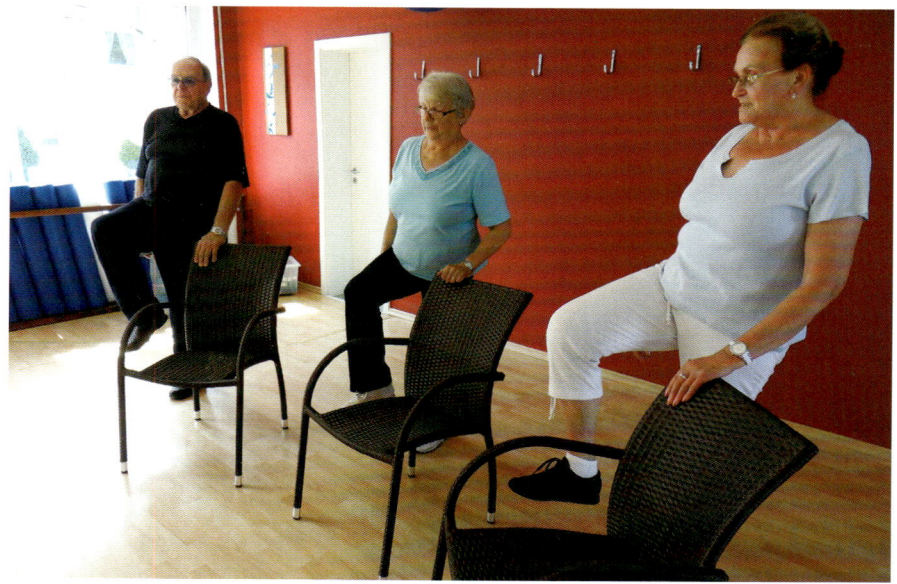

❄ Das Bein nach hinten heben

In der gleichen Ausgangs-
position wie oben das
rechte Bein lang nach hinten anheben – möglichst
langsam und so hoch wie
möglich. 10 Wiederho-
lungen. Beine auslockern.
Noch einmal 10 Wieder-
holungen.

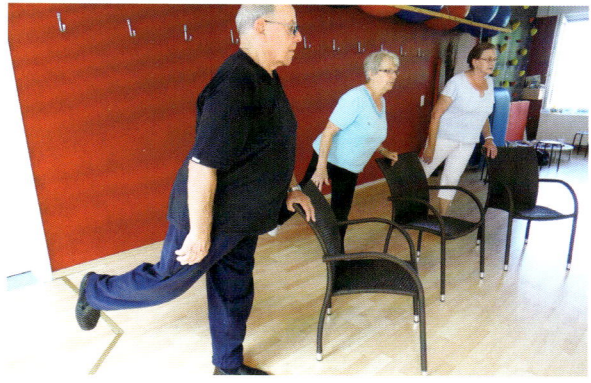

❄ Das Bein zur Seite anheben

Nun wird – wieder in der gleichen Ausgangsposition – das rechte Bein nach rechts
außen angehoben. Dabei zeigt die Fußspitze nach vorn. In der oberen Position das
Bein 1 s lang halten und dann ganz langsam wieder zurückführen und den rechten
Fuß auf dem Boden absetzen. Jetzt mit links – das linke Bein seitlich anheben, ganz
kurz oben halten und wieder zurückführen. 10 x rechts, 10 x links, immer im Wechsel.
Dann kurze Lockerungspause und danach noch einmal 10 Wiederholungen pro Seite.

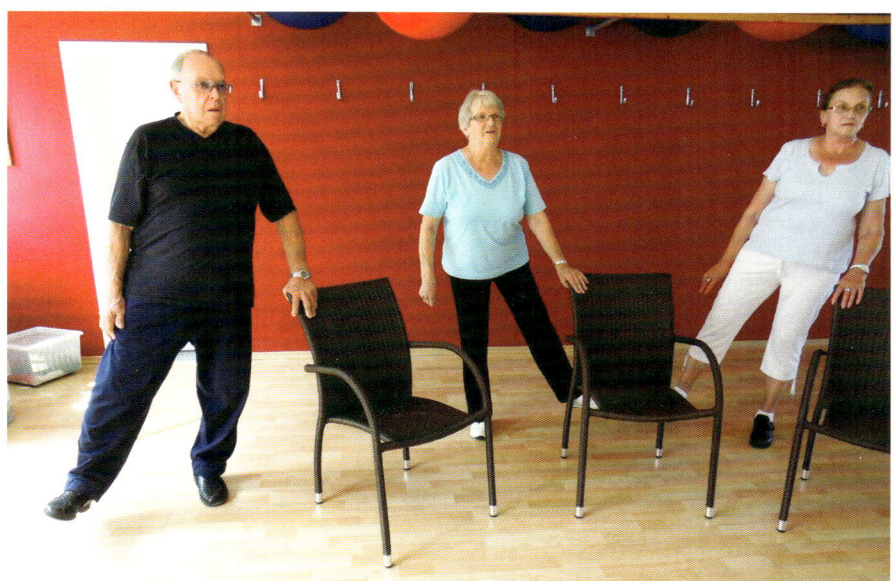

4

❀ Sitz nach hinten

Nun die Füße etwas breiter als hüftbreit öffnen, die Fußspitzen zeigen leicht nach außen. Jetzt das Gesäß nach hinten strecken und dann die Knie beugen – so, als wollte man sich hinsetzen. Wichtig ist, dass die Knie nicht zu weit über die Fußspitzen nach vorn geschoben werden und nicht nach innen kippen. Das ist nicht gut für die Kniegelenke. Dann langsam wieder hochkommen. 10 Wiederholungen. Die Beine kurz auslockern. Noch einmal 10 Wiederholungen.

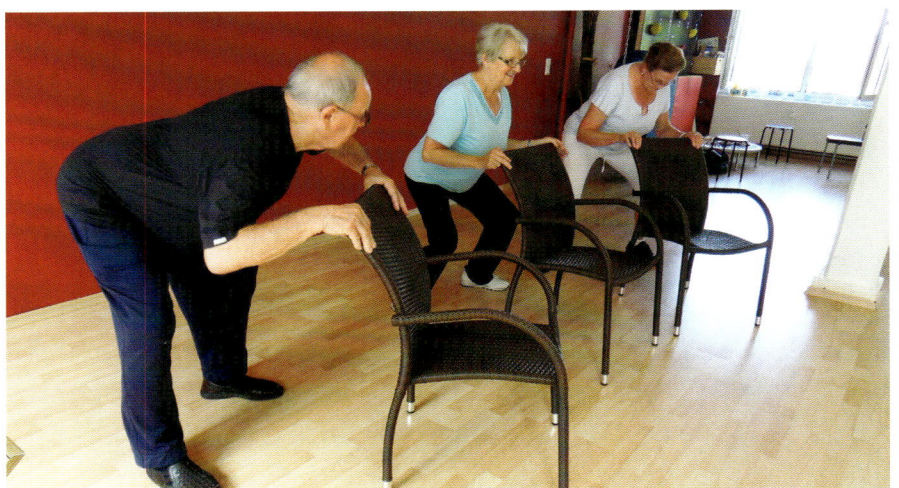

❀ Zehenspitzenstand

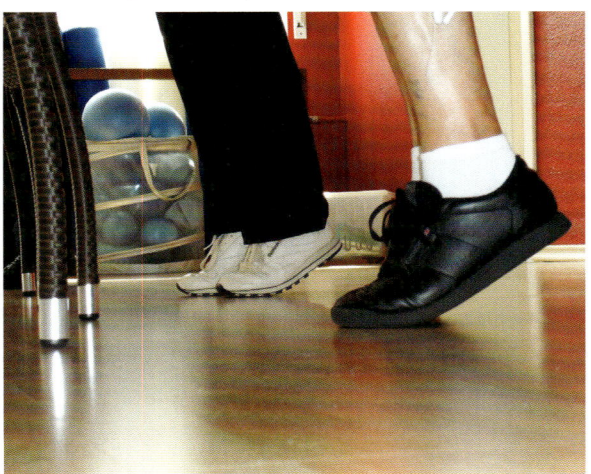

Stand hinter dem Stuhl, die Füße sind etwas geöffnet. Nun sich so weit wie möglich auf die Zehenspitzen nach oben drücken, ganz kurz oben halten – und wieder die ganze Fußsohle aufsetzen. 10 x. Kurz die Beine auslockern. Und noch einmal 10 Wiederholungen.

Mit Gewichtsmanschetten wird's effektiver

Hat Ihr Verein oder Ihre Einrichtung Gewichtsmanschetten? Vielleicht sogar solche, die individuell dosierbar sind? Dann verwenden Sie für diese Übungen unbedingt die Manschetten. Denn das Krafttraining ist deutlich intensiver und effektiver, wenn Sie dazu die Gewichtsmanschetten einsetzen. Dabei wählen Sie jeweils das Gewicht für die Teilnehmer so aus, dass sie es gerade noch 10 x ohne Pause anheben können.

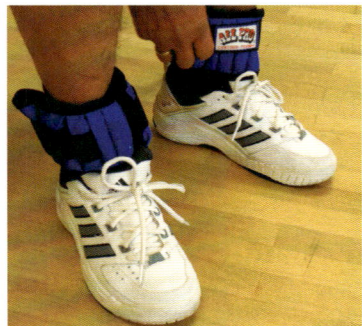

Stufe 3: Beinmuskeltraining im freien Raum

Diese Übungen werden im freien Raum durchgeführt, ohne dass die Teilnehmer sich festhalten. Führen Sie diese Übungen nur mit solchen Teilnehmern durch, die fit und sicher genug dazu sind oder die bereits seit längerer Zeit regelmäßig trainieren.

4

Sich hinsetzen

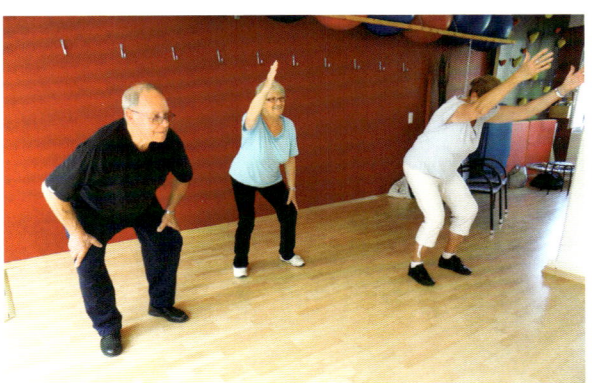

Die Teilnehmer stehen mit weit geöffneten Füßen in der Grätschstellung, die Fußspitzen zeigen leicht nach außen. Nun das Gesäß nach hinten schieben und die Knie beugen – so, als wollte man sich auf einen Stuhl setzen. Achten

Sie darauf, dass die Teilnehmer die Knie nicht über die Fußspitzen nach vorn schieben. Dann sich langsam mit dem Gesäß wieder nach oben anheben und die Beine strecken. 10 x. Kurz lockern und dann noch einmal 10 Wiederholungen.

Große Schritte nach vorn

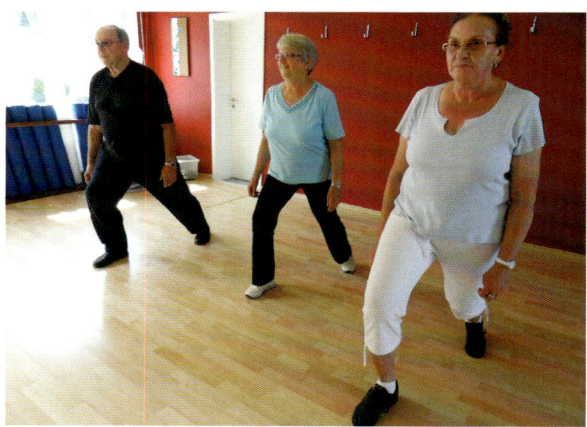

Die Teilnehmer stehen aufrecht. Nun mit dem rechten Fuß einen großen Schritt nach vorn machen und in dieser Schrittposition 2-3 s lang verharren. Dann mit dem linken, hinten stehenden Fuß einen großen Schritt nach vorn machen und wieder 2-3 s lang in dieser Position stehen bleiben. Jetzt wieder mit rechts. Auf diese Art und Weise mehrere Schritte vorwärts gehen. Das Pensum im Laufe des Trainings auf maximal 10 Schritte mit rechts und 10 Schritte mit links steigern. Danach die Beine auslockern und noch einmal 10 Schritte mit rechts und 10 Schritte mit links machen.

Schritt zur Seite in die Grätsche

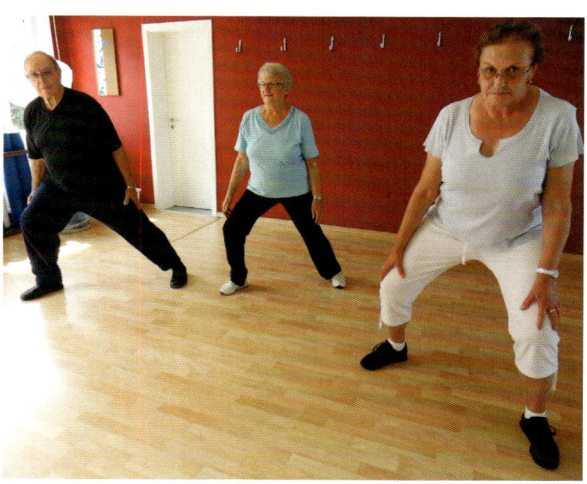

Die Teilnehmer stehen mit geschlossenen Füßen aufrecht. Nun mit dem rechten Fuß einen weiten Schritt zur Seite setzen – bis in den Grätschstand. Dabei sind die Knie deutlich gebeugt. 5 x in kleinen Bewegungen auf- und abwippen. Sich dann zurück in den Stand nach oben drücken. Die Teilnehmer wiederholen die Übung auf der rechten Seite 10 x. Dann 10 x auf der linken Seite. Wenn die Teilnehmer im Laufe des Trainingsprozesses kräftig genug sind, können sie noch einen zweiten Durchgang anschließen: 10 x mit dem rechten Bein, 10 x mit dem linken Bein.

Kniebeuge im Einbeinstand

Die Teilnehmer stellen sich in eine kurze Schrittstellung, dabei steht der rechte Fuß hinten und der linke vorne. Das Gewicht vollständig auf den hinteren Fuß verlagern, beide Knie sind gebeugt, das Gesäß wird etwas nach hinten geschoben. Nun das Gesäß noch etwas weiter nach hinten und

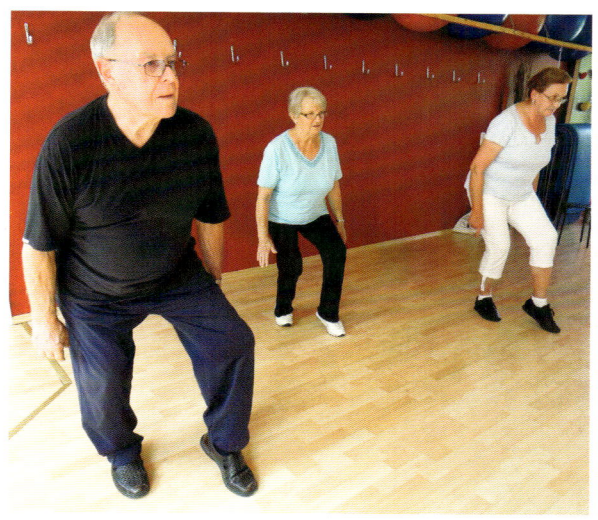

dann nach unten schieben und dabei das rechte Knie weiter beugen. Dann wieder nach oben kommen. 10 Wiederholungen. Dann Seitenwechsel: Der linke Fuß steht hinten, das linke Knie deutlich beugen und langsam wieder strecken. 10 x. Dann die Beine auslockern und noch einmal 10 Wiederholungen auf jeder Seite.

Das Knie heben – das Bein nach hinten strecken

Die Teilnehmer stehen auf dem linken Bein und heben zunächst das rechte Knie hoch nach oben in Richtung zum Oberkörper an. Dann den rechten Fuß kurzzeitig wieder neben dem linken Fuß auf dem Boden auftippen und dann das rechte Bein nach hinten strecken und hinten anheben. Dann den rechten Fuß wieder neben dem linken auf dem Boden auftippen. Immer im Wechsel: das rechte Knie vorn hoch anheben, dann das rechte Bein lang nach hinten ausstrecken und anheben. 10 x mit rechts, dann 10 x mit links. Kurz die Beine auslockern. Wenn die Teilnehmer sicher genug sind, können sie einen zweiten Durchgang machen.

4

Stufe 4: Beinmuskeltraining mit Alltagsbezug

Das Krafttraining mit Alltagsbezug ist gerade für ältere Menschen sehr wichtig. In den unterschiedlichen Disziplinen der Sportwissenschaft und Sportmedizin konnte die höhere Effektivität eines kombinierten Trainings belegt werden. Außerdem sind Akzeptanz und Motivation für das Training durch spürbare Verbesserungen im Alltag besonders hoch. Die Übungen sind mehrgelenkig und beziehen immer den ganzen Körper ein. Sollte die Bewegung nicht mehr in guter Qualität ausgeführt werden können, ist es besser, eine Übung abzubrechen.

Wer die nachfolgenden Übungen regelmäßig ausführt, kommt leichter zurecht, wenn zum Beispiel etwas heruntergefallen ist und aufgehoben werden muss. Dazu ist manchmal ein Ausfallschritt nötig, wenn etwas in eine unzugängliche Ecke rollt. Das Einsteigen in die Dusche oder das Überwinden von Hindernissen, wie Wurzeln oder im Weg liegenden Gegenständen beim Spaziergang, wird einfacher für diejenigen, die geübt haben, die Füße anzuheben.

✺ Kniebeuge und mit den Händen etwas anheben

Die Teilnehmer stehen im Grätschstand. Auf dem Boden liegen unterschiedlich schwere Gegenstände. Aus einer Kniebeugebewegung heraus mit einer Hand oder mit beiden Händen die Gegenstände ergreifen. Den Körper zügig wieder aufrichten. Dabei auf harmonischen Rhythmus und Einsatz von Sprung-, Knie-, Hüftgelenk und Rumpf achten. Die Gegenstände liegen in unterschiedlicher Richtung und in wech-

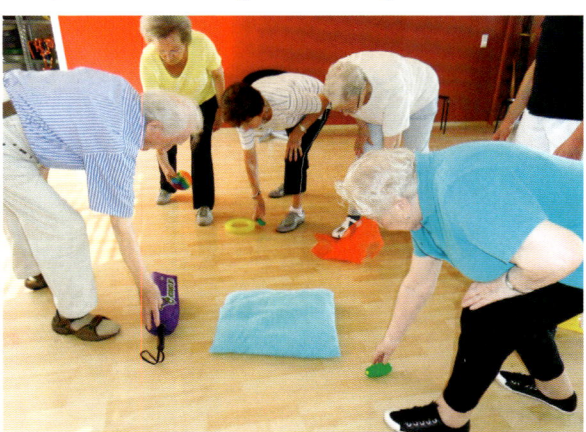

selnden Abständen. Zwei Durchgänge zu je 10 Wiederholungen.

Erleichterung: Gegenstände ohne Gewicht einsetzen, wie Tücher usw.

Erschwerung: Gegenstände mit hohem Gewicht auslegen.

❋ Kniebeuge mit Festhalten

Die Teilnehmer halten sich mit beiden
Händen an einem Handlauf oder einer
Sprossenwand fest. In dieser Position
tiefe Kniebeugen mit einem Kniewinkel
von weniger als 90° ausführen.

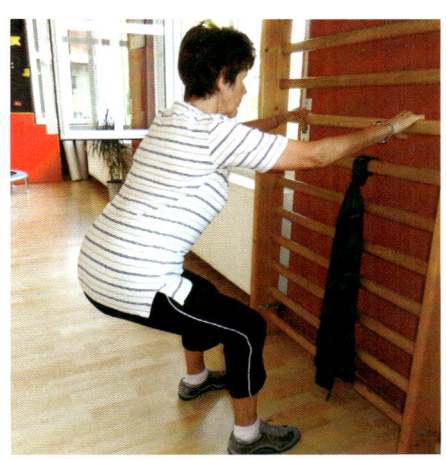

❋ Mit Ausfallschritten etwas weiterreichen

Die Teilnehmer stehen im hüftbreiten Stand versetzt im Raum. Sie sind jeweils so
weit voneinander entfernt, dass sie sich nur mit Ausfallschritten gegenseitig erreichen können. In dieser Formation verschiedene Gegenstände nach vorn, zur Seite,
nach hinten und diagonal weiterreichen.

Alternativ im Einzeltraining oder bei sehr kleinen Gruppen bunte Klebestreifen am
Boden anbringen. Diese sollen mit den Ausfallschritten getroffen werden. Jeweils
zwei Durchgänge zu je 10 Wiederholungen.

Erleichterung: Weniger tief
gehen beim Ausfallschritt.

Erschwerung: Übung mit
Latexband um die Ober-
schenkel ausführen.

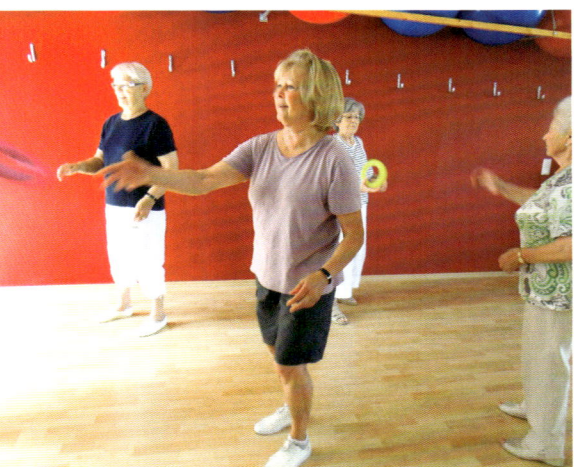

4

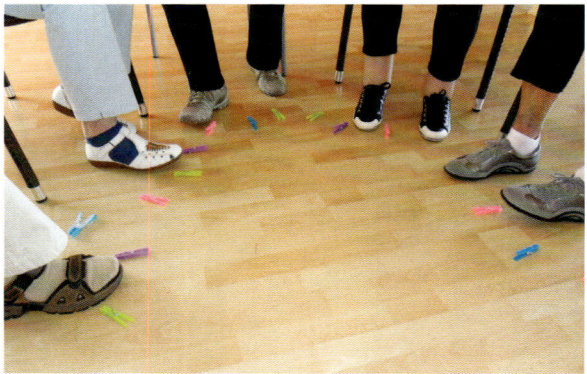

❀ **Die Fußspitzen
heben im und gegen
den Uhrzeigersinn**

Die Teilnehmer sitzen auf Stühlen und haben am Boden bunte Küchenpapierrollen oder Wäscheklammern vor sich. Diese liegen wie bei einer Uhr in einem Halbkreis in verschiedenen Winkelgraden vor den Füßen der Teilnehmer. Nun aus dem Sprunggelenk heraus jeweils 1 x die Fußspitze und 1 x die Ferse über die Erhöhungen heben. Mit dem rechten und linken Fuß je drei Durchgänge.

Erleichterung: Nur ein Gegenstand als Hindernis.

Erschwerung: 4-5 Gegenstände nacheinander überwinden und die Geschwindigkeit steigern.

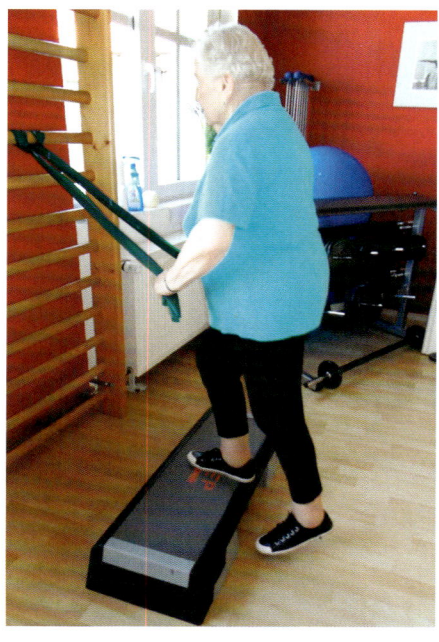

❀ **Eine Stufe hinauf-
und hinabsteigen**

Die Teilnehmer steigen vorwärts seitlich auf eine Stufe oder einen Stepper auf und ab. Dabei kann ein Band, ein Thera-Band® oder ein Handtuch um Handlauf, Sprossenwand o. Ä. oder Handfassung als Unterstützung angeboten werden. Jeweils 2 x 10 Wiederholungen pro Seite.

Erleichterung: Rechtes und linkes Bein im Wechsel.

Erschwerung: Höhere Stufe.

**Etwas seitlich, vor-
wärts und rückwärts
übersteigen**

Die Teilnehmer bewegen
sich gehend durch den
Raum. Dabei übersteigen
sie, aus allen Richtungen
kommend, auf den Boden
geklebte Markierungen
oder Hindernisse – nach
Ansage, mal vorwärts,

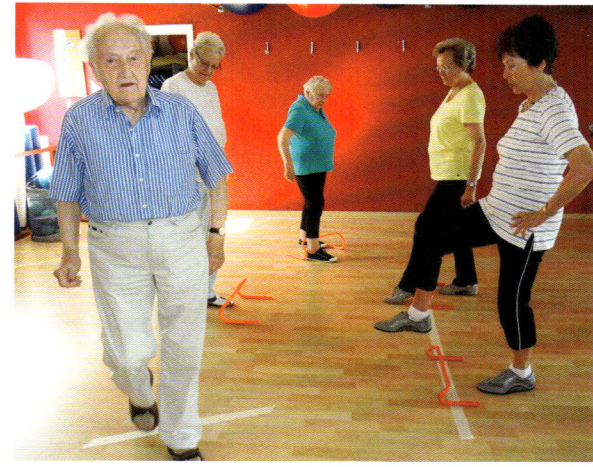

mal rückwärts, mal seitlich. Jeweils 2 x 10 Wiederholungen mit dem rechten und
linken Bein im Wechsel.

Wippen, bouncen

Die Teilnehmer stehen hinter einem Stuhl, Tisch o. Ä., halten sich dort mit beiden
Händen fest. Jetzt mit dem rechten und linken Bein im Wechsel oder rechts und links
nacheinander 1 min lang wippende Bewegungen ausführen. Je Seite 2-3 Durchgänge.

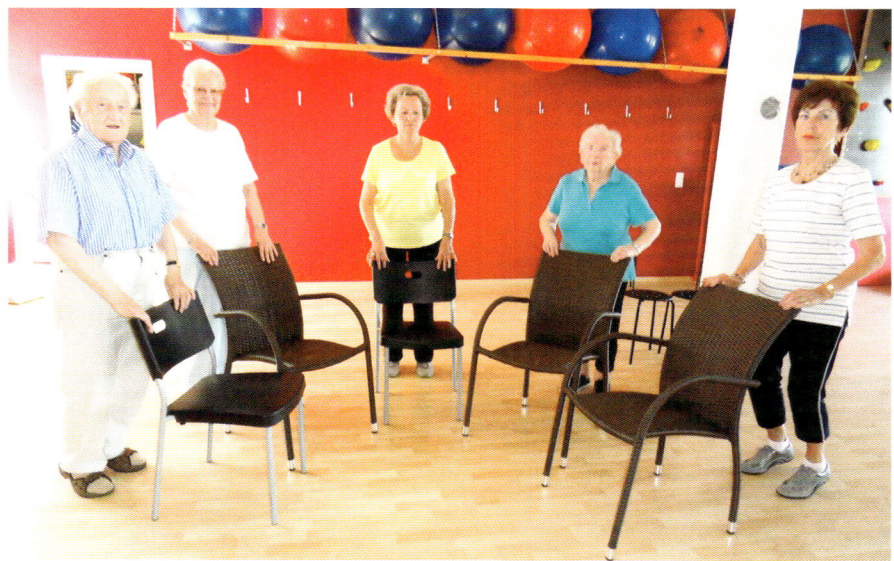

4

4.1.2 Kraftübungen für Arme, Schultern und Finger

Um den Alltag zu Hause möglichst lange allein bewältigen zu können, braucht man ausreichend Kraft in den Arm- und Schultermuskeln. Kraft in Arm- und Schultermuskeln ist notwendig, um schwere Gegenstände anheben und tragen zu können, wie zum Beispiel eine schwere Einkaufstasche, einen Staubsauger oder einen Wassereimer. Man braucht Arm- und Schultermuskeln, um eine schwere Tür nach vorn aufzudrücken oder um mit Kraft daran zu ziehen.

Genauso ist es mit dem Abstützen, wenn man ins Stolpern geraten ist und sich gerade noch mit den Händen abfangen kann oder wenn man sich an einer Wand abstützen muss, um nicht aus der Balance zu geraten. Nur mit kräftigen Arm- und Schultermuskeln kann man sich gut genug festhalten, wenn es im Bus etwas wackelt.

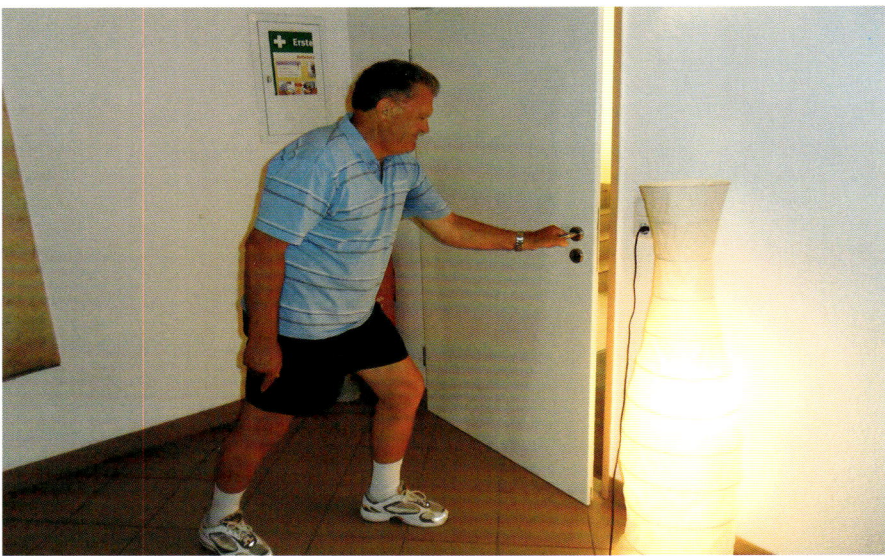

Diese Übungen trainieren die Arm- und Schultermuskeln.

Stufe 1: Arm-, Schulter- und Fingertraining ohne Kleingeräte

☀ Sich abstützen

Die Teilnehmer sitzen aufrecht auf dem vorderen Teil der Sitzfläche eines Stuhls mit Armlehnen, ohne sich anzulehnen. Beide Füße stehen fest und mit der ganzen Sohle nebeneinander auf dem Boden. Nun sich mit beiden Händen auf die Armlehnen stützen und mit aller Kraft die Hände gegen die Armlehnen drücken, sodass sich dadurch Gesäß und Oberschenkel von der Sitzfläche lösen. Die Teilnehmer sollen versuchen, sich mit der Kraft der Arme nach oben zu drücken. Die Beine helfen beim Hochkommen nicht oder kaum mit. So weit nach oben kommen, dass die Ellbogen fast gestreckt sind – und sich dann ganz langsam wieder zurückbewegen und sich setzen. 10 x.

Nach jedem Hochdrücken können die Teilnehmer die Arme und Schultern kurz auslockern. Falls die Teilnehmer mit der Zeit fit genug dafür sind, können sie einen zweiten Durchgang mit weiteren 10 Wiederholungen durchführen.

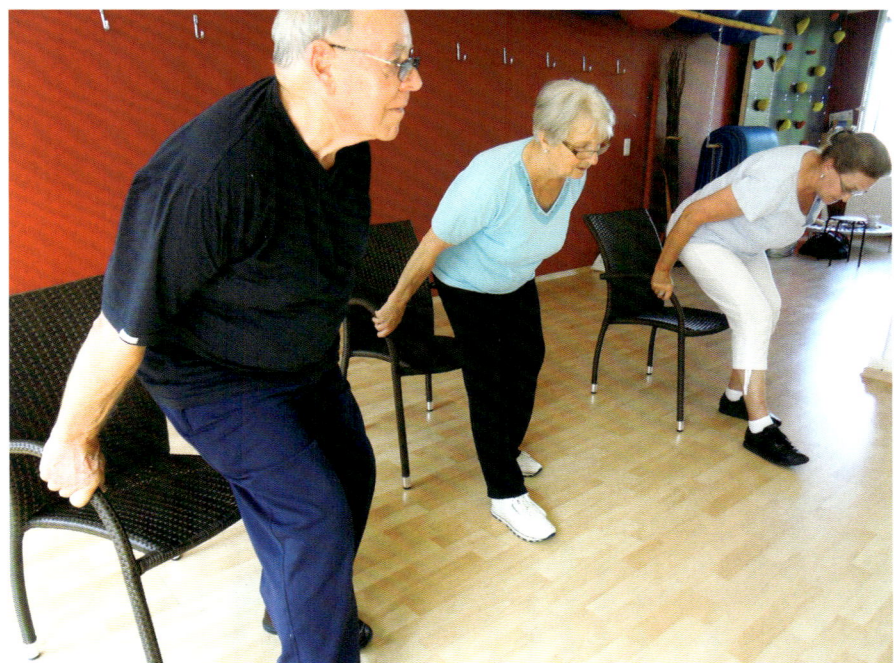

4

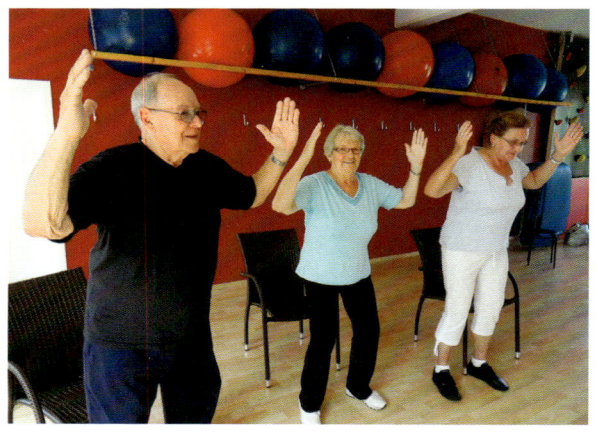

❋ Der Adler

Die Teilnehmer stehen aufrecht auf dem Boden. Nun die Arme seitwärts so anheben, dass sie im 90°-Winkel gebeugt sind. Dabei befinden sich die Ellbogen auf Höhe der Schultern und die Daumen zeigen nach hinten. Die Arme auf diese Art und Weise ein wenig hinter den Körper führen und dann ganz langsam wieder vor den Körper zurückführen. 10 x nach hinten – und langsam wieder nach vorn führen. Achten Sie darauf, dass die Teilnehmer die Ellbogen möglichst die ganze Zeit auf Schulterhöhe angehoben halten. Kurze Pause. Dann noch einmal 10 Wiederholungen.

❋ Die Unterarme öffnen

Ausgangsposition wie oben. Die Oberarme seitlich eng an den Körper anlegen. Bei dieser Übung dürfen sich die Ellbogen nicht vom Körper lösen. Die Unterarme zei-

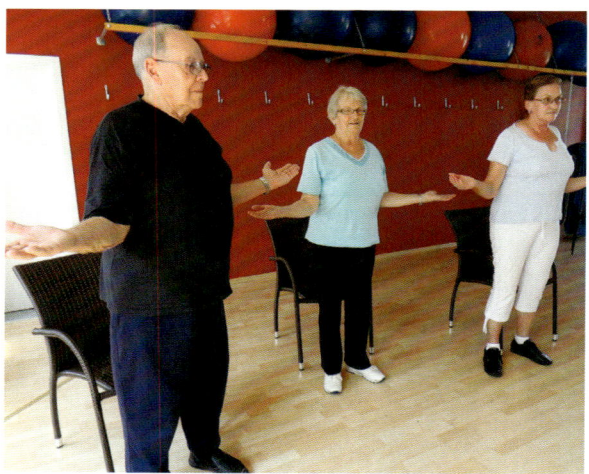

gen nach vorn, die Handflächen zur Decke. Nun beide Unterarme weit nach außen bewegen. Achtung, die Ellbogen am Körper lassen. Langsam die Arme wieder zurück in die Ausgangsposition bewegen. Zwei Durchgänge mit jeweils 10 Wiederholungen.

❈ Liegestütz an der Wand

Die Teilnehmer stellen sich frontal vor eine Wand, etwa eine Armlänge entfernt. Sich mit beiden Händen an der Wand abstützen, die Arme beugen und wieder strecken. Versuchen, den Rücken ganz gerade zu halten. Zwei Durchgänge mit jeweils 10 Wiederholungen.

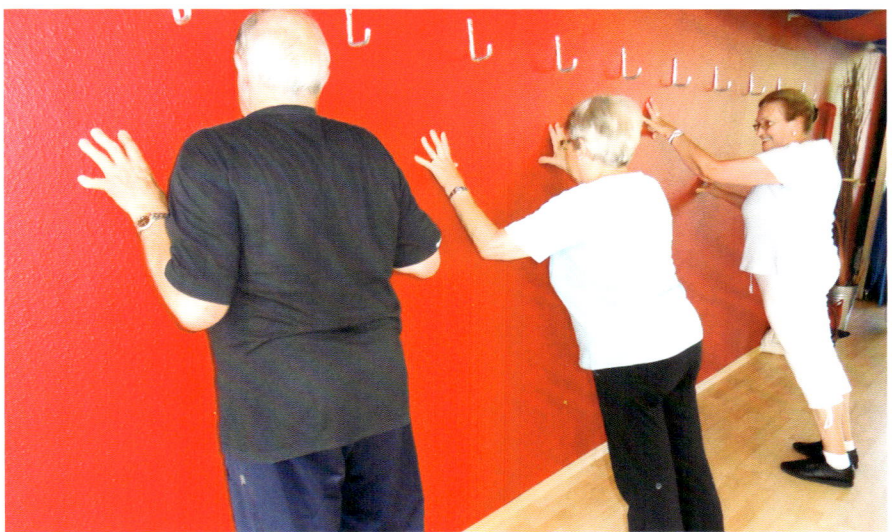

❈ Die Fäuste ballen

Mehrfach beide Hände kräftig zu Fäusten ballen und wieder öffnen.

4

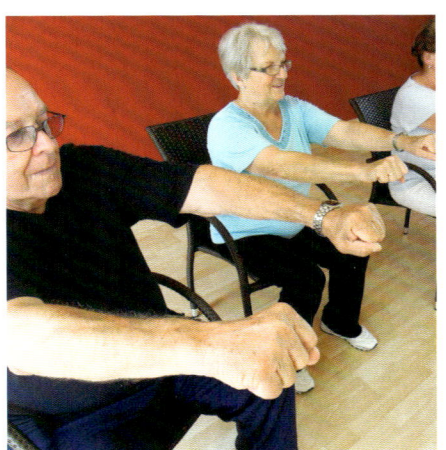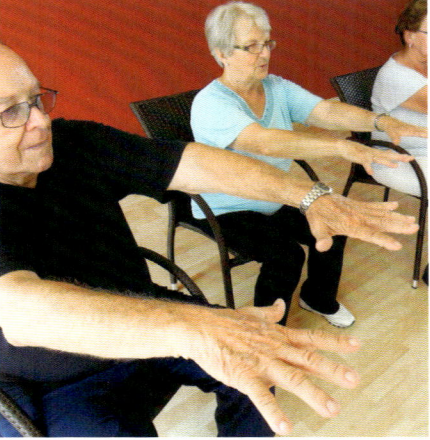

❀ **Fingerdruck**

Die Fingerspitzen beider Hände gegeneinanderlegen und kräftig zusammendrücken. Dann wieder lösen. Mehrfach wiederholen.

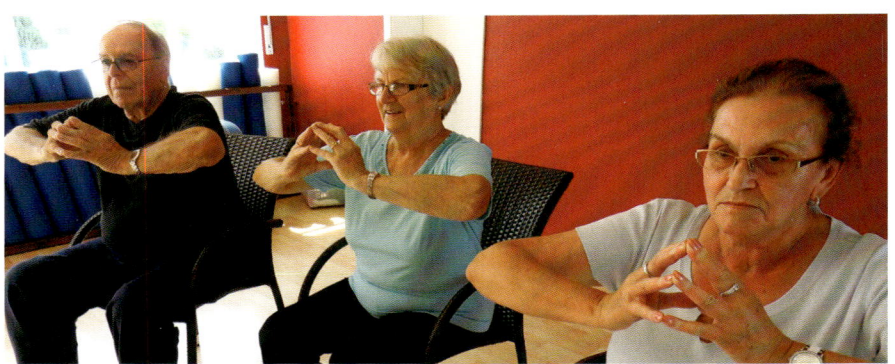

Stufe 2: Arm- und Schultertraining mit Gewichten

Wenn die Hochaltrigen die Übungen für Arme und Schultern ohne Gewichte gut bewältigen können, wird es Zeit, die Trainingsintensität zu erhöhen. Das funktioniert beim Krafttraining der Arm- und Schultermuskeln am besten, indem Sie Übungen mit Gewichten durchführen, zum Beispiel mit Kleinhanteln. Falls Sie keine Hanteln zur Verfügung haben, können Sie auch gefüllte Plastikflaschen verwenden.

Beginnen Sie das Hanteltraining mit 1-kg-Hanteln. Steigern Sie langsam, aber kontinuierlich. Sie benötigen pro Teilnehmer zwei Kurzhanteln.

Die folgenden Übungen können zwar auch im Sitzen durchgeführt werden, im Stehen sind sie aber effektiver, weil zusätzlich die Standfestigkeit und das Gleichgewicht trainiert werden. Wenn Ihre Teilnehmer schon so sicher sind, dass sie die Übungen problemlos im Stehen durchführen können, sollten sie dies tun. Falls Ihre Teilnehmer dazu noch zu unsicher sind und sie deshalb die Übungen lieber im Sitzen ausführen, achten Sie darauf, dass sie bei allen Übungen auf dem vorderen Teil der Sitzfläche sitzen und der Rücken dabei gerade und aufrecht ist. Achten Sie darauf, dass die Hochaltrigen sich nicht anlehnen. Beide Füße stehen mit der ganzen Sohle fest auf dem Boden.

Kraft für den Bizeps

Die Hanteln so fassen, dass die Arme locker herunterhängen und die Handrücken nach außen zeigen. Nun beide Arme gleichzeitig im Ellbogen langsam anwinkeln, das Gewicht anheben und die Unterarme in Richtung zu den Oberarmen führen. Dann genauso langsam die Arme wieder strecken. 10 x. Kurze Pause. Danach noch einmal 10 Wiederholungen.

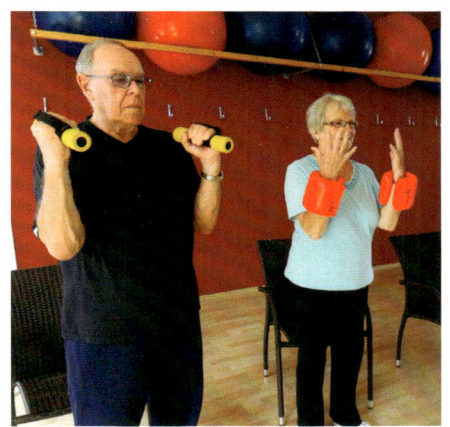

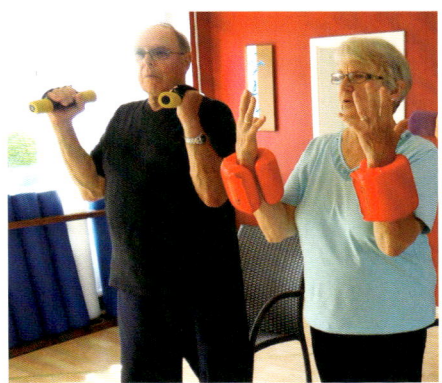

Die Hanteln anheben

Im aufrechten Stand mit locker herabhängenden Armen starten, dann die Hanteln langsam eng am Körper entlang nach oben führen, an den Schultern vorbei, bis die Arme über den Kopf ausgestreckt sind. Dann die Arme genauso langsam wieder zurück in die Ausgangsposition bewegen. 10 x. Kurze Pause, dabei die Arme auslockern. Dann noch einmal 10 Wiederholungen.

4

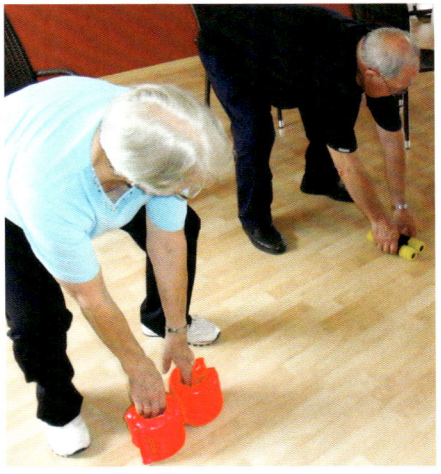

❀ Die Arme zur Seite anheben

Die Arme locker an den Seiten des Körpers herunterhängen lassen. Die Handrücken zeigen nach außen. Nun beide Arme langsam seitlich bis etwas oberhalb der Schultern anheben. Dabei bleiben die Ellbogen leicht gebeugt. Dann die Arme langsam hinabführen und wieder anheben. 10 x Auf- und Abbewegungen auf der Seite. Zwei Durchgänge mit jeweils 10 Wiederholungen auf beiden Seiten.

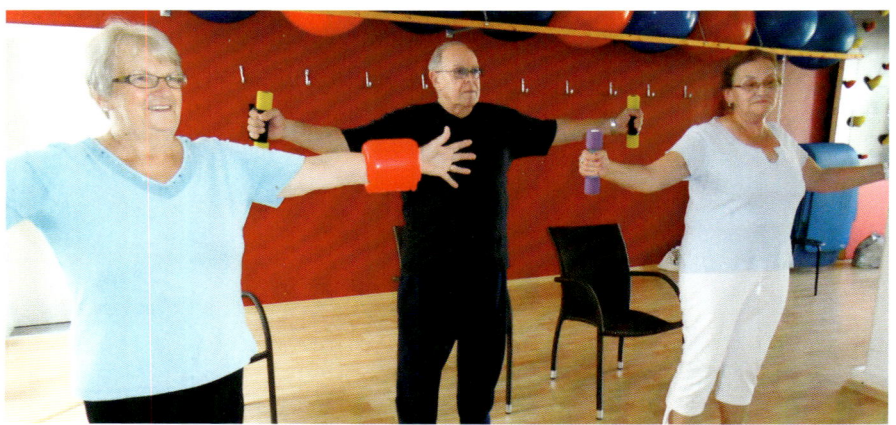

❀ Die Arme zur Seite öffnen

Nun werden die Arme mit den Hanteln in U-Halte gebracht. Die Ellbogen befinden sich kurz unter Schulterhöhe und zeigen nach außen. Jetzt die Ellbogen möglichst weit einander annähern. 2 x 10 Wiederholungen.

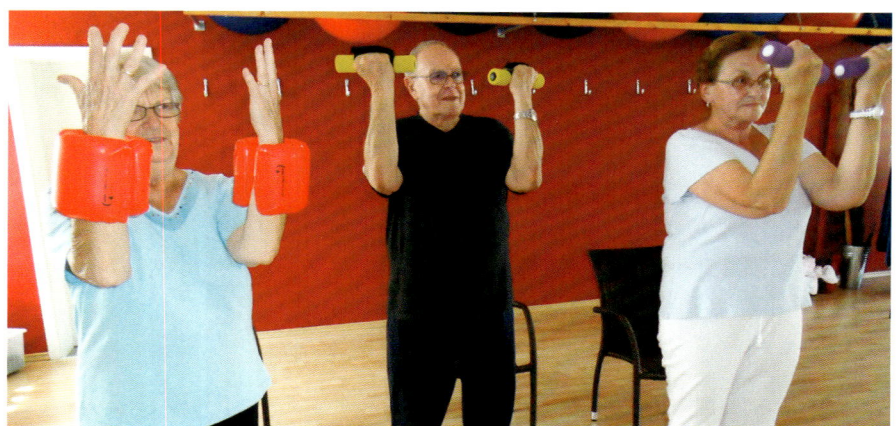

Stufe 3: Arm- und Schultertraining mit höheren Gewichten

Auf der dritten Schwierigkeitsstufe können Sie die gleichen Übungen, wie oben beschrieben, mit höheren Gewichten durchführen.

Stufe 4: Arm- und Schultertraining mit Alltagsbezug

Kräftige Arme und Schultern werden gebraucht, um zum Beispiel einen schweren Gegenstand ganz oben im Schrank zu verstauen oder um sich aus einer sitzenden Position in einem tiefen Sessel zum Stand hochzudrücken. Das Öffnen eines fest sitzenden Schraubdeckels auf Flaschen oder Gläsern wird zur unlösbaren Aufgabe, wenn die nötige Kraft dafür fehlt.

Heben und Stemmen eines Gewichts

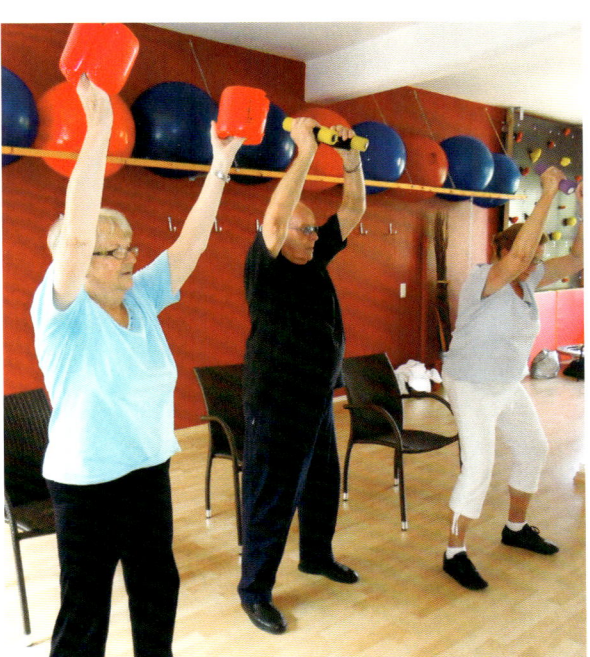

Die Teilnehmer stehen in einem etwas mehr als hüftbreiten Stand. Beidhändig je einen Gegenstand, z. B. Hanteln, am Boden ergreifen. Dabei auf gleichmäßige Aufrichtung und Streckung der Bein- und der Rumpfgelenke achten. Gleichzeitig führen die Arme eine Ruderbewegung aus. Aus der aufgerichteten Position die Ellbogen an den Körper führen und die Hanteln nach vorne oben stemmen. Zwei Durchgänge zu je 8-12 Wiederholungen.

4

Erleichterung: Die Übung im Sitzen durchführen.

✵ Schwingende Hantel

Die Teilnehmer stehen im etwas mehr als hüftbreiten, aufrechten Stand, eine Hantel mit beiden Händen gefasst. Die Hantel schwingen – hoch und tief. Dabei sollte eine wellenförmige Bewegung durch alle Gelenke geleitet werden. Der Hauptimpuls kommt aus der Aufrichtung des Beckens. Zwei Durchgänge mit je 10 Wiederholungen.

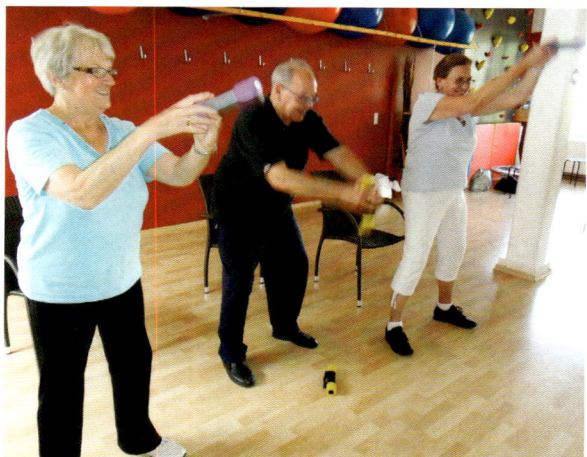

Erleichterung: Im Sitzen üben.

Erschwerung: Die Hanteln diagonal anheben.

✵ Federn an der Wand

Die Teilnehmer stehen aufrecht vor einer Wand, Oberkörper stabil. Jetzt den Körper nach vorn fallen lassen und sich mit den Händen abfangen. Dabei die Fingerkuppen und die Handballen an der Wand aufsetzen, ohne die Haltung zu verlieren.

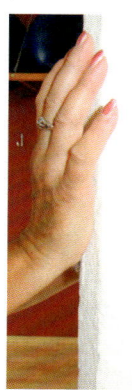 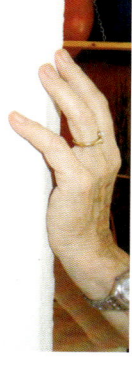

Mit einer leicht federnden Bewegung zurückwippen. Zwei Durchgänge mit je 10 Wiederholungen.

Erleichterung: Nahe Entfernung, etwa eine Unterarmlänge.

Erschwerung: Weite Entfernung, mehr als eine Armlänge.

❈ Liegestütz in unterschiedlicher Ausrichtung, Geschwindigkeit und Höhe

Die Teilnehmer stellen sich frontal vor eine Wand, etwa eine Armlänge entfernt. Sich mit beiden Händen an der Wand abstützen, dabei im Wechsel 1 x den rechten Arm hoch und 1 x den linken tiefer aufsetzen. Den Abstand zwischen den Händen variieren. Sich schnell abfangen und den Unterarm in einer V-Position auf Kopfhöhe aufsetzen. Danach langsam, etwa 3-4 s, zurückdrücken, die Arme beugen und wieder strecken. Dabei darauf achten, den Rücken möglichst gerade zu halten.

Zwei Durchgänge mit je 10 Wiederholungen.

Erleichterung: Dichter vor der Wand stehen, nur eine Unterarmlänge entfernt.

Erschwerung: Handaufsatz auf einem Tisch oder Kasten oder auf dem Boden.

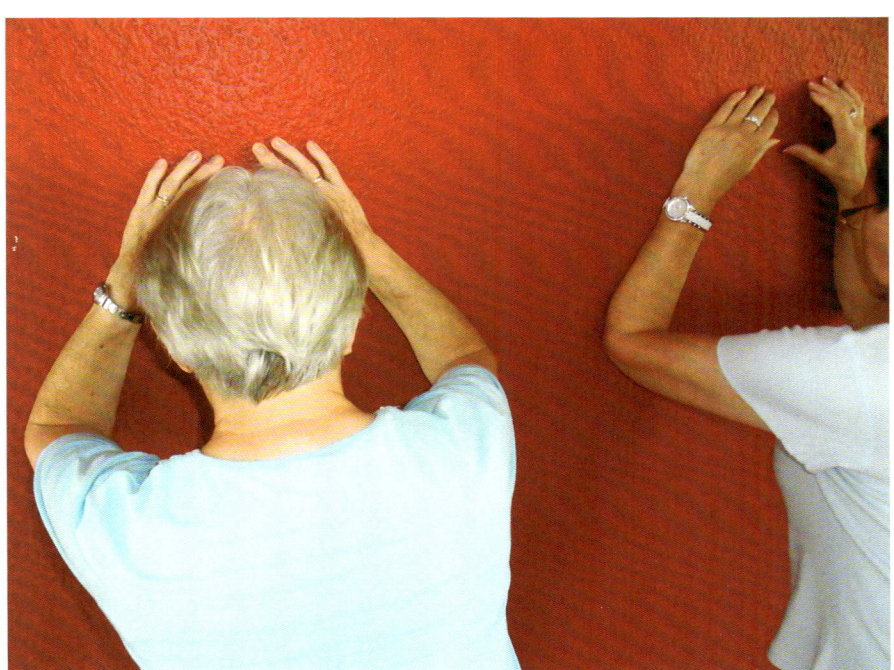

4

4.1.3   Kraftübungen für Rücken und Bauch

Kraftübungen für Bauch und Rücken stabilisieren den Körper, verhindern Rücken-schmerzen und helfen bei der Aufrichtung des Körpers. Im Folgenden finden Sie Übungen, die den Bauch und den Rücken kräftigen. Die Übungen sind in vier Ka-tegorien unterteilt.

- Auf der ersten Stufe sind Übungen für Hochaltrige zu finden, die zunächst nur im Sitzen üben können.
- Auf der zweiten Stufe finden Sie Übungen, die im Stehen oder im Vierfüßler-stand auf der Matte durchgeführt werden können.
- Auf der dritten Stufe finden Sie Übungen, die von Teilnehmern durchgeführt werden können, die schon in der Lage sind, sich auf den Bauch oder auf den Rücken auf den Boden zu legen.
- Stufe 4 zeigt wieder Übungen mit ähnlichen Bewegungsabläufen, wie sie im Alltag vorkommen.

Stufe 1: Rücken- und Bauchtraining im Sitzen

Über Kreuz

Die Teilnehmer setzen sich auf den vorderen Teil der Sitzfläche eines Stuhls. Beide Füße werden mit der ganzen Sohle auf dem Boden aufgestellt. Nun die Hände hin-

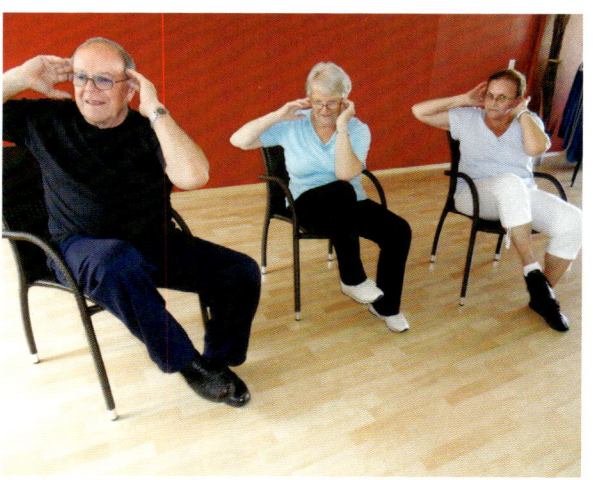

ter dem Kopf falten und die Ellbogen nach hinten schieben. Heben Sie das rechte Knie an und führen Sie gleichzeitig den linken Ellbogen in Richtung zum rechten Knie. Dann den rechten Fuß wieder auf dem Boden aufsetzen und den Rücken aufrichten. Jetzt das linke Knie anheben und den rechten Ellbogen zum linken Knie bewegen. Fuß senken und den Rücken in eine gerade Position bringen. Immer im Wechsel – rechts und links – 10 x auf jeder Seite. Kurze Pause. Dann noch einmal 10 Wiederholungen pro Seite.

✳ Öffnen und schließen

Im aufrechten Sitz die Arme nach oben und außen öffnen und etwas hinter den Körper bewegen. Danach die Arme langsam nach vorn vor den Körper führen und dabei den Rücken ganz rund machen. 10 x. Kurze Pause. Dann noch einmal 10 Wiederholungen.

✳ Hand gegen Oberschenkel

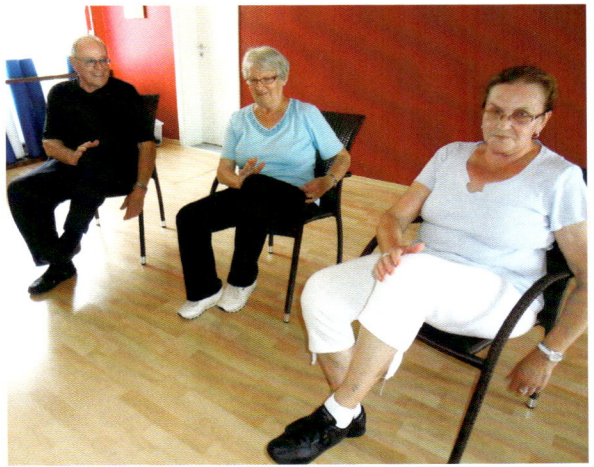

Die Teilnehmer sitzen mit geradem Rücken vorn auf der Sitzfläche des Stuhls. Nun den linken Fuß vom Boden lösen, das linke Knie etwas anheben und mit der rechten Hand von oben gegen den Oberschenkel drücken. Der Oberschenkel hält dagegen, dabei ausatmen. Einige Sekunden lang halten. Dann den linken Fuß zurück auf den Boden setzen und gegengleich: Das rechte Knie anheben und mit der linken Hand gegen den rechten Oberschenkel drücken, dieser hält dagegen. Wieder einige Sekunden halten und dabei ausatmen. Diese Übung wird auf beiden Seiten 2-3 x wiederholt.

4

❁ **Das Gesäß heben**

In der gleichen Ausgangsposition wie oben das Gewicht auf die linke Gesäßhälfte verlagern und versuchen, die rechte Gesäßhälfte von der Sitzfläche des Stuhls zu lösen und dabei ein wenig nach oben zu bewegen. Dann das Gleiche links. Immer im Wechsel – rechts und links. 10 x. Kurze Pause, dann folgt ein zweiter Durchgang.

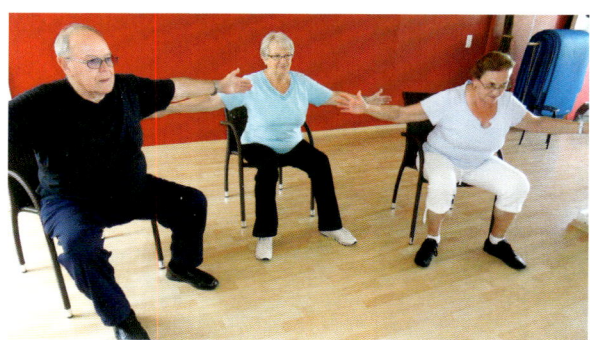

❁ **Halbkreis**

Beide Füße weit geöffnet auf den Boden stellen und den Oberkörper mit geradem Rücken weit nach vorn beugen, der Blick ist auf den Boden gerichtet. Die Arme nach hinten strecken und etwas anheben. Nun beschreiben beide Arme – möglichst hoch oben – einen großen Halbkreis nach vorn. Dann die Arme langsam wieder nach hinten führen. 10 x. Kurze Pause. Dann noch einmal 10 Wiederholungen.

❁ **Fingerdruck**

In der gleichen Ausgangsposition die Füße weit geöffnet auf den Boden stellen und den Oberkörper mit geradem Rücken weit nach vorn beugen, der Blick ist auf den Boden gerichtet. Nun die Arme mindestens auf Rückenhöhe anheben und die Fingerspitzen beider Hände vorn zusammenbringen, die Ellbogen zeigen nach außen. 3 s lang

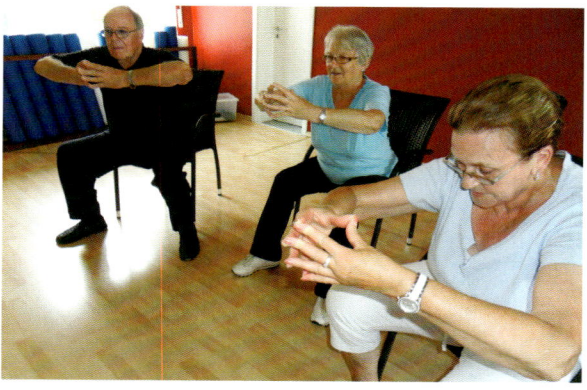

die Fingerspitzen gegeneinanderdrücken, dabei weiteratmen. Dann lösen, ohne die Arme absinken zu lassen. 3 s drücken, dann den Druck lösen. Immer im Wechsel – 10 x. Kurze Pause. Dann noch einmal 10 Wiederholungen.

✴ Paddeln

In der gleichen Ausgangsposition die Füße weit geöffnet auf den Boden stellen und den Oberkörper mit geradem Rücken weit nach vorn beugen, der Blick ist auf den Boden gerichtet. Die Arme in Verlängerung der Wirbelsäule ausstrecken. Die langen Arme im Wechsel auf- und abbewegen. Insgesamt 20 x. Kurze Pause. Dann noch einmal 10 Wiederholungen pro Seite.

✴ Die Lendenwirbelsäule in die Lehne bewegen

Für die folgende Übung sollen sich die Teilnehmer mit dem Rücken an die Lehne anlehnen. Im Bereich der Lendenwirbelsäule bleibt aufgrund der Lordose möglicherweise ein kleiner Hohlraum frei. Jetzt den Bauchnabel nach innen einziehen und dadurch den unteren Rücken zur Rückenlehne nach hinten bewegen. Dabei ausatmen. Mit dem Einatmen wieder zurückbewegen. 10 Wiederholungen.

Stufe 2: Rücken- und Bauchtraining im Stand

✴ Ein Arm vorn – einer hinten

Die Teilnehmer stehen mit geöffneten Füßen, die Fußspitzen zeigen leicht nach außen. Nun das Gesäß nach hinten schieben und die Knie beugen, so, als wollte man sich auf einen Stuhl setzen. Dabei bleibt der Rücken möglichst gerade. Jetzt den rechten Arm nach vorn ausstrecken und bis auf Rückenhöhe anheben, den linken Arm lang nach hinten ausstrecken und etwas anheben. Die Arme befinden sich auf

4

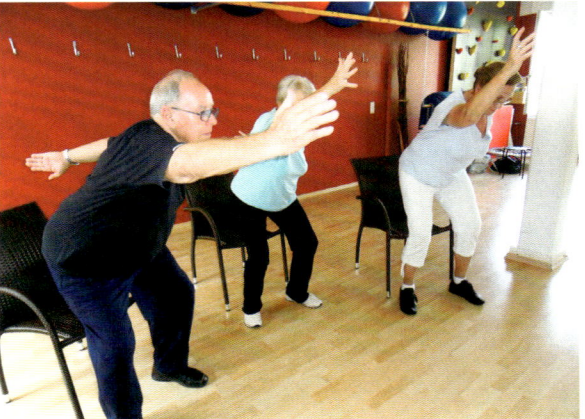

Höhe der Wirbelsäule. Beide Arme etwas weiter anheben. Dann Seitenwechsel: Der linke Arm ist jetzt vorn, der rechte hinten. Etwas höher heben. Dann wieder Seitenwechsel. 5 x rechts und 5 x links. Kurze Pause. Dann ein zweiter Durchgang.

❈   Die Ellbogen nach hinten schieben

Die Teilnehmer stehen aufrecht mit weit geöffneten Beinen, die Fußspitzen zeigen leicht nach außen. Die Knie etwas beugen. Nun die Arme seitlich bis auf Schul-

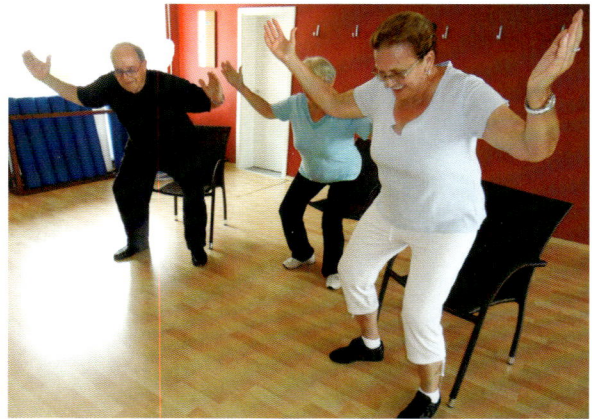

terhöhe anheben und die Ellbogen beugen. Die Ellbogen auf Schulterhöhe möglichst weit nach hinten schieben. Dann wieder locker etwas nach vorn führen. Immer im Wechsel. 10 x. Nach einer kurzen Pause folgt ein zweiter Durchgang.

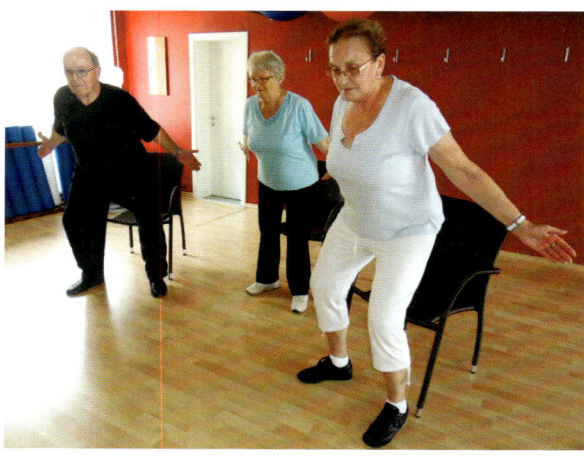

❈   Für die Brustwirbelsäule

Im aufrechten Stand mit leicht gebeugten Knien hängen die Arme seitlich locker am Körper. Jetzt die Arme bewusst lang machen und nach hinten anheben. Dabei drehen die Teilnehmer die Daumen nach außen. Die Arme gestreckt, so hoch es geht, nach hinten anheben und in der Mitte zusammenführen bzw. einander annähern. Danach die Arme wieder locker in die Ausgangsposition zurückführen. 2 x 10 Wiederholungen. Dazwischen eine Pause.

✿   **Seitliche Rumpfbeuge**

Im aufrechten Stand mit leicht gebeugten Knien hängen die Arme seitlich locker am Körper. Jetzt beugen sich die Teilnehmer seitlich rechts hinunter. Den Bauch anspannen und aus der Kraft der Bauchmuskeln heraus den Rumpf langsam wieder aufrichten. Die gleiche Übung auf der linken Seite wiederholen. 2 x 10 Wiederholungen.

✿   **Stehender Crunch**

Im aufrechten Stand beide Arme über den Kopf anheben und den rechten Fuß hinter dem Körper auf der Fußspitze aufsetzen. Jetzt den Bauch anspannen und mit der Kraft der Rumpfmuskeln beide Arme und das Bein zur Mitte zurückholen. Die gleiche Übung mit dem linken Bein wiederholen. Insgesamt 10 Wiederholungen. Dann eine Pause machen und noch einmal 10 Wiederholungen.

Stufe 3: Rücken- und Bauchtraining auf dem Boden

Die Übungen auf der dritten Stufe sind für die alten Menschen gedacht, die schon seit Längerem sportlich aktiv sind, die sich – eventuell mithilfe eines Stuhls – auf den Boden legen können und wieder nach oben zum Stehen kommen.

✿   **Zurückrollen**

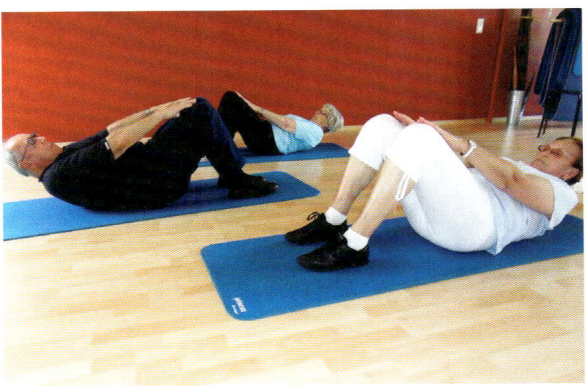

Die Teilnehmer sitzen auf ihrer Matte, stellen beide Füße auf und legen die Hände auf die Kniescheiben. Nun den Rücken ganz rund machen, langsam die Arme strecken und etwas nach hinten abrollen. Die Hände bleiben auf den Knien liegen. Dann ganz langsam wieder hochrollen, bis der Rücken ganz gerade ist. 5 x. Pause. Dann noch einmal fünf Wiederholungen.

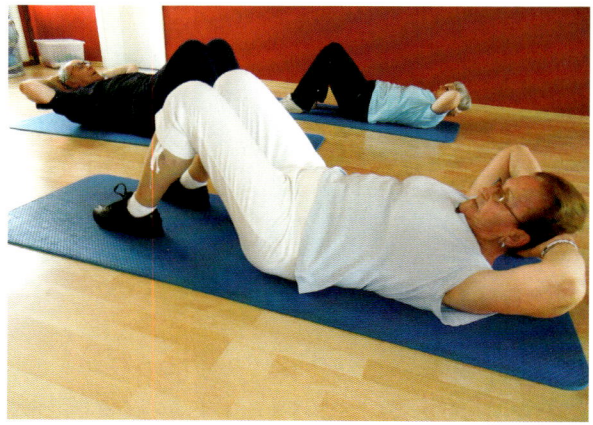

❄ Crunch

Die Teilnehmer legen sich auf den Rücken und stellen beide Füße auf. Die Hände an den Hinterkopf nehmen, die Ellbogen zeigen nach außen. Nun versuchen, den Kopf, die Schultern und den oberen Rücken vom Boden anzuheben, dabei ausatmen. Mit dem Einatmen wieder ablegen. Eine kurze Pause machen und dabei tief durchatmen. Dann erst folgt die Wiederholung der Übung. 10 x.

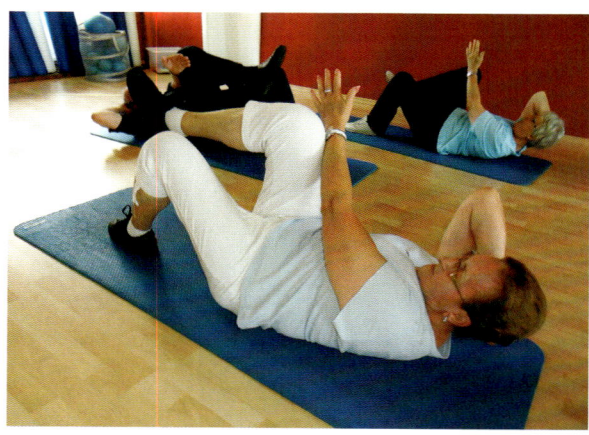

❄ Seitlicher Crunch

In der Rückenlage den rechten Fuß vom Boden lösen und das Knie etwas an den Oberkörper heranführen. Nun den Oberkörper vom Boden anheben und den linken Arm in Richtung zum rechten, angehobenen Knie führen. Dann den Oberkörper wieder vollständig zurück auf den Boden legen. 5 x. Danach das linke Knie zum Bauch führen, den Oberkörper schräg anheben und den rechten Arm auf das Knie zubewegen. 5 x. Wenn die Teilnehmer es noch schaffen, können sie einen zweiten Durchgang mit 2 x 5 weiteren Wiederholungen durchführen.

Den Arm heben im Vierfüßlerstand

Die Teilnehmer gehen hinunter auf den Boden in den Vierfüßlerstand. Jetzt die rechte Hand vom Boden lösen, den rechten Arm anheben und lang nach vorn ausstrecken. Die Teilnehmer sollen versuchen, den Arm – wenn es möglich ist – bis auf Höhe des Rückens anzuheben. Dann das Gleiche mit dem linken Arm. 2 x 10 Wiederholungen.

Den Arm und das Bein im Vierfüßlerstand heben

Die nächste Übung ist für Hochaltrige sehr herausfordernd, aber nicht unmöglich. Im Vierfüßlerstand den rechten Arm und das linke Bein gleichzeitig anheben und lang ausstrecken. Ein paar Sekunden halten, dann zurückbewegen in den Vierfüßlerstand. Dann andersherum: den linken Arm und das rechte Bein anheben und lang ausstrecken. 10 x anheben. Dann Pause. Danach folgt ein zweiter Durchgang.

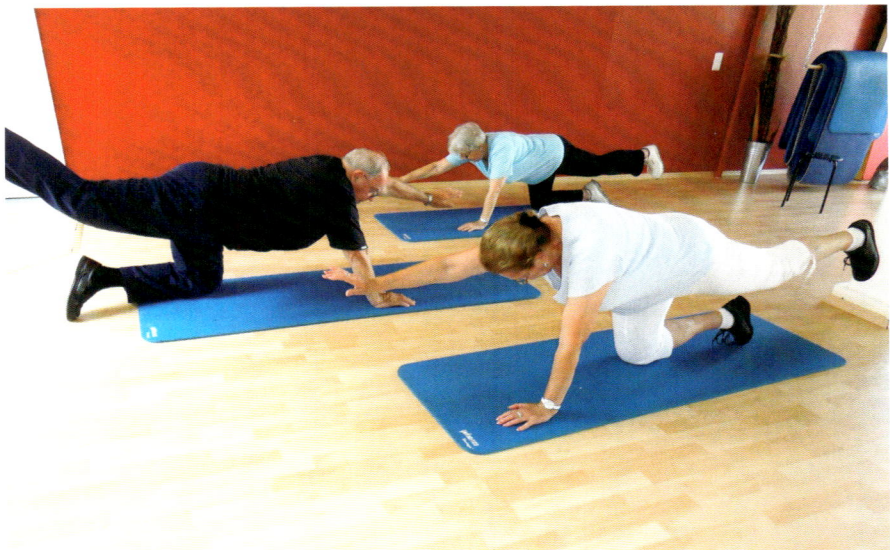

4

Stufe 4: Rücken- und Bauchtraining mit Alltagsbezug

Beim Aufstehen aus dem Bett oder nach einem Sturz ist es wichtig, sich aus unterschiedlichen Positionen aufrichten und sich in verschiedene Richtungen drehen zu können. Die folgenden Übungen unterstützen diese Fähigkeit.

❋   **Aus der Schräge aufrollen**

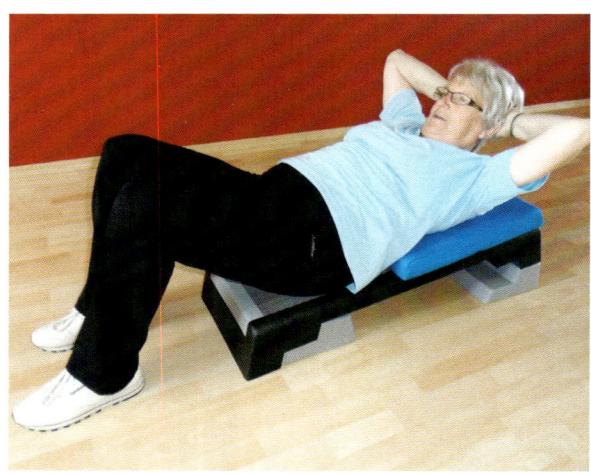

Die Teilnehmer sitzen auf einem schräg gestellten Steppbrett, einer Schrägbank, einem Bett mit verstellbarer Rückenlehne oder auf der Vorderkante eines Stuhls und rollen den Oberkörper von der Lehne weg in den aufrechten Sitz. Zwei Durchgänge mit je 15 Wiederholungen.

Erleichterung: Steilere Position der Rückenlehne.

Erschwerung: Rückenlehne flacher positionieren.

❋   **Sich von rechts nach links drehen**

Die Teilnehmer sitzen auf einem wackeligen Kissen oder stehen im engen Stand, der Arm ist gestreckt, in der Hand eine gefüllte Wasserflasche oder eine Hantel, und drehen im Rumpf von rechts nach links und umgekehrt. Alternativ ein vom Partner gehaltenes Latexband von rechts nach links bzw. umgekehrt ziehen. Die Bewegung 1 x von oben, 1 x von unten und 1 x von der Seite starten.

Erleichterung: Stabiler Sitz oder breiter Stand.

Erschwerung: Geschwindigkeit erhöhen.

⊗ Einen Ball halten

Die Teilnehmer sitzen mit geradem Rücken auf der Sitzfläche des Stuhls mit einem kleinen, weichen Ball zwischen Stuhllehne und Rücken. Nun den linken Fuß vom Boden lösen, das linke Knie etwas anheben, ohne dass der

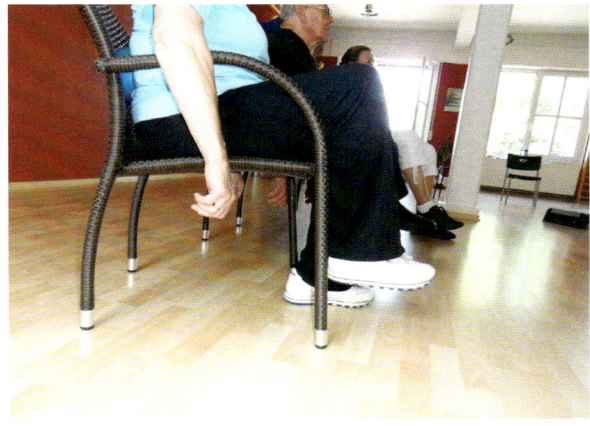

Ball gedrückt wird. Im zweiten Durchgang dann den Ball bewusst drücken. Jeweils 10 Wiederholungen.

⊗ Stemmübung gegen die Wand

Die Teilnehmer stehen mit dem Gesicht zur Wand und stemmen ihre vorderen Handkanten in die Wand und die Fersen in den Boden. Diese Position für etwa 2-3 s halten. Dann sich seitlich und schließlich rücklings an die Wand stellen und stützen, ebenfalls für jeweils 2-3 s. Je 2-3 Wiederholungen.

Variation: Mit einem kleinen, weichen Ball zwischen Wand und Händen.

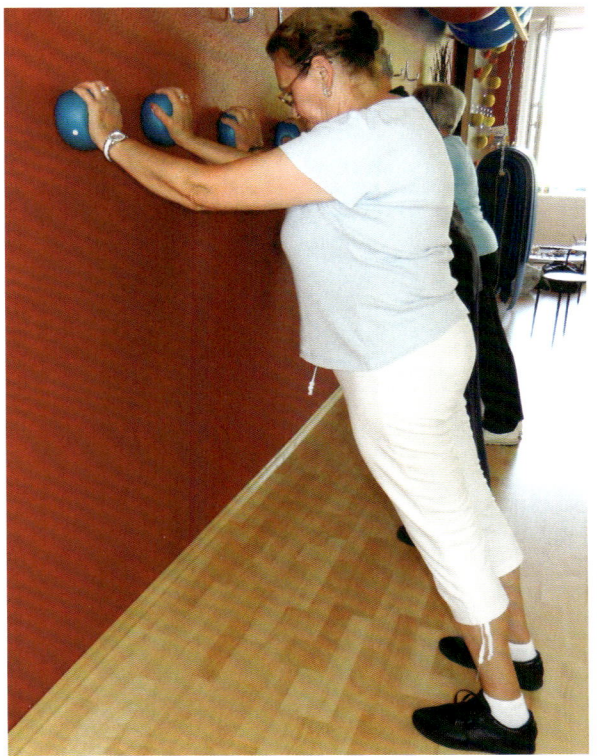

4

❀ Korbtransfer

Die Teilnehmer sitzen im Stuhlkreis aufrecht auf dem Stuhl. Jetzt einen imaginären Korb rechts neben dem Stuhl mit beiden Händen ergreifen, anheben, auf der linken Körperseite abstellen und wieder zurückbewegen. Dabei kann eine gefüllte Wasserflasche oder eine Hantel als Widerstand dienen. Jeweils 2 x 5 Wiederholungen.

❀ Kampf der Hände

Die Teilnehmer sitzen aufrecht im Stuhlkreis mit einem Ball zwischen Stuhllehne und Rücken, die Arme sind ca. 90° angewinkelt. Nun drücken sie mit der rechten Hand gegen die linke und drehen dabei den Oberkörper. Der Kontakt zum Ball bleibt gleich. Jeweils 2 x 10 Wiederholungen.

Variation: Die Arme sind auf Brusthöhe gehoben, die gebeugten Unterarme und die Ellbogen berühren sich. Nun die Arme von rechts nach links ziehen.

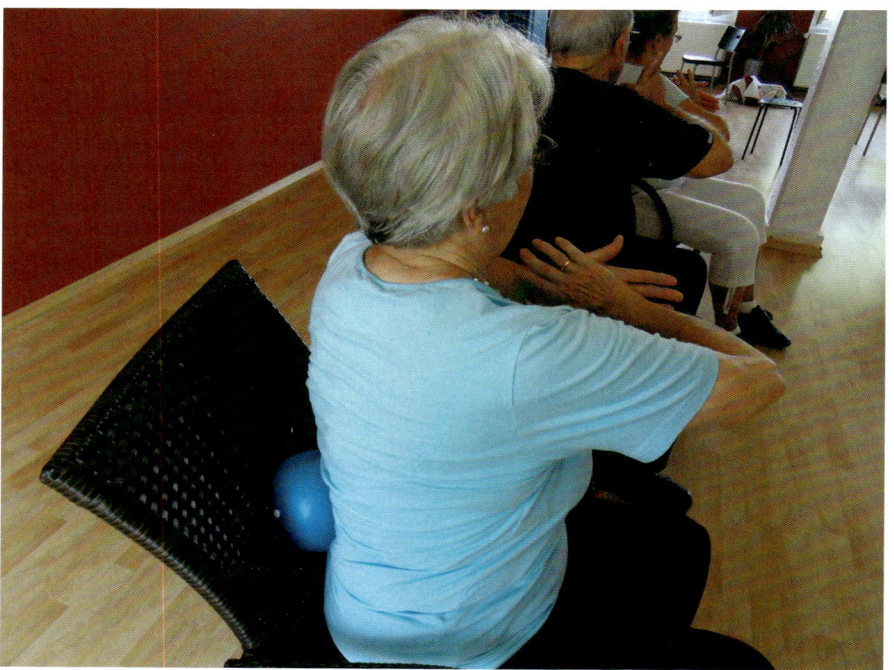

4.2 Standfestigkeit und Balance trainieren

Die folgenden Übungen fördern das Gleichgewicht. Heute weiß man, dass Gleichgewichtstraining besonders wichtig ist, um Stürze bei alten Menschen zu verhindern. Das Gleichgewicht kann wirksam nur im Stehen oder in der Bewegung trainiert werden. Übungen im Sitzen fördern das Gleichgewicht kaum. Deshalb beginnt das Training

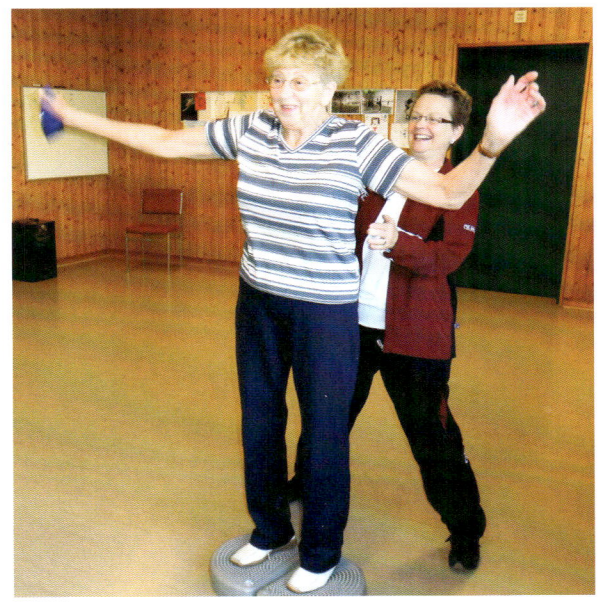

auf Stufe 1 mit Übungen im Stehen hinter einem Stuhl. Auch immobile Personen, die beim Gehen auf einen Stock oder einen Rollator angewiesen sind, können dabei mitmachen. Wer unsicher ist, kann sich anfangs mit einer Hand oder mit beiden Händen an der Rückenlehne des Stuhls abstützen.

Später, wenn sich die Teilnehmer sicherer fühlen, werden die Hände von der Lehne gelöst. Die Lehne bleibt aber in erreichbarer Nähe, falls es doch mal nötig ist, sich abzustützen. Übungsleiter sollten beim Gleichgewichtstraining anfangs vorsichtig sein und langsam ausprobieren, welche Übung mit welcher Person möglich ist. Die Gleichgewichtsfähigkeit ist bei den meisten alten Menschen, die nicht regelmäßig sportlich aktiv sind, deutlich eingeschränkt.

Das Gleichgewichtstraining mit hochaltrigen Menschen sollte . . .

- immer am Anfang der Übungsstunde im ausgeruhten Zustand durchgeführt werden.
- von den Teilnehmern als schwierig und herausfordernd empfunden werden.
- möglichst variantenreich und vielfältig angeboten werden.

4

Bei den Übungen im Stand sollten die Teilnehmer versuchen, etwa 10-20 s in der Balanceposition zu bleiben und das Gleichgewicht zu halten. Nach jeder Gleichgewichtsübung die Beine auslockern und ausschütteln. Jede Übung 2 x wiederholen, maximal 3 x.

Stufe 1: Gleichgewichtstraining im Stand hinter einem Stuhl

❀ **Geschlossener Stand**

Hinter einem Stuhl stehen und sich mit einer Hand an der Rückenlehne des Stuhls festhalten. Nun stellen die Senioren beide Füße so eng zusammen, dass die Fußinnenseiten sich berühren. Jetzt wird es wackelig: Die Teilnehmer sollen versuchen, die Hand von der Rückenlehne zu lösen und 10-20 s lang das Gleichgewicht zu halten. Dann die Beine auslockern.

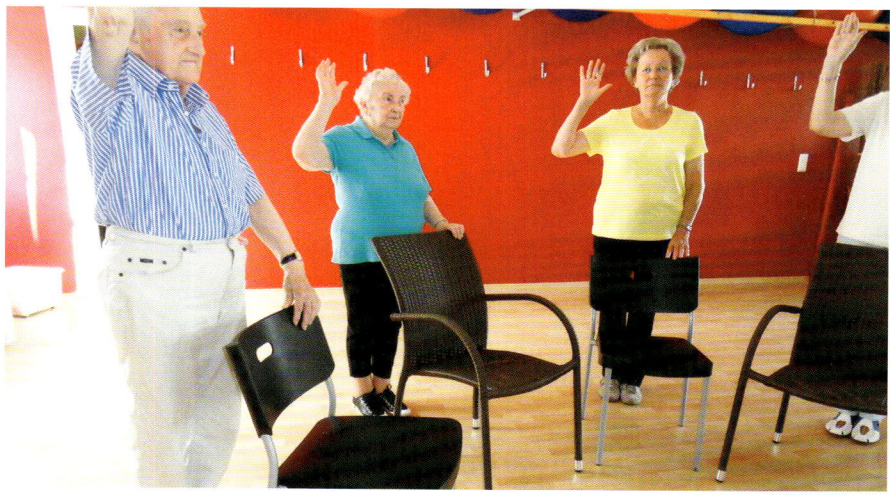

❀ **Das Körpergewicht verlagern**

In der gleichen Ausgangsposition, wie oben beschrieben, werden nun beide Füße etwa hüftbreit geöffnet hingestellt. Nun sollen die Teilnehmer ihr Körpergewicht verlagern – nach rechts, nach links, nach vorn und nach hinten. Die Fußsohlen dürfen sich dabei nicht vom Boden lösen, sie müssen vollständig am Boden bleiben. 10-20 s lang. Dann versuchen, die Übung durchzuführen, ohne sich dabei festzuhalten.

❀ Semi-Tandemstand

Im Stand hinter dem Stuhl berühren sich die Fußinnenseiten. Der rechte Fuß ist etwas nach vorn versetzt, sodass die rechte Fußspitze sich vor der linken befindet. Wenn die Füße richtig stehen, werden beide Hände vom

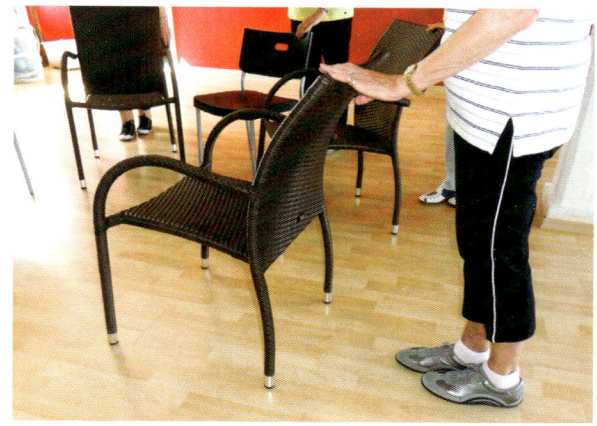

Stuhl gelöst. Jetzt versuchen, etwa 10-20 s lang das Gleichgewicht zu halten. Dann beide Beine gut auslockern und die Übung so wiederholen, dass nun der linke Fuß weiter nach vorn ragt als der rechte.

❀ Tandemstand

Jetzt wird es schwieriger: Nun wird der rechte Fuß direkt vor den linken Fuß gesetzt, dabei berührt die Ferse des rechten Fußes die Spitze des linken. Dann die Hände von der Lehne lösen und versuchen, diese Balanceübung

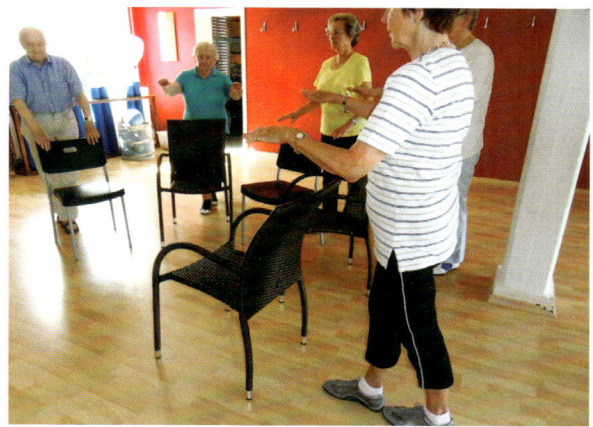

4

zwischen 10 und 20 s zu halten. Anschließend kommt der Seitenwechsel – dabei steht der linke Fuß vorn und die Ferse des linken Fußes berührt die Spitze des rechten Fußes.

❀ Auf einem Bein stehen

Die Teilnehmer stehen hinter dem Stuhl und halten sich mit einer Hand an der Lehne fest. Jetzt den linken Fuß vom Boden anheben und auf dem rechten Fuß das Gleichgewicht halten. Etwa 15 s. Seitenwechsel.

❀ Schaukeln von einer Seite zur anderen

Zunächst halten sich die Teilnehmer mit beiden Händen an der Rückenlehne des Stuhls fest. Die Füße etwa hüftbreit öffnen und die Knie leicht beugen. Das Körpergewicht wird auf den rechten Fuß verlagert und das linke Bein wird vorsichtig ein wenig vom Boden angehoben. Dann das Gleiche zur linken Seite, dabei wird der rechte Fuß etwas vom Boden angehoben. Wieder nach rechts. Der Körper schaukelt durch diese Bewegung von einer Seite zur anderen und die Teilnehmer müssen versuchen, das Gleichgewicht eine Zeit lang, auf einem Fuß stehend, zu halten. Wenn die Teilnehmer sich sicher genug fühlen, können sie versuchen, die Schaukelübung ohne Festhalten durchzuführen.

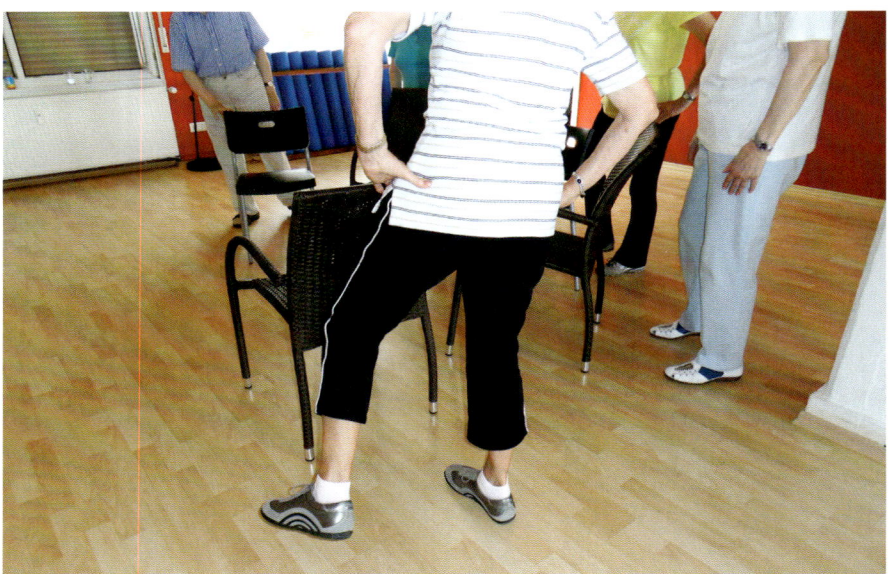

❀ Schaukeln nach vorn und hinten

Jetzt wird die gleiche Bewegung nach vorn und nach hinten durchgeführt. Dazu stellen sich die Senioren zuerst mit der linken Seite an die Stuhllehne und halten sich mit der linken Hand daran fest. Die Füße stehen in Schrittstellung. Der rechte Fuß steht vorne, der linke hinten. Die Knie leicht beugen. Jetzt das Körpergewicht auf den vorderen Fuß verlagern und den hinteren Fuß etwas vom Boden anheben. Danach den linken, hinteren Fuß wieder auf den Boden zurücksetzen, das Körpergewicht auf den hinteren Fuß verlagern und den vorderen, rechten Fuß etwas vom Boden lösen. Der Körper schaukelt jetzt nach vorn und nach hinten.

Sobald die Teilnehmer sicher genug sind, wird die Übung ohne Festhalten

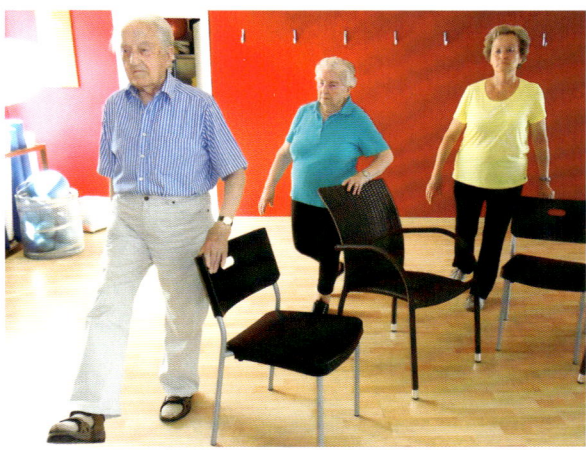

durchgeführt. Nach einiger Zeit wird die Seite gewechselt, dabei steht der linke Fuß vorn und der rechte hinten.

❀ Buchstaben schreiben

Seitlich an der Stuhllehne stehen und sich mit einer Hand an der Stuhllehne festhalten. Nun das äußere Bein vom Boden lösen und in der Luft ein „A" schreiben. Mehrfach wiederholen. Dann ein „B", ein „C" usw. Schließlich den eigenen Namen vollständig in die Luft schreiben. Wenn die Übung mit Festhalten gut funktioniert, sollen die Teilnehmer beim Schreiben in der Luft die Hand von der Lehne lösen.

Wiederholen Sie die Übung auch mit dem anderen Bein. Dazu einfach herumdrehen. Das äußere Bein schreibt die Wörter in die Luft.

4

❀ Kopfbewegungen im Semi-Tandemstand

Wenn das Gleichgewichtsorgan im Innenohr durch Kopfbewegungen irritiert wird, ist es schwieriger, das Gleichgewicht zu halten. Das Gleichgewichtssystem wird stärker gefordert. Die Teilnehmer stellen sich in den Semi-Tandemstand (siehe S. 97 oben) und halten sich mit beiden Händen an der Rückenlehne fest. Nun den Kopf langsam zur rechten Seite bewegen, sodass die Teilnehmer auf ihre rechte Schulter schauen können. Langsam den Kopf zurückdrehen und auf die linke Schulter schauen. Sobald die Übung mit Festhalten gut funktioniert, wird die Hand von der Stuhllehne gelöst.

Stufe 2: Gleichgewichtstraining im freien Raum

Wenn die alten Menschen das Gleichgewichtstraining der Stufe 1 häufig genug geübt haben und so standfest geworden sind, dass sie die Sicherheit durch die Rückenlehne des Stuhls nicht mehr brauchen, kann der Übungsleiter dazu übergehen, das Training im freien Raum durchzuführen.

❀ Greifübung

Sich mit hüftbreit geöffneten Füßen und leicht gebeugten Knien hinstellen. Nun sollen die Teilnehmer den Oberkörper nach vorn verlagern und möglichst weit nach vorn greifen. Es geht darum, sich vorzustellen, man wollte ganz weit vor dem Körper an einen Gegenstand herankommen. Ganz wichtig ist, dass dabei beide Füße mit der ganzen Sohle vollständig am Boden bleiben. Ein paar Sekunden lang in dieser Position das Gleichgewicht halten. Danach das Gleiche nach rechts – versuchen, mit dem rechten Arm ganz weit zur Seite zu greifen, so, als wollte man dort nach einem Gegenstand greifen. Dann auf der linken Seite. Achten Sie darauf, dass Ihre Teilnehmer mit beiden Füßen vollständig am Boden bleiben. Die Übung ruhig mehrfach wiederholen.

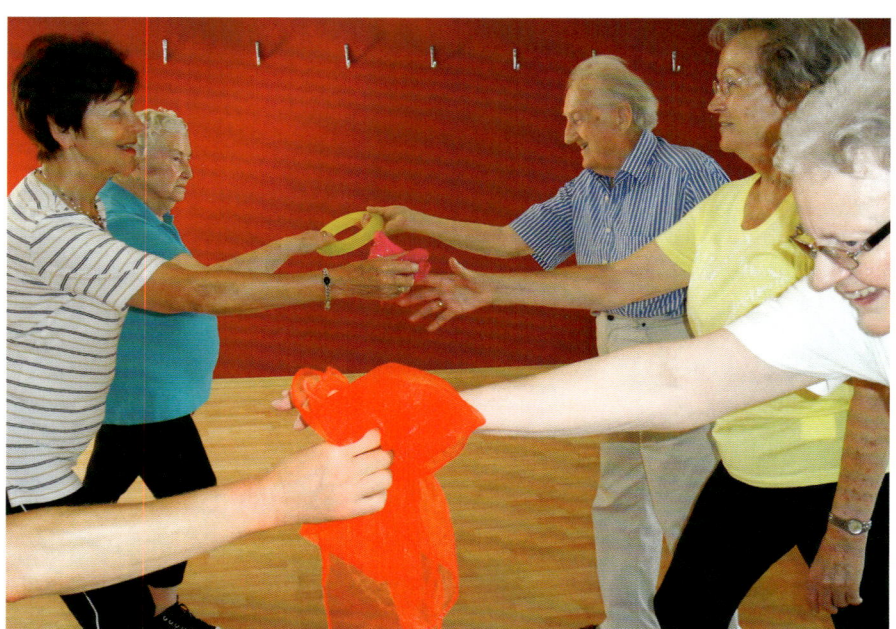

⬙ Sich hochstrecken und in die Hocke gehen

Die Teilnehmer sollen nach oben zur Decke schauen und gleichzeitig die Arme
über den Kopf nach oben anheben. Danach ganz langsam Blick und Arme wieder zurückbewegen, in die Hocke gehen
und dabei zum Boden blicken. Ein paar
Mal wiederholen, ruhig und langsam.

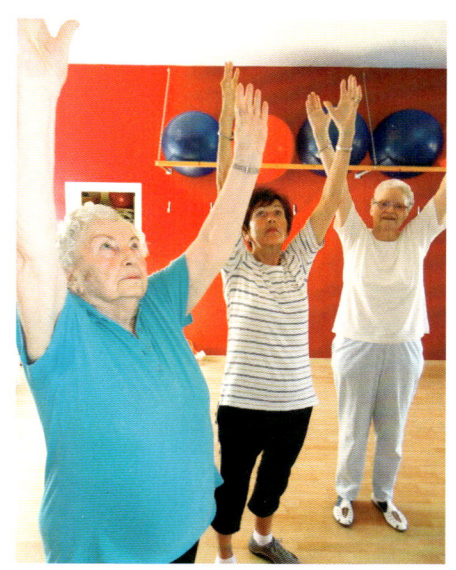

⬙ Gehend zur Seite schauen

Die Senioren werden aufgefordert, kreuz und quer durch den Raum zu gehen und
sich dabei nicht gegenseitig zu berühren. Dann sollen sie, während sie dabei ein

paar Schritte weitergehen,
den Kopf so zur Seite drehen, dass sie ihre eigene
rechte Schulter anschau-
en können. Den Kopf wie-
der zurückdrehen. Danach
während des Gehens zur
linken Schulter schauen.
Den Kopf wieder zurück
nach vorn drehen. Die
Kopfbewegung zur Seite
wird während des Gehens
ein paar Mal wiederholt.

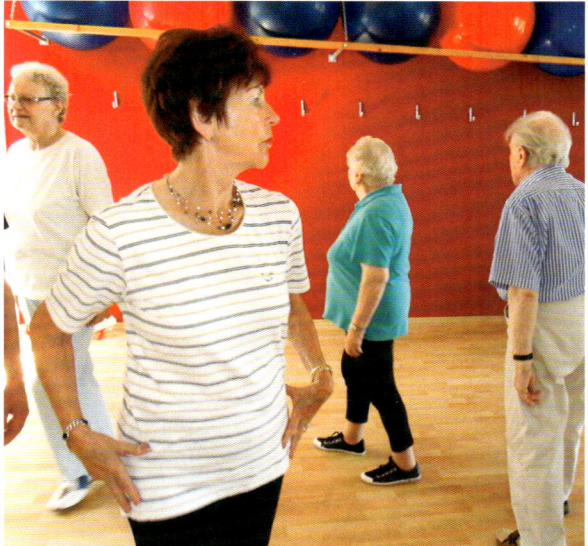

4

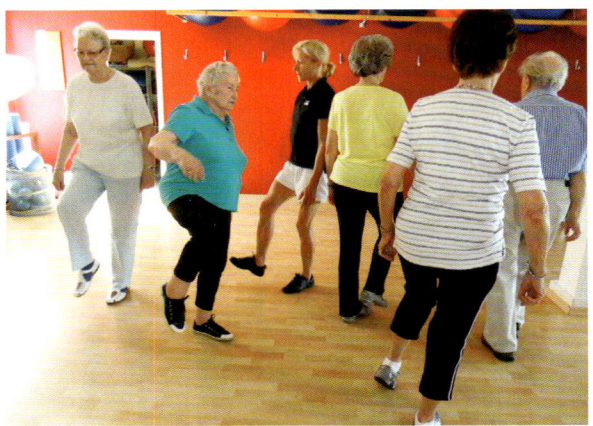

※ **Die Schritte
verzögern**

Wie oben gehen die Teil-
nehmer kreuz und quer im
Raum umher. Nun wird
beim Gehen versucht,
jeden Schritt so zu verzögern, dass man eine Zeit
lang auf einem Fuß steht
und erst nach zeitlicher
Verzögerung den angehobenen Fuß auf den Boden setzt. Lassen Sie die Senioren in
dieser Form einige Schritte gehen.

※ **Gehen und Luftballonspiele**

Die Teilnehmer gehen im Raum umher und versuchen gleichzeitig, einen Luftballon zunächst auf der flachen Hand zu balancieren, ohne dass er auf den Boden
fällt. Dabei muss die Hand ganz durchgestreckt sein und der Luftballon darf nicht
festgehalten werden. Im zweiten Schritt sollen die Senioren während des Gehens
versuchen, den Ballon durch sanftes Anstupsen in der Luft zu halten.

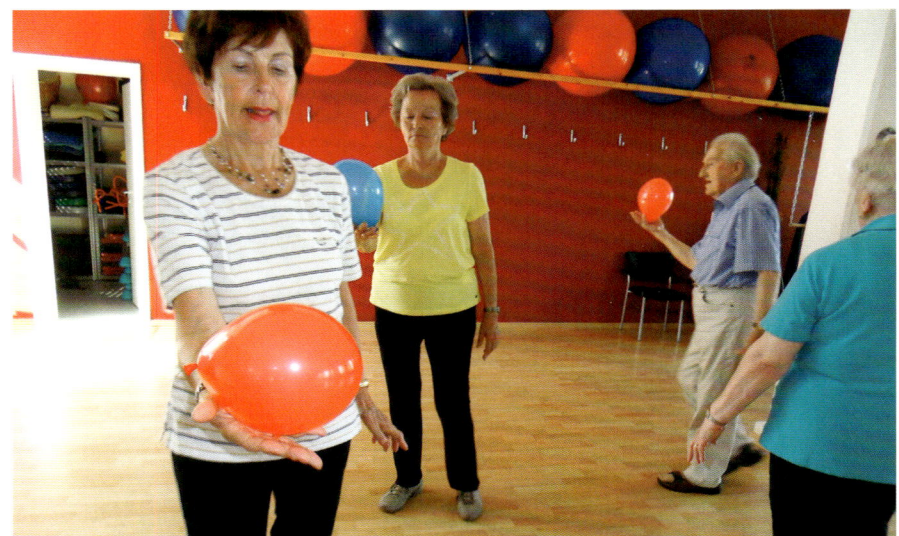

❋   **Balanceübung mit Seilchen**

Der Übungsleiter legt mehrere Seilchen
hintereinander zu einer langen Linie auf
den Boden. Die Senioren auffordern,
langsam auf dem Seilchen zu balancieren, ohne dabei zur Seite auszuweichen.

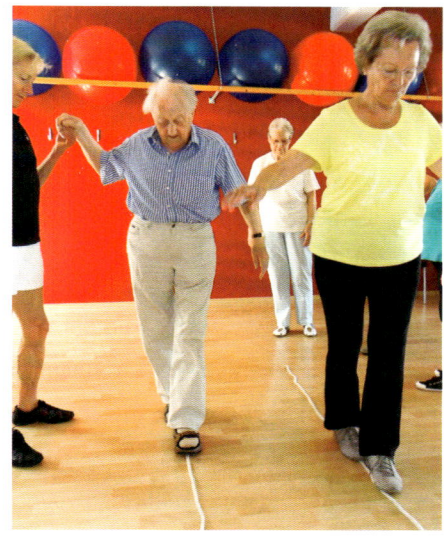

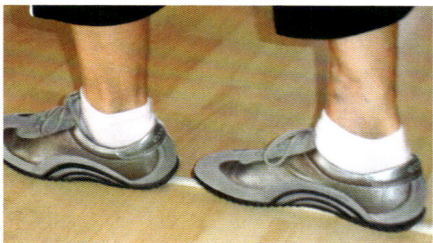

❋   **Auf Zehenspitzen gehen**

Die Teilnehmer heben beide Fersen vom Boden an und gehen auf Zehenspitzen
durch den Raum. Versuchen, die Balance zu halten.

4

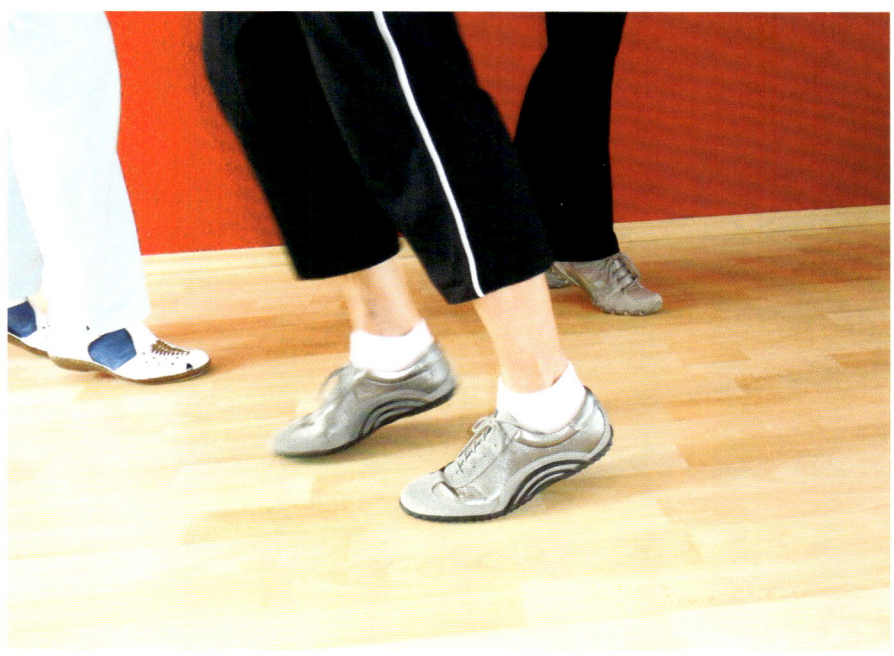

4.3 Die Beweglichkeit erhalten

Diese Übungen trainieren die Beweglichkeit des Körpers. Dabei werden zum einen Übungen durchgeführt, bei denen die für die Aufrechterhaltung der Selbstständigkeit wichtigen Gelenke mobilisiert werden. Außerdem werden die wichtigsten Muskeln gedehnt.

Warum sollte man die Beweglichkeit der Wirbelsäule trainieren?
Wir trainieren die Beweglichkeit der Wirbelsäule, damit die hochaltrigen Menschen sich auf Dauer herumdrehen können – gleichgültig, ob im Stehen, Sitzen oder im Liegen. Eine Einschränkung in der Beweglichkeit der Wirbelsäule führt zu einer eingeschränkten Mobilität im Alltag. Wer zum Beispiel seinen Kopf nicht mehr richtig drehen kann, hat nicht mehr den vollen Überblick in der näheren Umgebung und bekommt Probleme bei der Orientierung im Raum.

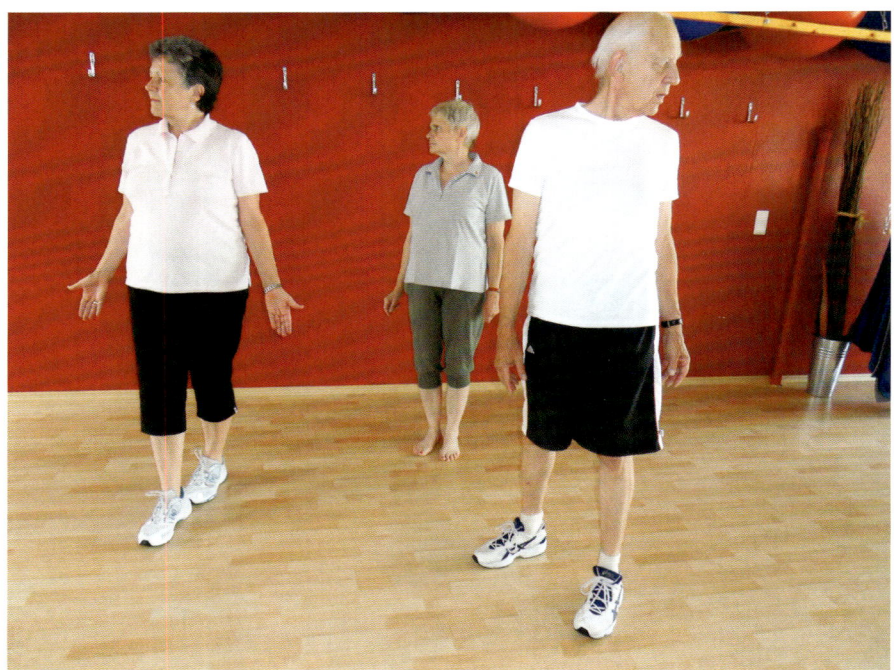

Warum sollte man die Beweglichkeit von Schultern, Armen und Händen trainieren?

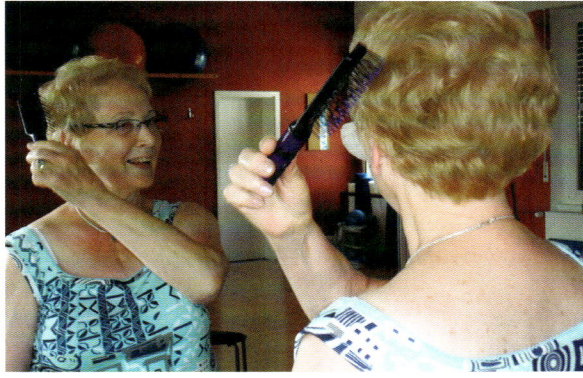

Wenn alte Menschen die Arme nicht mehr hoch anheben, weit öffnen oder hinter den Körper bewegen können, schaffen sie es auch nicht mehr, den Reißverschluss allein zu schließen, den Pullover über den Kopf zu ziehen oder etwas in einen Schrank zu räumen. Deshalb müssen die Schultergelenke beweglich gehalten werden. Die Beweglichkeit der Brustmuskeln entscheidet darüber, wie tief man ein- und ausatmen kann und ob man sich aufrecht und gerade halten kann. Die Beweglichkeit von Armen, Händen und Fingern ist wichtig, um die Fingerfertigkeit zu erhalten und alles erreichen zu können.

Warum sollte man die Beweglichkeit der Hüften sowie der Beine und Füße trainieren?

Man braucht eine ausreichende Beweglichkeit in den Beinen, um große Schritte zu machen, um die Füße beim Gehen abzurollen und um Hindernisse zu übersteigen.

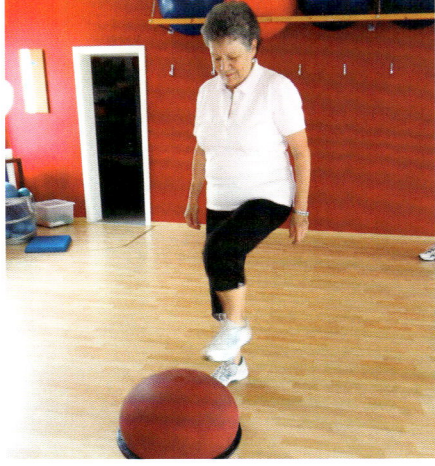

In der Regel sitzen hochaltrige Menschen viel zu oft und viel zu lange im Sessel und lehnen sich an. Dabei sind die Knie gebeugt. Diese Dauerhaltung bewirkt, dass das Muskelgewebe auf der Rückseite der Beine sich verkürzt. Das Becken wird nach hinten gezogen. Die Beweglichkeit der Hüftgelenke und die Dehnfähigkeit der Beinmuskeln nimmt ab – bis die Beine kaum noch zum Gehen bewegt werden können.

4

Stufe 1: Übungen zur Erhaltung der Beweglichkeit im Sitzen

Diese Übungen zur Erhaltung der Beweglichkeit können Sie im Sitzen auf einem Stuhl durchführen. In der Ausgangsposition sitzen die Teilnehmer auf dem vorderen Teil der Sitzfläche, ohne sich anzulehnen. Der Rücken ist möglichst gerade und beide Füße stehen mit der ganzen Sohle fest auf dem Boden. Die Dehnung etwa 10 s lang halten. Jede Übung insgesamt 2 x durchführen.

❀ **Den Kopf zur Seite neigen**

Die Teilnehmer sitzen, wie oben beschrieben, auf dem Stuhl. Zunächst den Nacken dehnen, indem das Kinn leicht nach unten geführt wird. Nun außerdem den Kopf nach rechts in Richtung Schulter neigen. Gleichzeitig den linken Arm in Richtung Boden nach unten bewegen, bis eine Dehnspannung auf der linken Seite des Halses zu spüren ist. Etwa 10 s halten. Dann den Kopf langsam anheben und zur anderen Seite nach links führen. Wiederholen Sie die Dehnübung auf der anderen Seite.

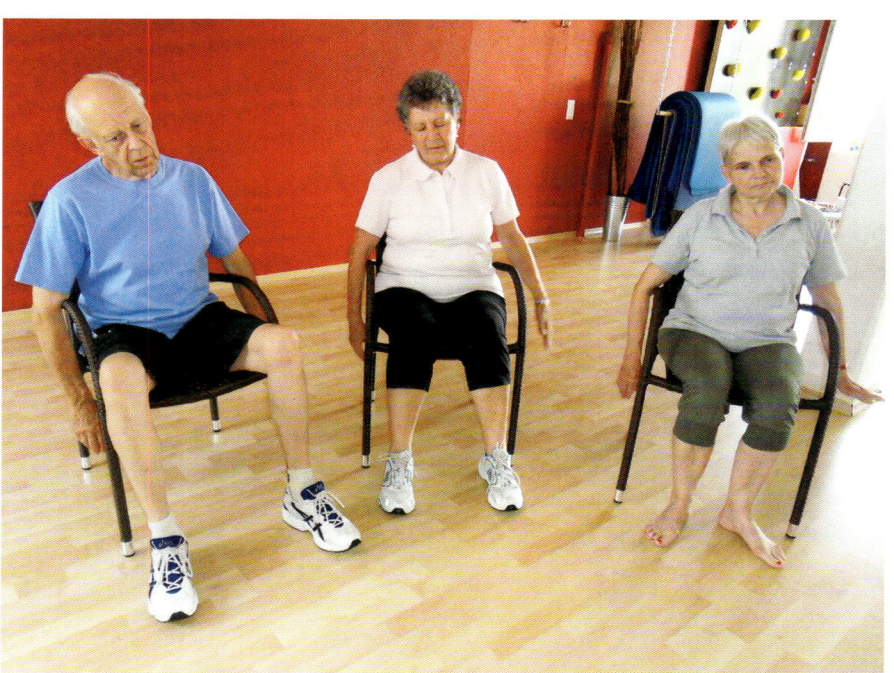

✳ **Nach hinten schauen**

Den Kopf so drehen, dass der Blick möglichst über die Schulter nach hinten bis auf den Boden reicht. Der Nacken wird gleichzeitig gestreckt und der Hinterkopf zur Decke gezogen. Einen Augenblick

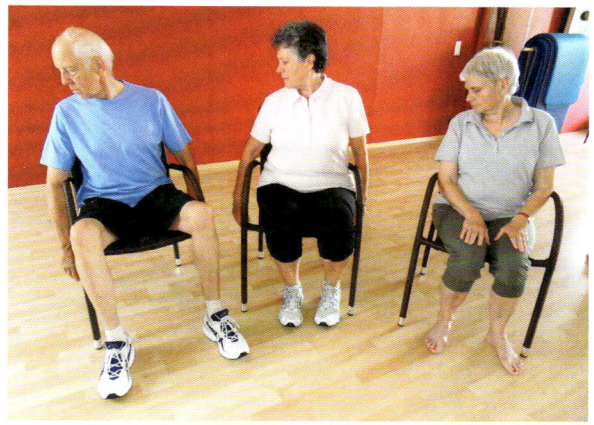

in dieser Position verharren und dann ganz langsam den Kopf zur anderen Seite drehen. Diese Übung langsam ausführen und dann wiederholen.

✳ **Den Rücken rund machen**

Die Hände greifen in die Kniekehlen, der Rücken wird gerundet und bewusst weit nach oben geschoben. Dabei den Kopf nach unten bewegen. Dann den Rücken wieder aufrichten. Die Teilnehmer

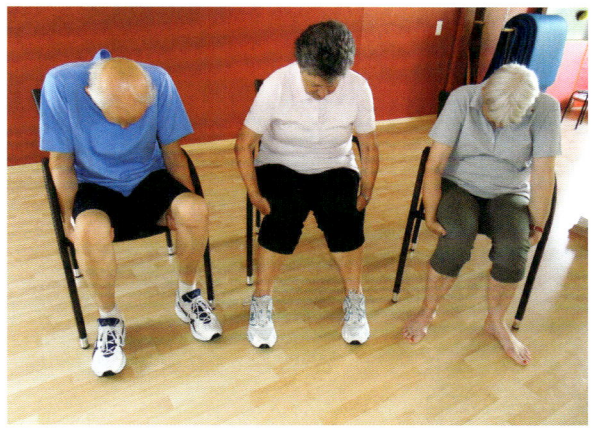

4

sollen mehrfach zwischen diesen beiden Bewegungen wechseln.

✳ **Die Finger tanzen lassen**

Die Teilnehmer sollen versuchen, alle Finger nacheinander in allen Gelenken zu bewegen: zuerst im Grundgelenk, dann im Mittelgelenk und zuletzt im Endgelenk.

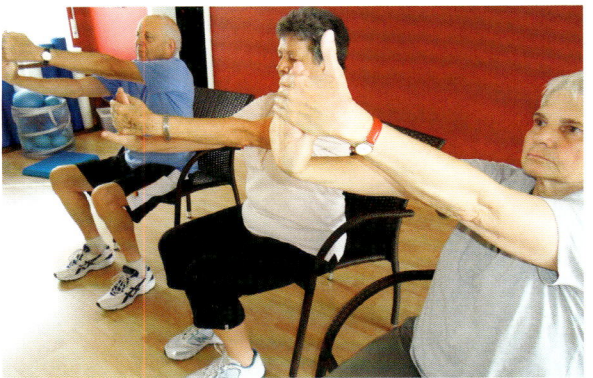

✿ Hand- und Finger-streckung

Einen Arm lang nach vorn ausstrecken und die Fingerspitzen nach oben ziehen. Jetzt greifen die Teilnehmer mit der anderen Hand die nach oben angehobenen Finger und ziehen sie sanft in Richtung zum Körper. Dabei ist das Ellbogengelenk fast gestreckt. Seitenwechsel.

✿ Die Arme öffnen und schließen

Beide Arme auf Schulterhöhe weit nach außen öffnen und – wenn möglich – hinter den Körper führen. Dabei zeigen die Handflächen nach oben und die Daumen nach hinten. Einige Sekunden halten. Dann die Arme wieder nach vorn zusammenbringen und den Rücken rund machen. 10 Wiederholungen.

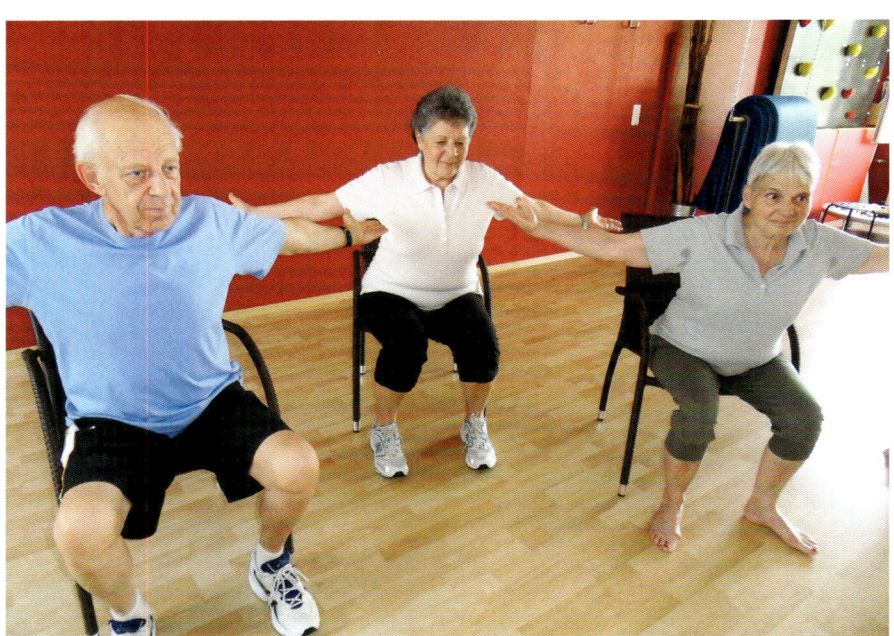

※ Beinrückseite

Das rechte Bein lang nach vorn ausstrecken und die Ferse auf den Boden stellen. Nun den Oberkörper mit geradem Rücken nach vorn in Richtung zum ausgestreckten Bein nach vorn führen. Einige Sekunden lang halten. Dann Seitenwechsel.

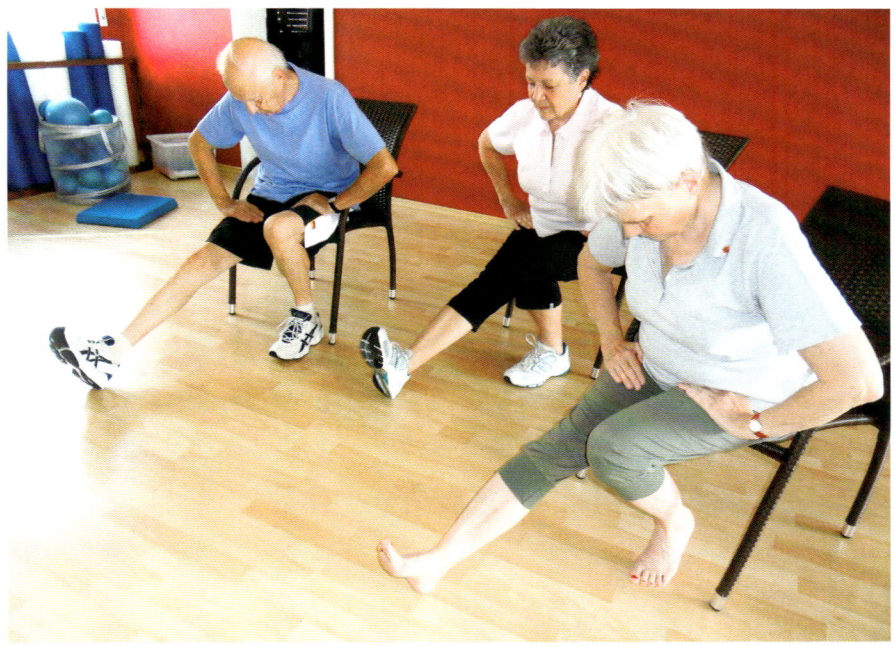

※ Fußgelenke

4

Die Teilnehmer setzen sich vorn auf einen Stuhl, ohne sich anzulehnen. Nun das rechte Bein anheben und das Fußgelenk in großen Bewegungen kreisen lassen. 5 x rechtsherum, 5 x linksherum. Kurze Pause. Dann die Fußspitze nach oben anziehen und weit nach unten bewegen. Jeweils 5 x. Dann beide Bewegungen mit dem linken Fußgelenk genauso häufig wiederholen.

Stufe 2: Übungen zur Erhaltung der Beweglichkeit im Stand

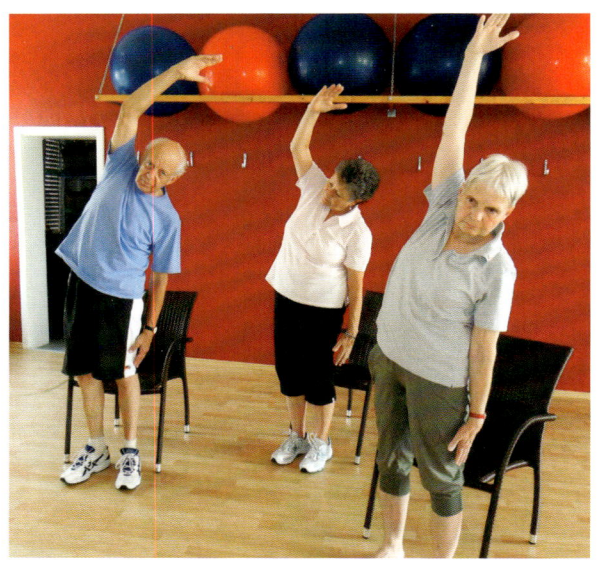

✳ **Seitneige**

Im Stand den Körper weit nach links beugen und den rechten Arm weit über den Kopf zur linken Seite bewegen. Die Teilnehmer sollen sich in die Länge ziehen. Falls die Teilnehmer die Übung im Stehen nicht schaffen, können sie sie auch im Sitzen durchführen. Seitenwechsel.

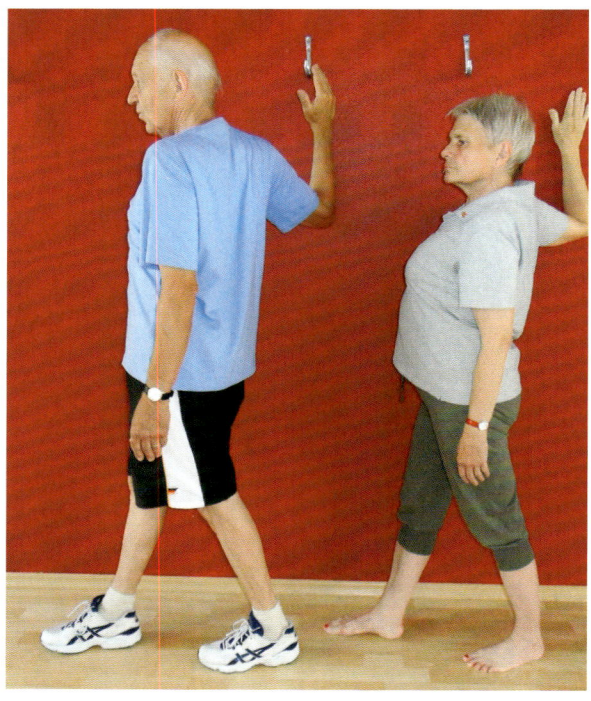

✳ **Brustmuskeldehnung an der Wand**

Die Teilnehmer stehen in Schrittstellung mit der rechten Körperseite an einer Wand. Die rechte Handkante der Kleinfingerseite liegt etwas oberhalb der Schulter an der Wand. Der Ellbogen bleibt ganz leicht gebeugt. Nun den Oberkörper sanft nach außen drehen. Die Übung auch auf der anderen Seite durchführen.

✽ **Armkreise vorwärts und rückwärts**

Beide Arme rückwärts kreisen lassen, am besten nacheinander im Wechsel. Dann die gleiche Übung vorwärts durchführen. Mindestens 10 x rechts und links kreisen lassen.

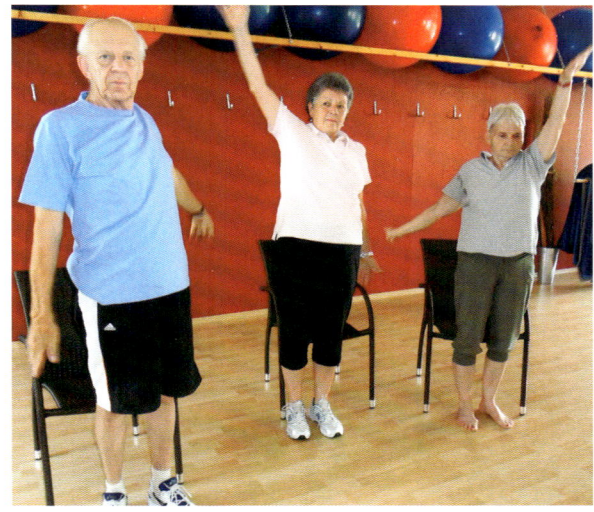

✽ **Sich auf den Rücken tippen**

Die Teilnehmer tippen mit der rechten Hand hinter dem Kopf auf den oberen Rücken. Dann mit der linken Hand hinter dem Kopf auf den oberen Rücken tippen. Im Wechsel rechts und links. 10 x auf jeder Seite.

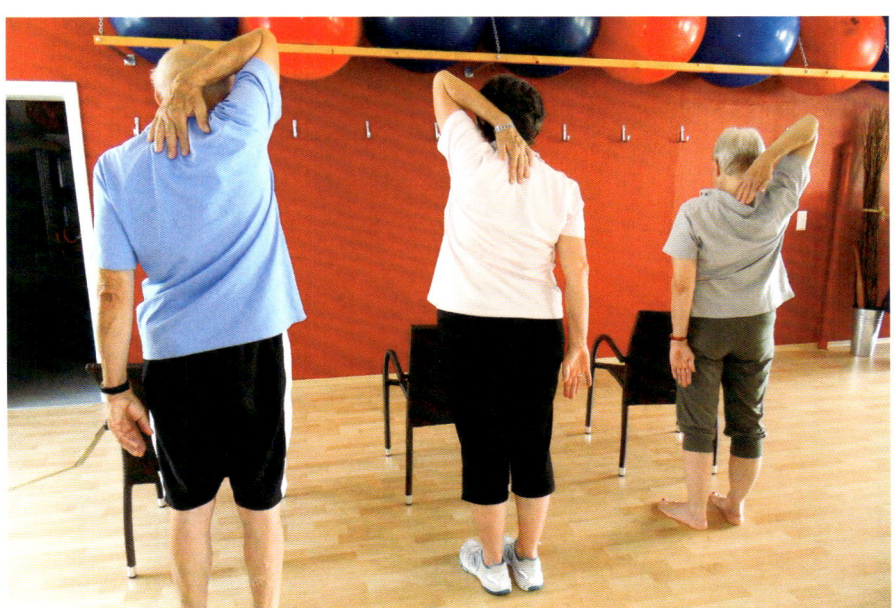

4

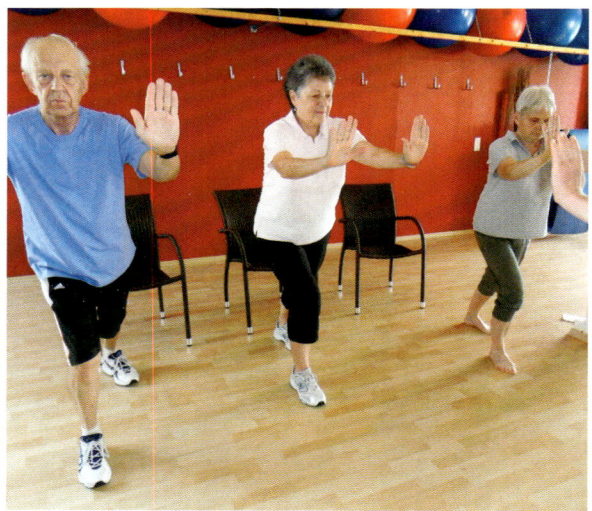

Wadendehnung

Die alten Menschen werden aufgefordert, einen großen Schritt nach vorn zu machen. Das vordere Knie beugen und das hintere Bein strecken. Einige Sekunden lang halten und dabei die Dehnung in der Wade spüren. Dann die Übung mit dem anderen Bein durchführen.

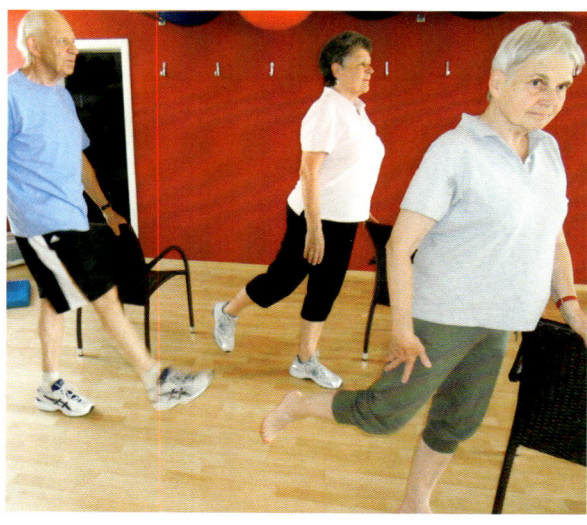

Bewegte Hüfte

Die Hochaltrigen stellen sich mit der linken Körperseite an eine Stuhllehne oder an eine Wand und halten sich mit der linken Hand fest. Nun das äußere rechte Bein nach vorn und nach hinten schwingen lassen – ganz locker. 10 x. Dann Seitenwechsel. Wieder 10 x.

Fahrradfahren

In der gleichen Ausgangsposition bewegt sich das rechte Bein vor dem Körper – wie beim Fahrradfahren. 10 x. Seitenwechsel. Nach jeder Tretbewegung den Fuß kurz auf dem Boden aufsetzen, um eine Pause zu machen, wenn die Belastbarkeit der Teilnehmer mehrere Wiederholungen am Stück nicht zulässt. Seitenwechsel.

4.4   Gehfähigkeit und Mobilität erhalten

Die Gehfähigkeit ist eine entscheidende Kompetenz, die sehr alte Menschen brauchen, um ihr Leben allein bewältigen zu können. Die Frage, ob ein alter Mensch es noch schafft, den Weg zur Toilette, zum Schlafzimmer oder zum Bäcker allein zu gehen, entscheidet oft darüber, ob er zu Hause wohnen bleiben kann. Deshalb muss das Gehen immer wieder trainiert werden. Jeder Schritt, den die alten Menschen gehen, ist wichtig zur Erhaltung der Gehfähigkeit. Je mehr Schritte sie schaffen, desto besser. Denn durch längeres Gehen wird gleichzeitig die Ausdauerleistungsfähigkeit der alten Menschen trainiert und das hat nicht nur positive Auswirkungen auf Herz und Kreislauf, sondern auch auf das Gehirn.

4.4.1   Gehtraining

Das Beste zur Erhaltung der Gehfähigkeit ist das Gehen selbst. Je häufiger und je länger die Menschen in ihrem normalen Leben Tag für Tag gehen, desto besser. Viele alte Menschen gehen immer seltener und immer kürzere Strecken. Dadurch lässt die Gehfähigkeit fortlaufend nach. Das erkennt man daran, dass die Schritte kürzer und unsicher werden.

Die beste Empfehlung für Hochaltrige ist, draußen an der frischen Luft spazieren zu gehen, am besten täglich. Selbst ein fünfminütiger Spaziergang ist besser als kein Spaziergang. Aber auch während einer Gruppenstunde in einem Trainingsraum kann man etwas tun, um die Gehfähigkeit durch ein spezielles Training zu erhalten. Man braucht zum Gehen insbesondere die aufrichtenden Muskeln des Rückens und der Hüfte und natürlich auch die Bein- und Fußmuskeln. Außerdem muss man in der Lage sein, das Gleichgewicht während des Gehens zu halten.

Wer mehr als ein paar Schritte gehen kann, hat zudem gute Voraussetzungen, um die Ausdauer zu trainieren. Ausdauertraining bringt das Herz-Kreislauf-System in Schwung und erfolgt vorrangig in der Fortbewegung: gehen, wandern, walken, joggen, mit dem Rad fahren, tanzen – das sind ideale Möglichkeiten, sich in dieser Hinsicht fit zu halten.

Leider bereiten genau diese Bewegungsarten vielen Menschen im hohen Alter Probleme. Manche sind mit körperlichen Einschränkungen nur begrenzt auszuüben und werden daher meist mit fortschreitendem Lebensalter immer seltener praktiziert. Menschen im Pflegeheim gehen oft nur noch wenige Schritte am Tag. Umso wichtiger ist es, sie mit gezielten Bewegungsangeboten wieder dazu zu bringen.

Wer eine gute Ausdauer hat, legt mit viel weniger Anstrengung Wegstrecken zurück und schafft das Treppensteigen mit geringerem Aufwand, kommt angestrengt, aber nicht völlig erschöpft, am Ziel an.

Außerdem hat Ausdauertraining nachweislich positive Auswirkungen auf das Gehirn. Es erhöht die Hirndurchblutung, transportiert vermehrt Sauerstoff und Nährstoffe in die grauen Zellen und wirkt sich sogar auf die Gewebedichte im Gehirn aus. Wer regelmäßig seine körperliche Ausdauer fordert, unterstützt damit gleichzeitig die Neubildung von Nervenzellen und deren Verknüpfung. Ausdauertraining, so die heutigen wissenschaftlichen Erkenntnisse, sorgt für mehr Schnelligkeit beim Denken.

Das alles sollte Grund genug sein, Menschen im hohen Alter auf die Beine zu bringen. Selbst wenn das am Anfang manchmal mühsam ist, jeder Schritt lohnt sich!

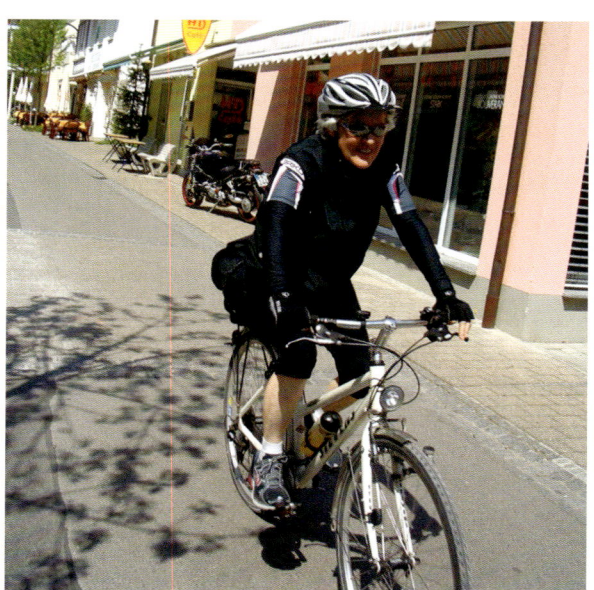

Wer in früheren Lebensphasen Rad gefahren ist, wird womöglich lieber auf zwei Rädern in Schwung kommen. Spezialfahrräder, die auf unterschiedlichste körperliche Einschränkungen Rücksicht nehmen, sind heute überall im Fachhandel erhältlich.

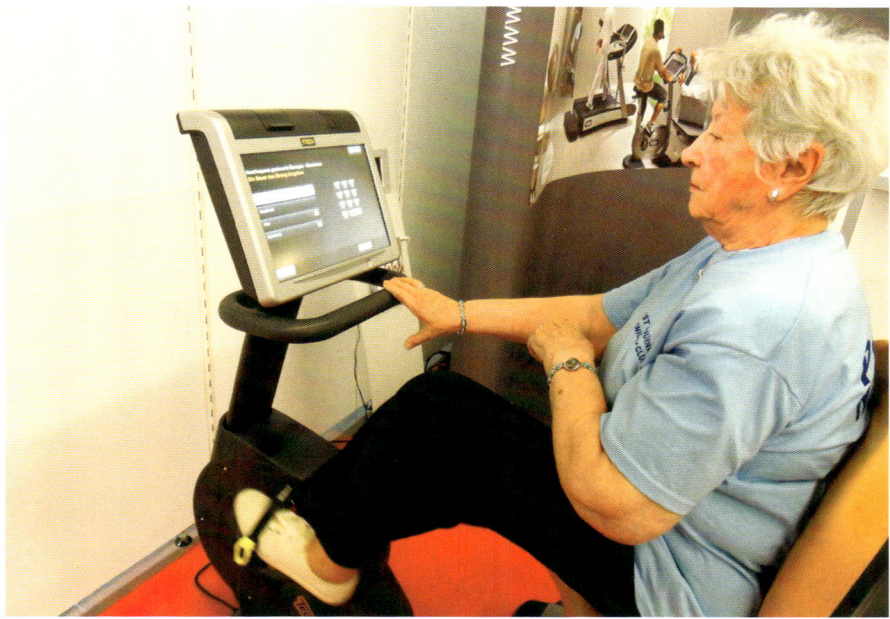

Das Ergometertraining im heimischen Wohnzimmer oder im Fitnessraum eines Pflegeheims kann sogar in vertrauter Umgebung stattfinden und bietet den Vorteil genau dosierbarer Belastung.

Das Tanzen als gesellschaftlich gepflegte Bewegungsform ist meist auch sportfernen Zielgruppen vertraut. Mit schwungvoller Musik lassen sich oft sogar Bewegungsmuffel zu körperlicher Betätigung hinreißen. Und Tanzen trainiert nicht nur die Ausdauer, sondern zusätzlich die Koordination.

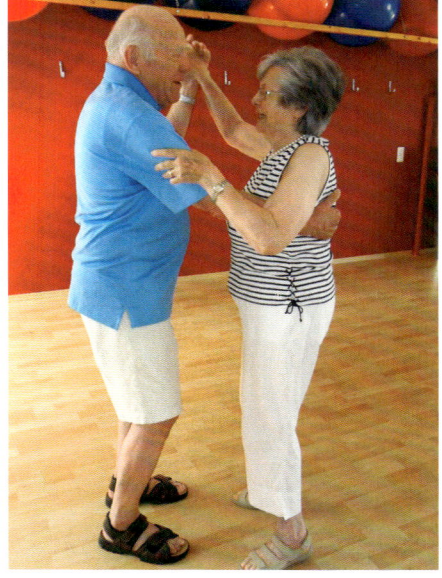

4

Gangunsichere Teilnehmer, denen erkrankungsbedingt das Training in der Fortbewegung nicht möglich ist, sollten mindestens ein minimales Ausdauerprogramm absolvieren:

❀ **Gehen im Sitzen**

Auf dem Stuhl sitzend Gehbewegungen ausführen. Dabei möglichst den Rücken von der Lehne lösen und nur auf der vorderen Hälfte der Sitzfläche sitzen, um mehr Bewegungsfreiheit zu haben. Beine wie beim Gehen bewegen und zusätzlich die angewinkelten Arme gegengleich einsetzen: rechtes Bein hoch, linker Arm vor und umgekehrt.

Begleitende Musik erhöht die Motivation und das Durchhaltevermögen. Außerdem lässt sich damit das Bewegungstempo gut steuern. Kommt die Musik nicht nur aus der Konserve, sondern wird gemeinsam gesungen, so stärkt das gleichzeitig die Atmung und fördert das Gemeinschaftserlebnis.

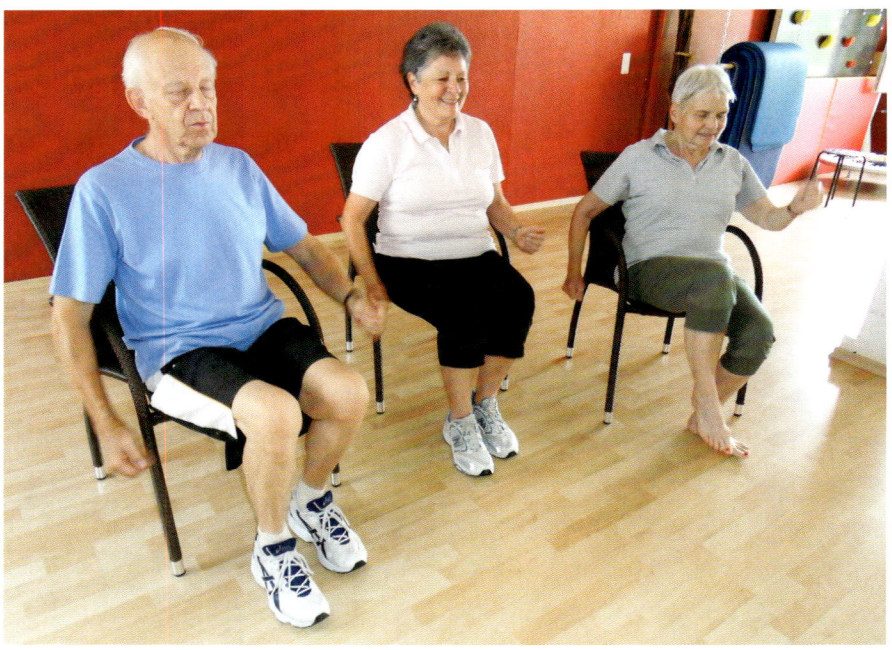

Alternativ kann eine Bewegungsgeschichte, bei der sich die Teilnehmer unterschiedliche Aktivitäten in wechselnden Umgebungen vorstellen, motivierend wirken: Wir wandern in der Ebene, auf weichem Waldboden, kommen zu einem leichten Anstieg, steigen über Wurzeln . . .

❋ Gehen am Platz

Wer noch stehen kann, sollte die Gehübungen unbedingt im Stand durchführen, falls nötig mit Haltemöglichkeit. Das
kann ein Handlauf sein oder die Rückenlehne eines vor dem Übenden stehenden
Stuhls. Ideal ist der Doppelstuhlkreis.

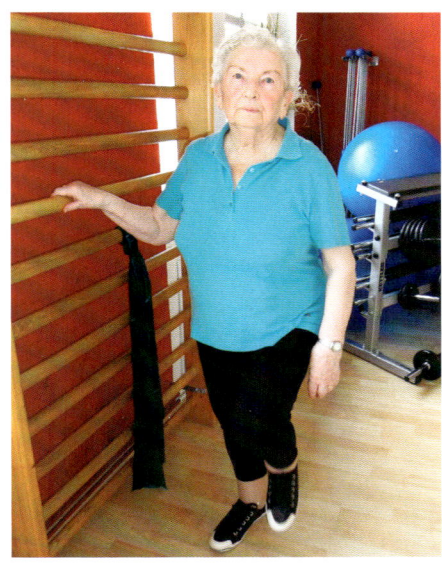

❋ Gehen im Raum

Die Teilnehmer gehen im Raum hin und her, kreuz und quer. Fordern Sie die Teilnehmer auf, darauf zu achten, dass sie sich gegenseitig nicht berühren. Es folgen einige
Beispielübungen:

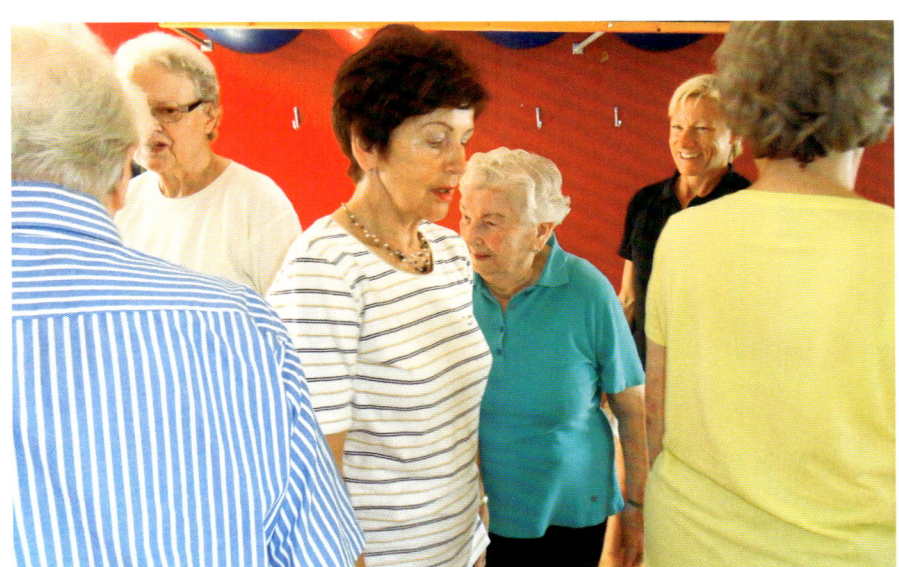

4

❊   Schnell und langsam

Nun sollen die Teilnehmer zuerst sehr schnell durch den Raum gehen und dann auf
Kommando des Übungsleiters sehr langsam. Mehrfach das Tempo wechseln.

❊   Spitze und Ferse

Zuerst gehen die Teilnehmer nur auf ihren Fußspitzen durch den Raum, dann nur auf
den Fersen. Mehrfach wechseln.

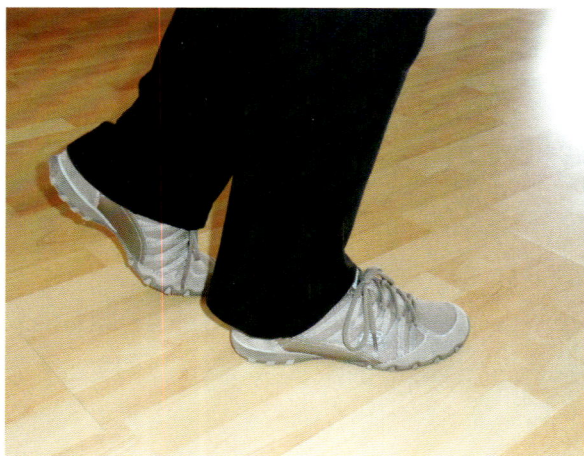

❊   Die Füße abrollen

Nun werden die Füße
beim Gehen bewusst ab-
gerollt – von hinten nach
vorn. Bei jedem Schritt
wird der Fuß zuerst mit
der Ferse aufgesetzt und
dann ganz langsam nach
vorn bis auf die Spitze gerollt. Es entsteht ein leicht
federnder Gang.

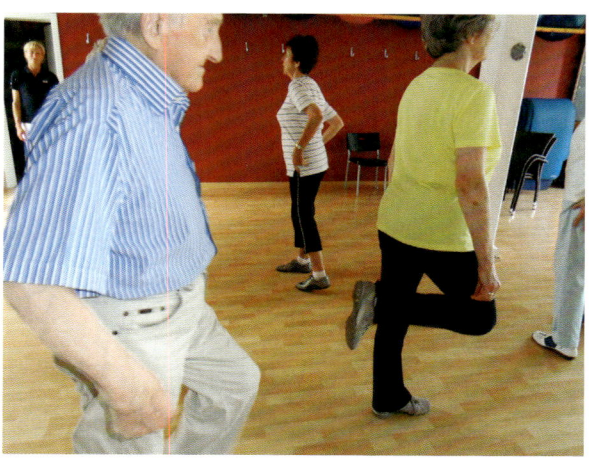

❊   Die Knie anheben

Mit jedem Schritt wird das
Knie des nicht auf dem
Boden befindlichen Beins
sehr hoch angehoben.

※ **Die Ferse hoch**

Die Ferse mit jedem Schritt zum Gesäß nach hinten und oben führen.

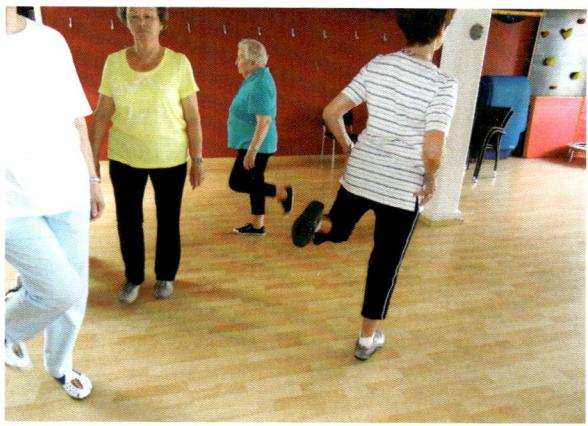

※ **Über ein Hindernis steigen**

Im Raum werden Hindernisse auf dem Boden aufgebaut, zum Beispiel ein Buch, ein Wasserkasten, ein kleiner Kasten, eine Bank, ein Seilchen, ein Stab. Bälle sind nicht geeignet, weil sie wegrollen können und die Sturzgefahr dabei zu groß ist. Die Teilnehmer werden nun aufgefordert, durch den Raum zu gehen und die Hindernisse zu übersteigen, möglichst ohne sie dabei zu berühren. Unsichere Teilnehmer können vom Übungsleiter mit Handfassung begleitet werden. Wenn viele Personen Unterstützung brauchen, gehen die Teilnehmer zu zweit zusammen. Eine Person übersteigt die Hindernisse, die andere gibt Unterstützung durch Handfassung und Begleitung. Danach wird gewechselt.

4

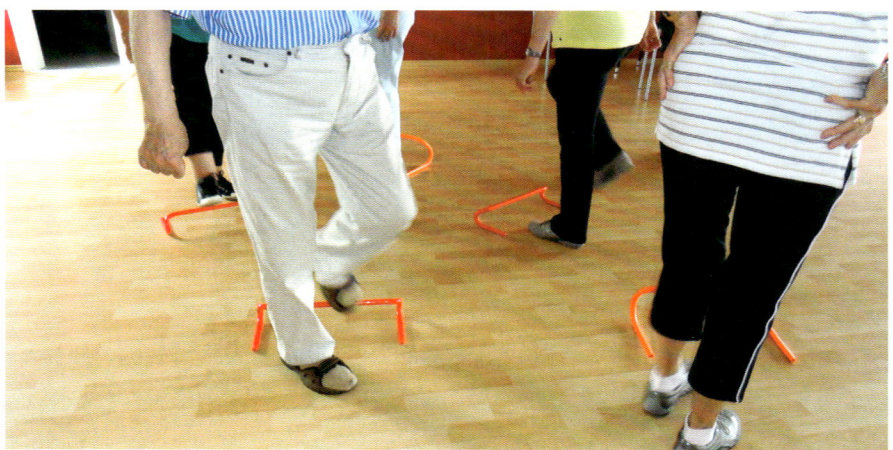

✤ **Vorwärts – seitwärts – rückwärts**

Die Teilnehmer gehen zuerst vorwärts durch den Raum. Dann seitwärts – den rechten Fuß zur Seite setzen, den linken heranführen, immer im Wechsel. Dann geht es rückwärts weiter. Wenn die Teilnehmer das sicher beherrschen, kann man versuchen, diese Gehübung mit einem Reaktionstraining zu verbinden: Auf ein Signal des Übungsleiters müssen die Teilnehmer schnell von „vorwärts" auf „seitwärts" und „rückwärts" umschalten und die Richtung wechseln.

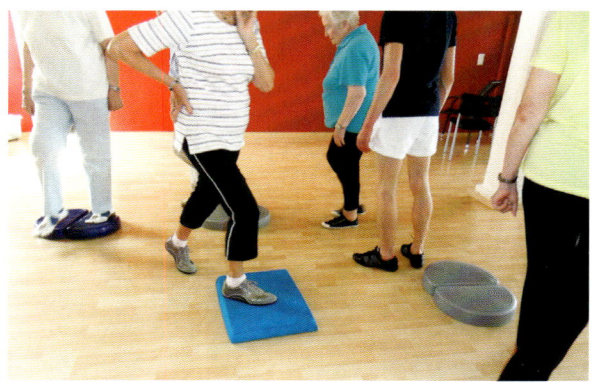

✤ **Gehen und wackeln**

Es gibt spezielle Sportgeräte – *instabile Unterlagen* genannt –, die das Gleichgewicht trainieren. Sie sind weich und instabil. Dadurch wird das Stehen auf oder das Gehen über diese Unterlagen zu einer Herausforderung für das Gleichgewichtssystem. Man kann auch zusammengelegte oder zusammengerollte Gymnastikmatten, Wolldecken oder dicke Turnmatten einsetzen. Diese instabilen Unterlagen verteilen, eventuell zu einem Parcours zusammenstellen, und die Teilnehmer auffordern, den Parcours zu überwinden. Je nach Belastbarkeit der Gruppe ohne Handfassung oder mit Hilfestellung.

Schrittmusterübungen fördern die Gehsicherheit

Um sich im hohen Alter sicher fortbewegen zu können, muss man in der Lage sein, seine Schritte schnell an die Umweltbedingungen anzupassen und zu verändern. Wer in einer gefährlichen Situation, zum Beispiel, wenn man beim Gehen plötzlich auf eine glatte Stelle trifft, schnell reagieren kann, bewegt sich im Alltag sicherer fort und hat ein reduziertes Sturzrisiko. Deshalb braucht man eine möglichst große Schrittvariabilität, also die Fähigkeit, seine Schritte schnell und flexibel so zu verändern, dass man die Situation meistert. Schrittmustertraining ist deshalb ein Sicherheitstraining und wird auch in der Sturzprävention eingesetzt.

Breitbeinig gehen

Die Teilnehmer sollen möglichst breitbeinig gehen.

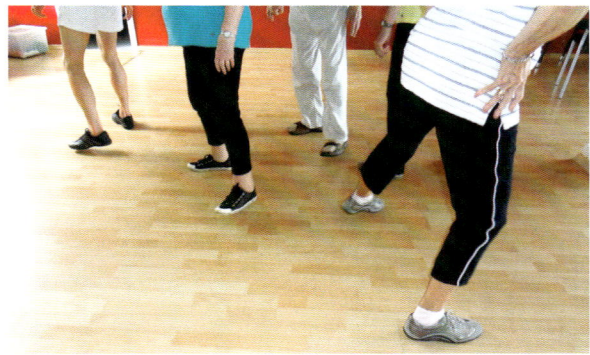

Die Füße
eng zusammen

Die Teilnehmer werden
aufgefordert, die Füße
beim Gehen ganz eng ne-
beneinander zu bewegen
und dabei ganz kurze,
kleine Schritte zu machen.

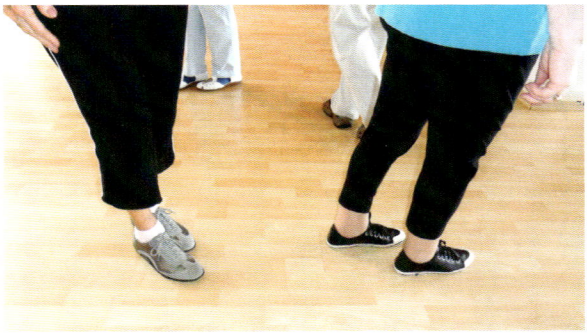

Breit und eng im Wechsel

Die Teilnehmer sollen vier breite Schritte und vier enge Schritte machen. Dann wieder vier breite Schritte, vier enge Schritte. Immer im Wechsel.

4

Tandemgang

Die Teilnehmer setzen ihre
Füße genau voreinander
auf einer geraden Linie,
dabei berührt die Ferse
des vorderen Fußes immer
die Fußspitze des hinteren
Fußes.

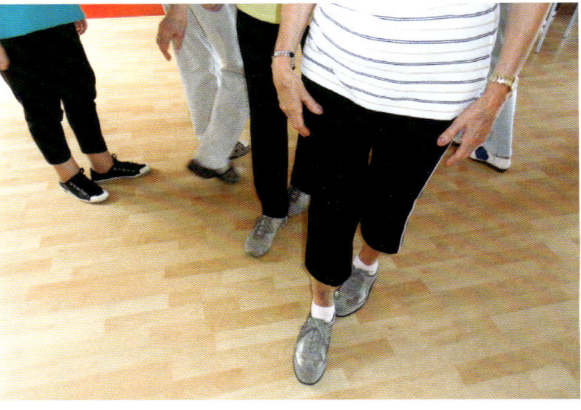

✿ **4 x vorwärts kurz – 4 x rückwärts lang**

Die Teilnehmer gehen vier Schritte vorwärts – diese Schritte ganz lang ziehen – dann gehen sie vier Schritte rückwärts – diese Schritte ganz kurz machen. Diese Schrittmusterübung mehrmals wiederholen.

✿ **Rechts – links – Seitschritt**

Die Teilnehmer machen mit dem rechten Fuß einen Schritt nach vorn, dann mit links. Dann wird der rechte Fuß seitwärts möglichst weit entfernt auf den Boden gesetzt und anschließend zurückgeführt. Der zweite Durchgang beginnt mit links: Links vor, rechts vor, links macht einen sehr weiten Schritt zur Seite und kommt wieder zurück zur Ausgangsposition. Diese Abfolge mehrmals hintereinander üben. Je schneller und flüssiger die Teilnehmer das hinkriegen, desto besser.

Über diese Schrittmusterübungen hinaus kann sich der Übungsleiter selbst jede Menge kleine Abfolgen überlegen und mit den Teilnehmern umsetzen. Seien Sie kreativ und bieten Sie den Teilnehmern immer wieder neue Abfolgen. Hier ist Variantenreichtum gefragt.

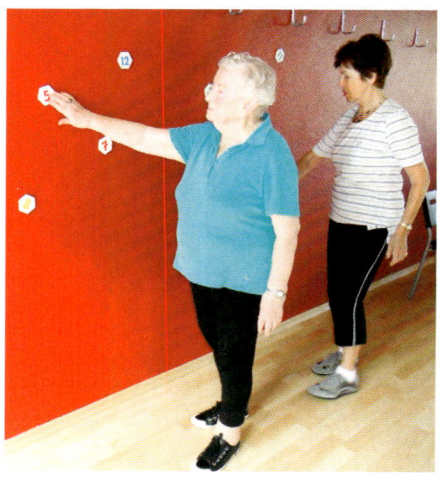

✿ **Zahlenlauf**

Im Zimmer, im Gymnastikraum oder auf einer ganzen Etage große und von Weitem gut erkennbare Zahlen von 1 bis X aushängen (mit Kreppklebestreifen oder Haftklebemasse befestigen). Diese sollen in aufsteigender Reihenfolge angesteuert werden: zuerst zur 1, von dort zur 2, zur 3 usw. bis zur höchsten Zahl. Beim nächsten Durchgang dieselbe Strecke in absteigender Zahlenfolge gehen.

Abhängig vom Aktionsradius der Teilnehmer eine kürzere oder längere Strecke mit mehr oder weniger Zahlen wählen. Zum Beispiel zu Beginn nur in einem Zimmer mit wenigen Zahlen bleiben, später den Bewegungsraum allmählich ausdehnen.

Gegenstände einsammeln

Im Raum eine bestimmte Anzahl (abhängig von der Anzahl der Teilnehmer) gut sichtbarer Gegenstände auslegen, die die Teilnehmer einsammeln und an einen zentralen Punkt bringen sollen, zum Beispiel

- 15 gelbe Bälle,
- 15 bunte Tücher,
- 15 Buchstabenkarten, aus denen später Wörter gebildet werden sollen,
- usw.

Bei solchen Aufgaben die Teilnehmer zunächst genau informieren, was gesucht werden soll. Dann Zeit geben, damit sich alle zuerst von ihrem Platz aus umsehen, um erste Zielobjekte ausmachen zu können.

Aufgabenspaziergang

Auf einer festgelegten Route, möglichst einem Rundweg – das kann eine Grünanlage in der Nähe des Übungsraums sein oder der Garten eines Pflegeheims –, Zielpunkte vorgeben. An den Etappenzielen Aufgaben erledigen lassen: Fragen beantworten, einen Gegenstand mitbringen usw.

- Von wem wurde die Bank gestiftet? ➪ Hinweisschild auf der Rückenlehne.
- Auf wie vielen Beinen steht das Vogelhaus?
- Was hängt im Baum vor dem Pavillon? ➪ Vorher einen Gegenstand oder ein Schild dort deponieren.
- Bringen Sie fünf verschiedene Blätter von Ihrem Rundgang mit.
- Wie viele rote Gegenstände begegnen Ihnen auf dem Rundweg?
- usw.

Übungen wie diese können selbstverständlich ebenso in einer Turnhalle oder in den Räumen eines Pflegeheims stattfinden. Oft entdecken die Teilnehmer dadurch ihre eigentlich vertraute Umgebung plötzlich neu.

Ideal ist jedoch, wenn Bewegung im Freien stattfindet. Gerade das Ausdauertraining ist eine gute Möglichkeit, sich in der Natur körperlich zu betätigen. Dann

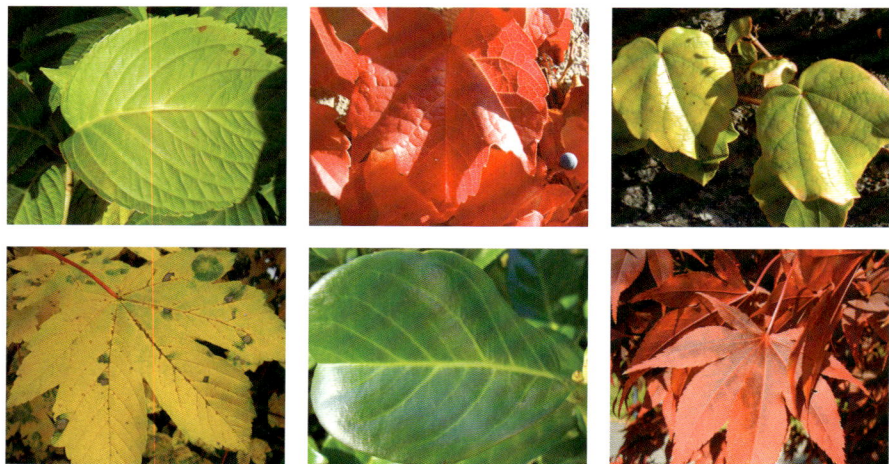

verstärkt sich die Wirkung des Körpertrainings, und die Übungen sind besonders effektiv. Vorteile an frischer Luft sind unter anderem

- zusätzlicher Sauerstoff,
- Stimulation der Sinne durch ständige Umgebungswechsel,
- positive Auswirkungen auf die Stimmung.

Tipps für Übungsleiter

- Mit kurzen Sequenzen, wenigen Schritten beginnen, langsam steigern.
- Erfolge bewusst machen.
- Nach Möglichkeit im Freien trainieren, zu Spaziergängen ermuntern.
- Auf der Strecke Sitzmöglichkeiten für kurze Pausen schaffen.
- Etappenziele setzen: Heute bis zur ersten Bank . . .
- Für Sicherheit sorgen: Teilnehmer beobachten, Mobiltelefon mitnehmen . . .

4.4.2 Treppensteigen

Das Hoch- und Hinuntersteigen von Treppenstufen ist für hochaltrige Menschen sehr wichtig. Es geht darum, so lange wie möglich, zu Hause in der eigenen Wohnung oder im eigenen Haus wohnen bleiben zu können. Die wenigsten Menschen kommen in ihre Wohnung hinein, ohne eine einzige Treppenstufe steigen zu müssen oder leben in einem Haus ohne Treppenstufen. Ziel des Treppentrainings ist, diese Alltagskompetenz so lange wie möglich zu erhalten. Hochaltrige Menschen müssen motiviert werden, solange es möglich ist, die Treppen zu benutzen, statt mit dem Aufzug zu fahren. Das Üben erhält die Fähigkeit des Treppensteigens. Natürlich schaffen die meisten Hochaltrigen es nicht mehr, vier Stockwerke am Stück hochzusteigen. Aber möglicherweise reicht die Belastbarkeit, um ein, zwei oder drei Stockwerke vorher auszusteigen und die restlichen Stufen selbstständig hoch- oder hinunterzusteigen. Besonders beim Hinuntergehen einer Treppe sollten die alten Menschen sich am Geländer festhalten.

Neben dem regelmäßigen Üben im Alltag kann man auch während einer Trainingsstunde mit Hochaltrigen ein Treppentraining durchführen. Besonders geeignet ist dazu ein Steppbrett. Falls dies nicht vorhanden ist, kann man natürlich auch in einem Treppenhaus oder an einer Treppenstufe trainieren. Dann sollte allerdings ein Geländer vorhanden sein, an dem sich unsichere Teilnehmer festhalten können.

4

☼ Hoch – und ab

Die Teilnehmer stehen unten auf dem Boden vor dem Steppbrett bzw. vor einer Treppenstufe. Unsichere Teilnehmer halten sich mit einer Hand am Geländer fest. Das Steppbrett – falls nötig – vor einem Handlauf platzieren. Nun mit dem rechten Fuß zuerst auf die Stufe hinaufsteigen, dann den linken Fuß dazusetzen. Jetzt, mit rechts beginnend, wieder

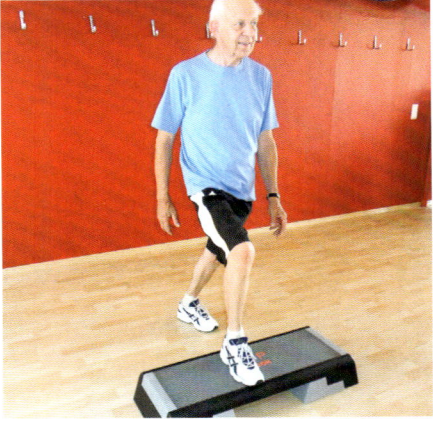

absteigen. Die Folge ist also: rechts hoch, links hoch – rechts ab, links ab. Dann in der gleichen Schrittfolge wieder hoch- und absteigen. Mehrfach wiederholen, dabei sich – wenn nötig – am Geländer festhalten. Das Training darf die Teilnehmer ruhig etwas anstrengen, allerdings dürfen sie sich auch nicht überfordern. Dann werden die Bewegungen nämlich noch unsicherer und das Risiko, zu fallen oder sich zu verletzen, steigt.

Sobald dies beherrscht wird, mit links. Also: den linken Fuß aufsetzen, den rechten dazusetzen. Dann den linken Fuß wieder zurück auf den Boden setzen und den rechten dazu auf den Boden setzen.

Immer im Wechsel: links hoch, rechts hoch, links ab, rechts ab.

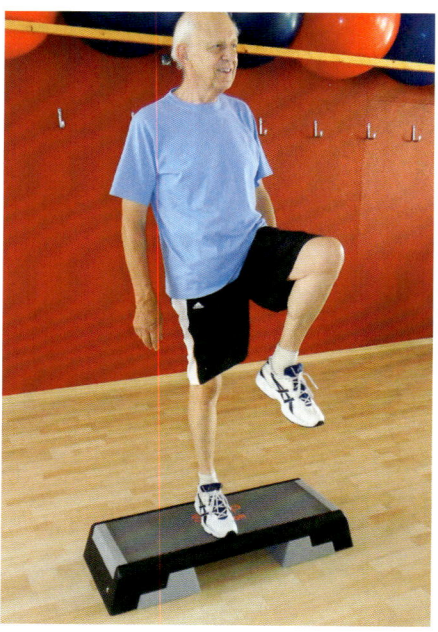

❀ Das Knie heben

Bleiben Sie als Übungsleiter bei dieser Variante ganz nah bei den unsicheren Teilnehmern, sodass Sie sofort reagieren können.

Die Teilnehmer stehen mit beiden Füßen auf dem Boden. Nun den rechten Fuß auf das Steppbrett setzen, dann den linken Fuß vom Boden anheben und das linke Knie nach oben führen, jetzt wieder zurück, erst den linken Fuß wieder auf den Boden zurücksetzen und zum Schluss den rechten. Wiederholen Sie die Übung mehrfach.

Dann mit links: Den linken Fuß auf die erste Treppenstufe setzen, den rechten Fuß vom Boden lösen und das rechte Knie nach oben heben, dann den rechten Fuß wieder auf den Boden zurücksetzen und den linken ebenso. Mehrfach wiederholen.

❀ Den Unterschenkel anwinkeln

Die Teilnehmer stehen mit beiden Beinen am Boden vor dem Stepp. Nun mit dem rechten Fuß auf die Treppenstufe steigen, dann den linken Fuß vom Boden lösen und den linken Unterschenkel nach hinten anwinkeln. Jetzt den linken Fuß wieder auf dem Boden absetzen und den rechten dazusetzen. Mehrfach wiederholen.

Wenn das funktioniert, mit links.

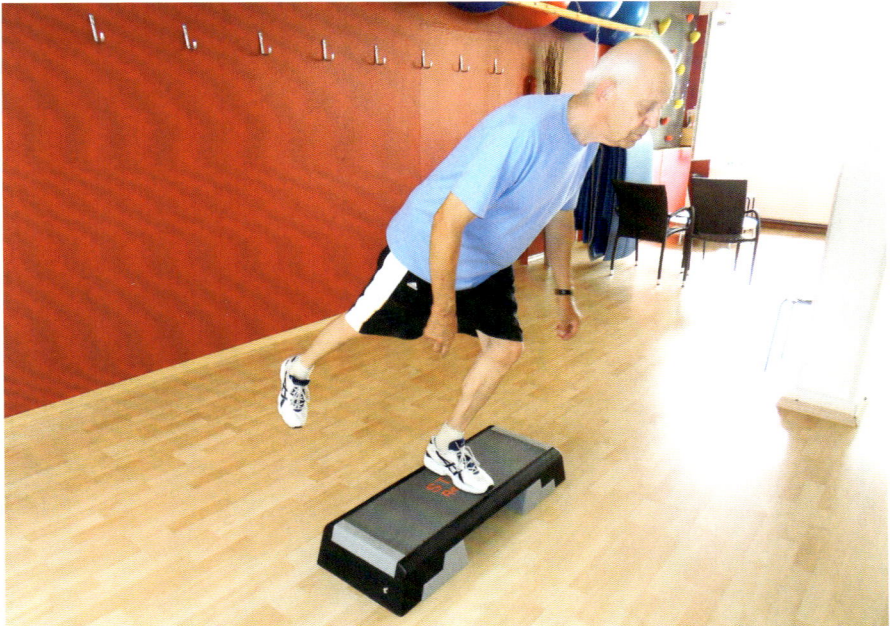

4

4.4.3 Von einem Stuhl aufstehen und sich hinsetzen

Es ist besonders wichtig, das Hinsetzen und Aufstehen von einem Stuhl oder Sessel mit hochaltrigen Menschen zu üben, denn dies ist eine Schlüsselkompetenz. Wer nicht allein zum Stehen nach oben kommen kann, ist immer auf andere angewiesen.

Die Übungen sind nach Schwierigkeitsstufen differenziert aufgeführt.

Stufe 1: Aufstehen mit Armstütz

Die Teilnehmer sitzen vorn auf der Sitzfläche des Stuhls. Sich mit beiden Händen auf den Armlehnen abstützen. Die Füße stehen in kleiner Schrittstellung auf dem Boden – der rechte Fuß etwas weiter vorn als der linke. Nun drücken die Teilnehmer die Arme in die Lehnen hinein, gleichzeitig strecken sich langsam die Beine und das Gesäß hebt sich von der Sitzfläche ab. Bis in den Stand nach oben drücken – und dann ganz langsam wieder absetzen. 10 Wiederholungen. Danach im Sitzen die Beine etwas auslockern. Und dann folgt ein zweiter Durchgang, bei dem der linke Fuß etwas weiter vorn aufgestellt wird.

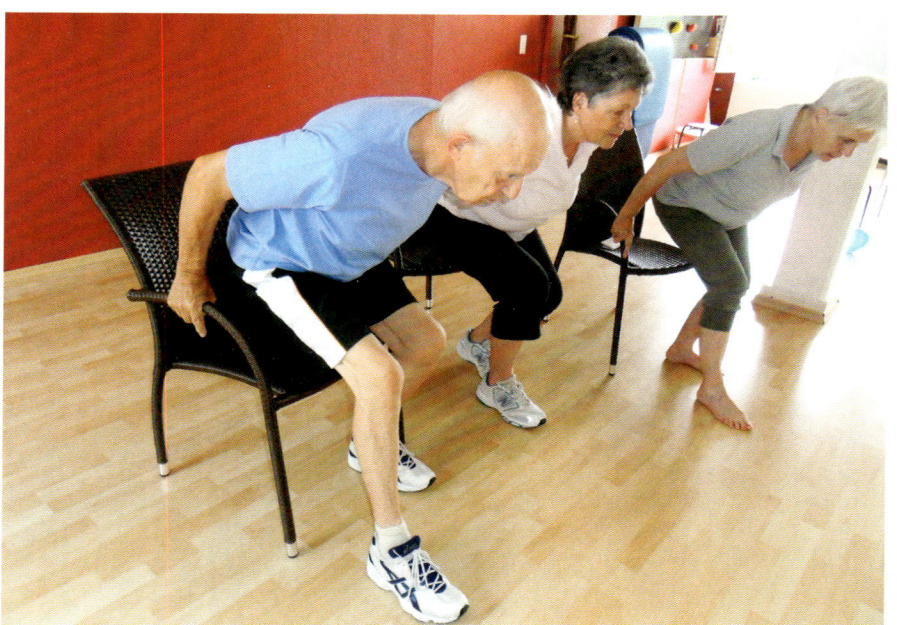

Stufe 2: Aufstehen ohne Arme

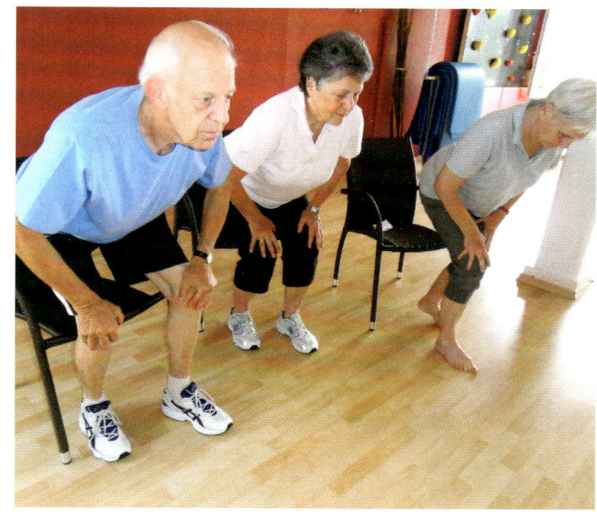

Sitzposition wie oben. Die Hände liegen jedoch locker auf den Oberschenkeln. Nun den Oberkörper etwas nach vorn verlagern und dann ausschließlich mit der Kraft der Oberschenkelmuskeln das Gesäß von der Sitzfläche lösen, die Knie strecken und langsam nach oben kommen. 10 Wiederholungen. Dann kommt der zweite Durchgang mit 10 Wiederholungen. Dabei steht der linke Fuß etwas weiter vorn als der rechte.

Stufe 3: Aufstehen auf instabiler Unterlage

Die Hände liegen wieder locker auf den Oberschenkeln. Beide Füße stehen nun nebeneinander auf einer instabilen Unterlage, zum Beispiel auf einem Balancekissen

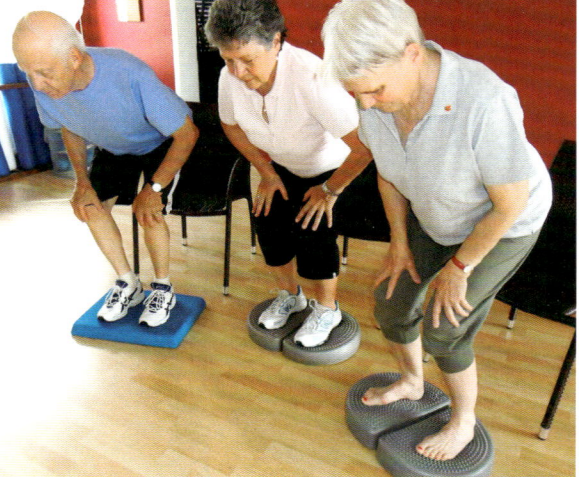

oder einer zusammengerollten Matte. Nun wieder den Oberkörper ein wenig nach vorn verlagern und sich ausschließlich aus der Kraft der Oberschenkelmuskeln heraus nach oben zum Stehen aufrichten. 2 x 10 Wiederholungen.

4

4.4.4 Etwas aufheben und sich aufrichten

Für das Training des Bückens und Aufrichtens werden im Folgenden Übungen auf drei Schwierigkeitsstufen vorgestellt. Sie beginnen mit der Schwierigkeitsstufe 1 und gehen zur Stufe 2 über, wenn die Teilnehmer die Übung der Stufe 1 sicher beherrschen.

Stufe 1: Einen Gegenstand vom Boden aufheben

Die Teilnehmer stehen im Raum verteilt, an der Seite jeder Person liegt ein Gegenstand, der nicht wegrollen kann, zum Beispiel ein Tuch, ein Bohnensäckchen, ein Tennisring oder ein Indiaca. Zum Bücken gehen die Hochaltrigen in eine breite, stabile Schrittstellung. In dieser Position in die Knie gehen, nach dem Gegenstand greifen und langsam wieder hochkommen. Dann den Gegenstand über den Kopf anheben, dazu die Arme lang nach oben ausstrecken. Dann den Gegenstand wieder fallen lassen. 2-3 x bücken.

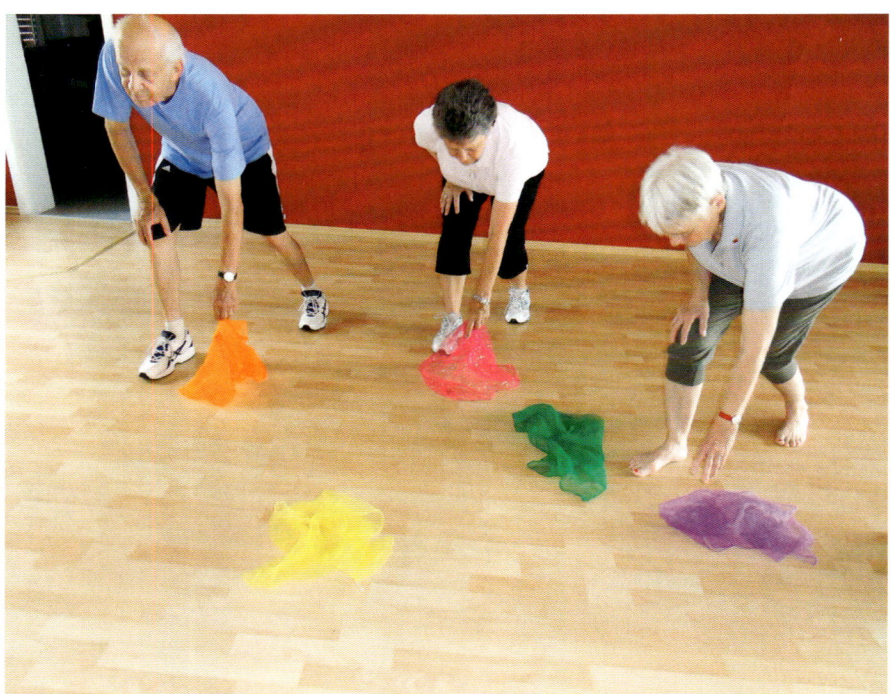

Stufe 2: Einen Gegenstand in der Bewegung aufheben

Auf dem Boden sind meh-
rere Gegenstände verteilt,
die nicht wegrollen kön-
nen, zum Beispiel Ten-
nisring, Hantel, Bohnen-
säckchen. Die Teilnehmer
gehen durch den Raum
und wenn sie seitlich an
einem Gegenstand vorbei-
kommen, müssen sie sich

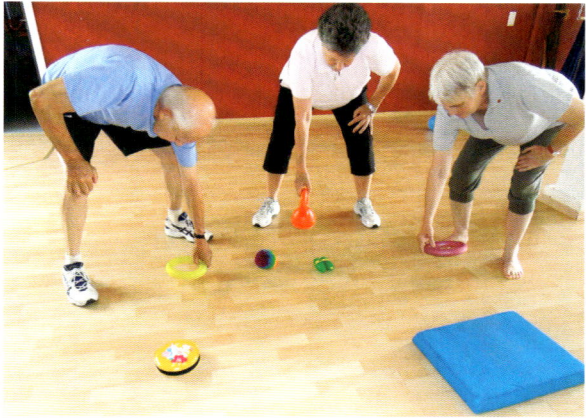

bücken, diesen mit der Hand greifen, sich aufrichten und einige Schritte mit dem
Gegenstand in der Hand weitergehen. Dann den Gegenstand wieder auf dem Boden ablegen. Dazu in die Knie gehen und den Gegenstand vorsichtig ablegen. Etwa
5-10 x einen Gegenstand vom Boden aufheben.

Stufe 3: Aufheben mit Stand auf einer instabilen Unterlage

Die Teilnehmer stehen auf
einer instabilen Unterlage.
Auf dem Boden liegt ein
Gegenstand – Tuch, Han-
tel, Bohnensäckchen . . .
Sich bücken, den Gegen-
stand vom Boden aufhe-
ben, sich sehr langsam
wieder aufrichten und
beide Arme lang über den
Kopf nach oben ausstre-
cken.

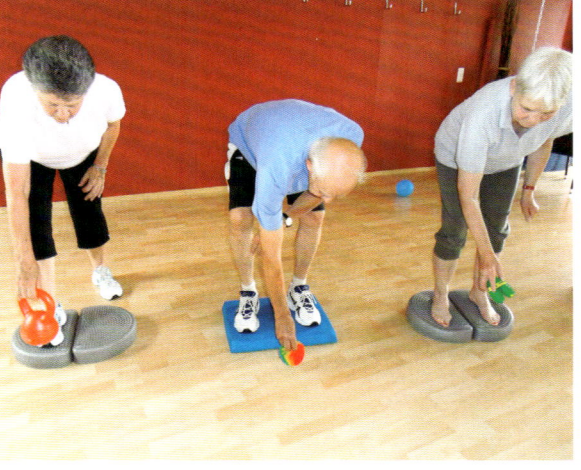

4

4.4.5 Vom Liegen am Boden zum aufrechten Stand

Wenn hochaltrige Menschen hinfallen, schaffen die wenigsten es, allein wieder aufzustehen. Sie schaffen es nicht, weil sie es in ihrem normalen Leben niemals tun. Umso wichtiger ist es, das „Hochkommen" vom Boden zu üben. Die alten Menschen stellen sich dabei einer angstbesetzten Situation. Sie lernen, diese nach und nach zu bewältigen. Und genau das nimmt die Angst davor, einer solchen Situation ausgeliefert und machtlos zu sein. Es kommt nicht darauf an, die Technik des Hinuntergehens und des Aufstehens detailgenau zu beherrschen und in Erinnerung zu behalten. Wichtig ist das Gefühl, dass man es im Notfall allein schafft, und das vermittelt Sicherheit.

Bei der aufgeführten Methode lernt der hochaltrige Mensch, sich mithilfe eines Stuhls in Teilschritten vom Stehen auf den Boden zu legen und dann wieder nach oben zu kommen. Die Gesamtbewegung wird nicht von Anfang bis Ende innerhalb einer Gruppenstunde geübt, sondern in Teilschritten mit den Senioren durchgeführt.

Abhängig von den körperlichen Fähigkeiten der Gruppenteilnehmer und abhängig von deren Hemmschwelle, sich auf den Boden zu legen, üben Sie mit Ihren Teilnehmern in einer Trainingseinheit nur den Weg vom Stand vor dem Stuhl zum Kniestand und zurück. In der nächsten Trainingsstunde kommen Sie vielleicht schon bis zum Vierfüßlerstand. Durch den umgekehrten Weg – vom Stand zur Rückenlage auf dem Boden – wird den Teilnehmern das Gefühl vermittelt, dass sie es schaffen, auch wieder nach oben zu kommen.

Übungsleiter brauchen sicherlich mehrere Trainingseinheiten, um den Weg vom Stand zur Rückenlage auf dem Boden vollständig zu erarbeiten. Aber das Training lohnt sich, denn es vermittelt Sicherheit und erhält eine wichtige Fähigkeit.

Ausgangsposition: Stand frontal vor einem Stuhl

Die Teilnehmer stützen sich mit beiden Händen auf die Sitzfläche oder die Armlehnen des Stuhls, der Rücken ist gebeugt.

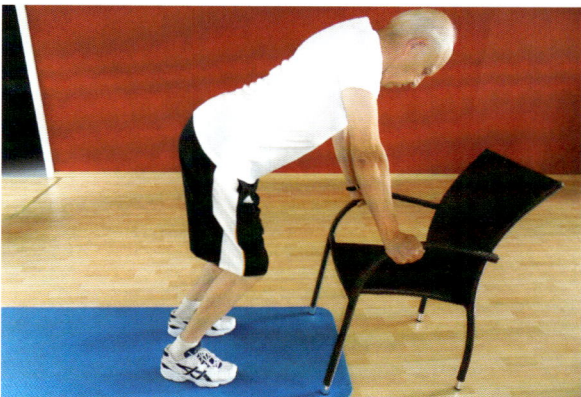

Jetzt wird ein Knie auf den Boden aufgestellt.

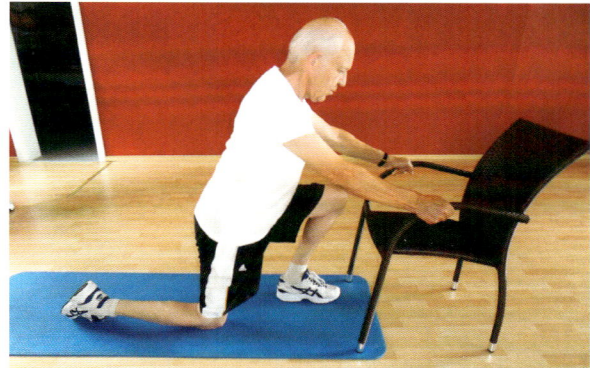

Beide Knie auf den Boden setzen. Die Hände bleiben zunächst auf der Sitzfläche, der Oberkörper ist aufrecht.

4

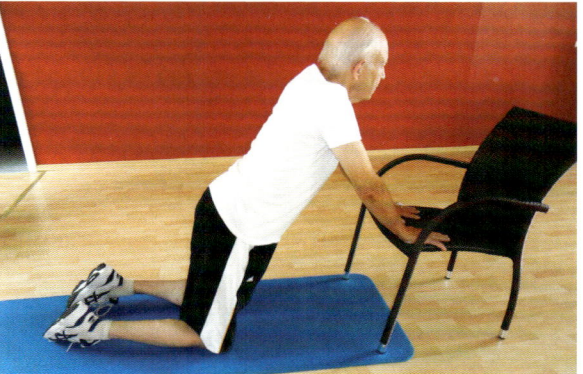

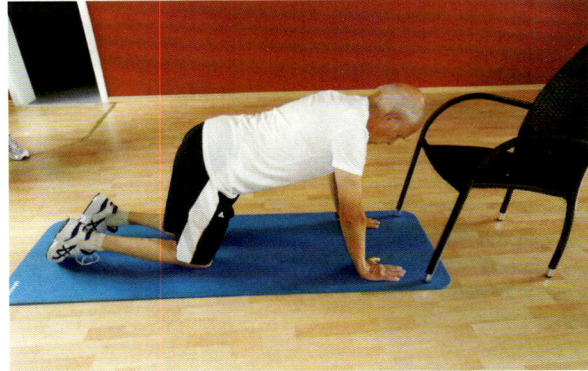

Nun die Hände auf den Boden absetzen. Die Senioren befinden sich im Vierfüßlerstand.

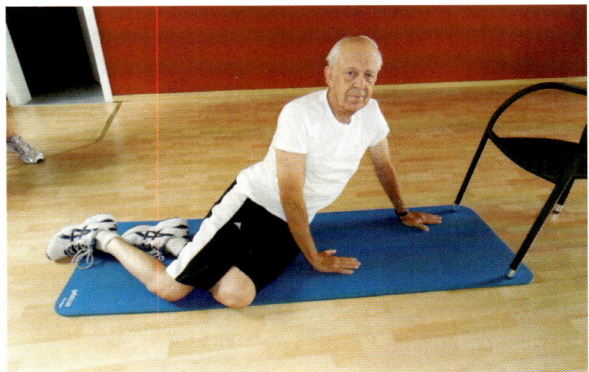

Vom Vierfüßlerstand kommt man leicht in den Sitz. Einfach das Gesäß zur Seite absetzen.

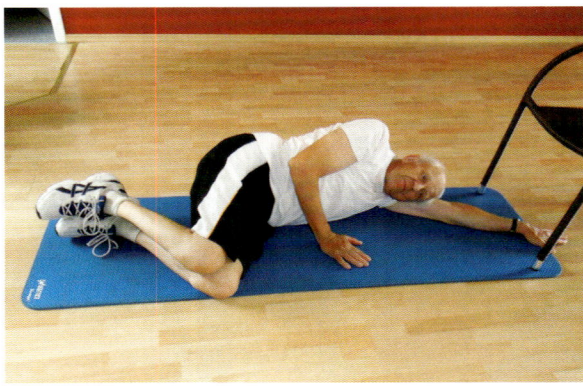

Jetzt werden beide Hände auf den Boden gesetzt, einen Arm lang nach vorn bewegen und schon liegen die Senioren auf der Seite mit angewinkelten Knien.

Jetzt fällt es nicht mehr schwer, sich auf den Rücken zu drehen.

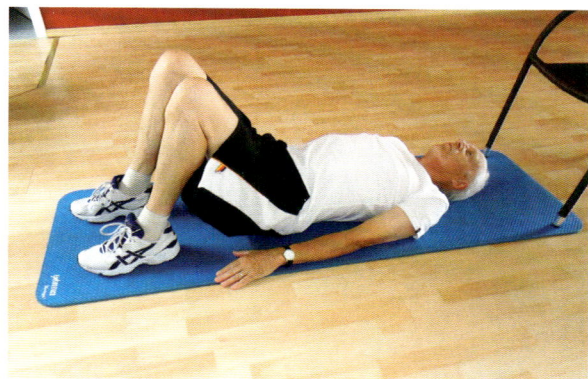

Jetzt geht es wieder zurück. Sich von der Rückenlage zurück in die Seitenlage drehen. Die Knie bleiben angewinkelt.

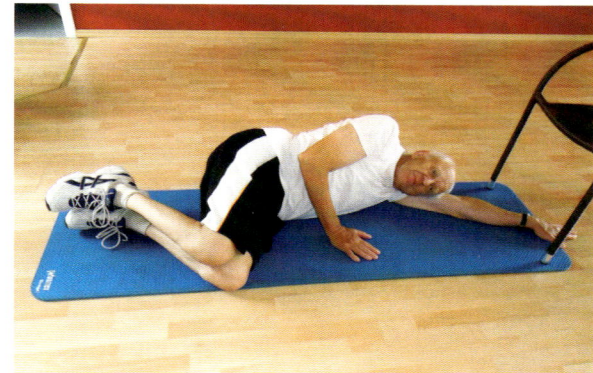

Eine Hand drückt kräftig in den Boden. Dadurch kann man sich zum Sitzen nach oben drücken.

4

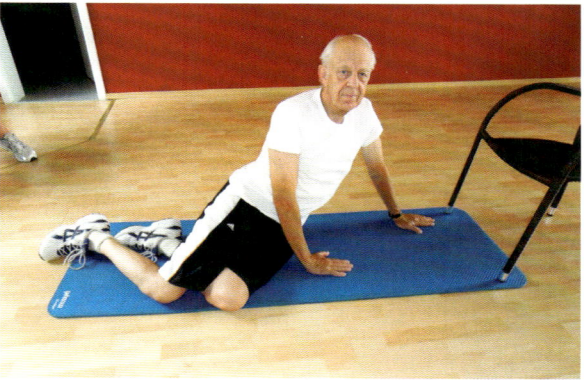

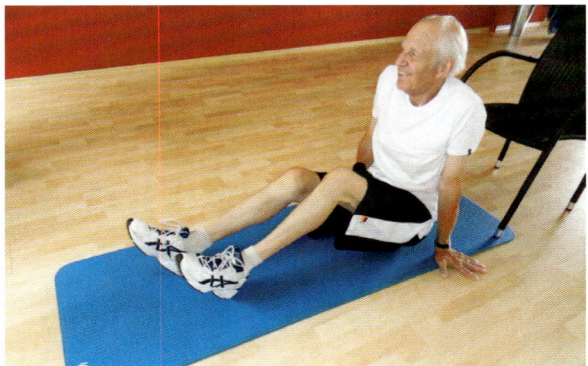

Falls nötig, auf der Matte im „Schinkengang" ein Stück nach hinten rutschen.

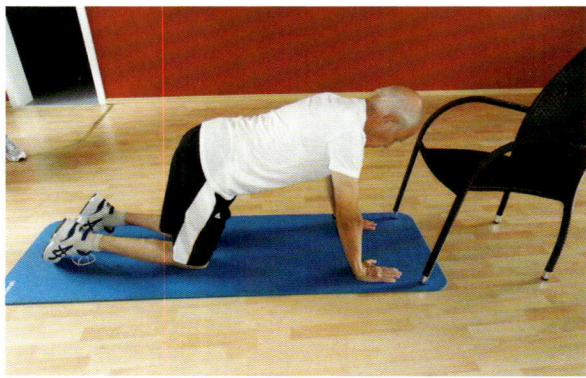

Die Hände bleiben am Boden. Die Senioren heben das Gesäß und kommen zurück in den Vierfüßlerstand.

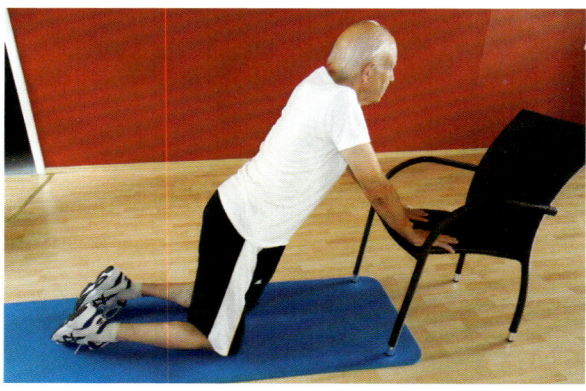

Während die Knie am Boden bleiben, werden die Hände wieder auf die Sitzfläche des Stuhls gelegt.

Jetzt stellen die Senioren einen Fuß auf.

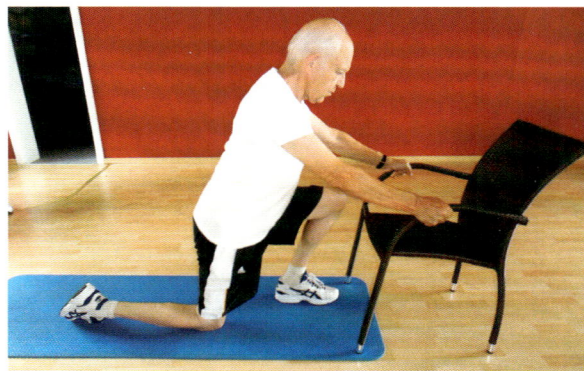

Nun den zweiten Fuß auch aufsetzen. Noch bleiben die Hände auf der Sitzfläche.

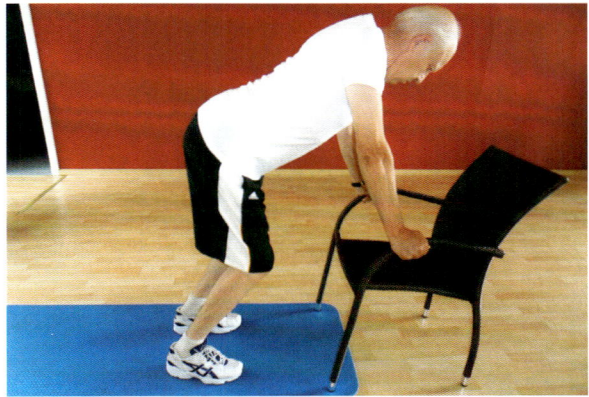

Den Rücken langsam aufrichten und in den aufrechten Stand zurückkommen.

4

4.5   Bewegungssteuerung

Die Bewegungssteuerung unterliegt einem komplexen Zusammenspiel zwischen aktiven Muskeln und der äußeren und inneren Wahrnehmung der Umwelt. In der Kindheit gelernte Bewegungspläne prägen dabei die Grundhaltung des Menschen. Zusätzlich beeinflussen neue, im Lauf des weiteren Lebens gelernte Abläufe das „Bewegungsgrundprogramm". Im täglichen Gebrauch vernachlässigte Bewegungen dagegen werden quasi aus dem Programm gestrichen und verlernt.

Wer mehrere Menschen unter dem Aspekt der Bewegung beobachtet, stellt schnell fest, dass sich bei gleichen Abläufen oder Aktionen im Gesamtbild große Unterschiede zwischen den Einzelnen ergeben. Nicht nur alte Menschen weisen in dieser Hinsicht individuelle Eigenarten auf. Das gilt für alle Generationen. Im höheren Alter, wenn Einschränkungen auftreten, wird das jedoch oft noch deutlicher. Beispiel Fortbewegung: Einer bewegt sich zwar langsam, aber trotzdem in einem harmonischen Zusammenspiel seiner Körperteile. Eine andere geht eher abgehackt in einer Folge von Einzelbewegungen, die nicht zusammenzupassen scheinen. Das hängt mit der Bewegungssteuerung zusammen.

Dabei handelt es sich um eine motorische Basisfähigkeit, die ziel- und zweckgerichtete Bewegungen reguliert. Jede scheinbar einfache Bewegung setzt sich tatsächlich aus mehreren Einzelaktionen zusammen. Diese müssen genau aufeinander abgestimmt werden, damit die Gesamthandlung am Ende gelingt. Ein komplexes System von Informationsaufnahme, -verarbeitung, -speicherung und -abgabe regelt diese

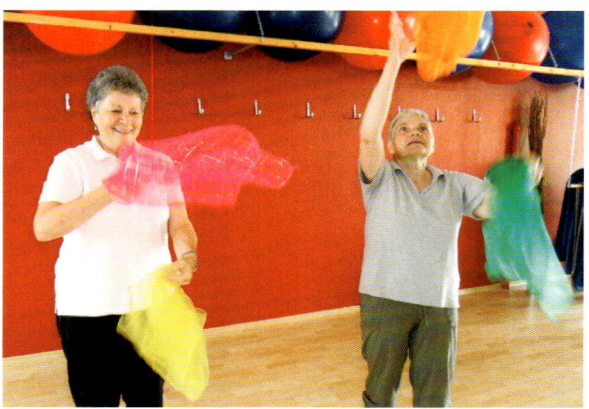

Vorgänge. Sensorische Informationsaufnahme, Nervensystem und Muskeln müssen zusammenwirken, um harmonische Abläufe zu gewährleisten. Verschiedene Zentren im zentralen Nervensystem steuern diese Vorgänge.

Die Bewegungssteuerung ist eine äußerst komplexe Fähigkeit. Sie zu trainieren, heißt u. a. sich orientieren, differenzieren, Bewegungsgefühl entwickeln, Gleichgewicht halten, reagieren, rhythmisieren, sich umstellen und anpassen an Geräte, schnelle Bewegungen ausführen usw. Ohne gezieltes Üben lassen diese Fähigkeiten im normalen Alterungsprozess nach. Wer seine Bewegungen gut koordinieren kann, bewältigt seinen Alltag leichter, benötigt weniger Kraft und Ausdauer, um alltägliche Aufgaben zu erledigen. So werden gleichzeitig die Organsysteme entlastet.

Gezieltes Koordinationstraining wirkt sich außerdem positiv auf die kognitiven Fähigkeiten aus. Das Denken wird exakter, die visuelle Wahrnehmung verbessert sich und das Orientieren im Raum fällt leichter. Das zeigen aktuelle Untersuchungen. So ist das Training von Bewegungssteuerung und Koordination immer gleichzeitig ein geistiges Training.

Zum Training der Bewegungssteuerung sollten Übungsleiter vor allem:

- Überkreuzbewegungen fördern (zum Beispiel: linker Ellbogen und rechtes Knie begegnen sich) und Aufgaben, bei denen zwei Körperteile gleichzeitig unterschiedliche Bewegungen ausführen (zum Beispiel: rechte Hand öffnen und schließen, gleichzeitig mit der linken aus dem Handgelenk kreisen).
- Regelmäßig Spiele anbieten, zum Beispiel Reaktionsspiele, Zielwerfen usw.
- Materialien einsetzen, die über Farben, Geräusche usw. die Wahrnehmung stimulieren.
- Viele Balanceübungen einbauen, um das Gleichgewicht zu trainieren.
- Doppelaufgaben stellen, bei denen gleichzeitig eine Bewegungs- und eine Denkaufgabe zu lösen sind.

4

Bei hochaltrigen Menschen sind Prozesse, die für die Bewegungssteuerung verantwortlich sind, häufig beeinträchtigt durch eingeschränkte Wahrnehmung. Wer schlecht sieht, hat zum Beispiel Mühe mit der Auge-Hand-Koordination. Das kann sich im Alltag etwa beim Eingießen von Sprudel ins Glas zeigen. Nicht selten landet in solchen Situationen das Wasser neben dem Glas. Wer schlecht hört, kann womöglich nicht schnell genug reagieren, wenn auf der Straße ein Auto naht, weil er das Motorengeräusch nicht wahrnimmt.

4.5.1   Die Wahrnehmung trainieren

Die Wahrnehmung ist wesentlich an allen Denk- und Bewegungsprozessen beteiligt. Menschen brauchen die Wahrnehmung, um sich in ihrer Umwelt zu orientieren und sich an sie anzupassen.

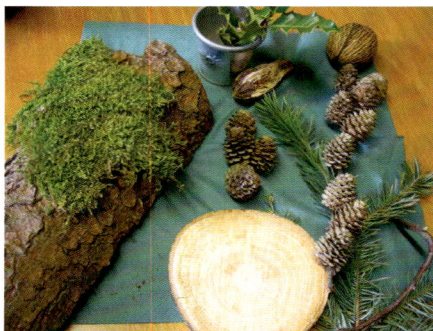
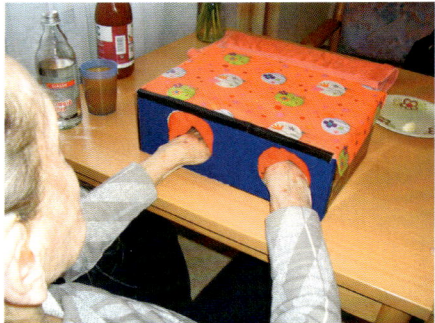
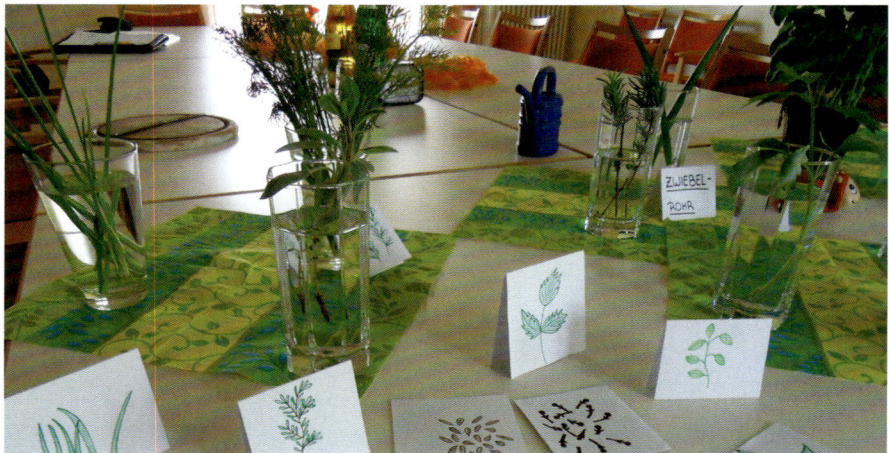

Bewegungsmangel und langes Sitzen im Alltag verschlechtert die Wahrnehmung des eigenen Körpers. Deshalb ist es wichtig, sich täglich so viel wie möglich zu bewegen. Viele hochaltrige Menschen verbringen einen großen Teil ihrer Zeit in den eigenen vier Wänden. Das bedeutet, dass deren Wahrnehmung oft nur noch minimal stimuliert wird. Umgekehrt erhält ein alter Mensch, der aktiv ist, stets neue Impulse.

Deshalb ist es wichtig, sich gerade im höheren Alter gezielt Reize zu verschaffen. Sich in einer Gruppe bewegen, hinausgehen in die Natur, Neues ausprobieren, sich Herausforderungen stellen – das sind wichtige Faktoren, um die eigene Wahrnehmung allgemein zu fordern. Ein Training zur Wahrnehmung des eigenen Körpers leistet einen wesentlichen Beitrag zum Erhalt der Selbstständigkeit. Es reduziert Schmerzen bei Gelenkproblemen und ist gleichzeitig Sturzprophylaxe. Bei demenziellen Erkrankungen helfen Körperwahrnehmungsübungen, das eigene Ich zu spüren.

Übungsleiter sollten versuchen, in den Trainingseinheiten abwechselnd unterschiedliche Wahrnehmungssysteme zu nutzen. Das heißt, in einer Übungsstunde nicht nur über das Sehen, also Vormachen und Nachmachen, zu arbeiten, sondern zusätzlich Sprache einzusetzen, Bewegungen ausprobieren und erspüren zu lassen usw. Wird bei der Vermittlung in dieser Hinsicht viel Abwechslung geboten, haben alle Teilnehmer eine Chance, ihre unterschiedlichen Einschränkungen in der Wahrnehmung ein Stück weit auszugleichen. Wer schlecht sieht, kommt über die Sprachinformationen auf seine Kosten. Wer mit dem Hören Probleme hat, kann vielleicht besser sehen oder tasten und nimmt auf diese Weise die nötigen Informationen auf.

Außerdem sollte intensiv Wert darauf gelegt werden, die Geräte und Materialien, die in den Stunden zum Einsatz kommen, bewusst auf ihre Beschaffenheit hin betrachten, befühlen und erproben zu lassen. Ist der Ball hart oder weich, seine Oberfläche glatt oder rau? Ist er groß oder klein? Welche Farbe hat er? Wie verhält er sich auf der Flugbahn? Welches Geräusch produziert er beim Rollen oder Prellen? usw.

Die folgenden Beispiele geben Anregungen, wie die Wahrnehmung sich stimulieren lässt.

❀ **Alles, was blau ist**

Den Blick schweifen lassen und Blaues in der Umgebung suchen – im Raum oder im Freien. Sich vom Platz aus umsehen und auf entsprechende Gegenstände mit ausgestrecktem Arm zeigen.

Gehfähige Teilnehmer betrachten zuerst alles Blaue und starten anschließend ihren Rundgang von einem blauen Gegenstand zum nächsten.

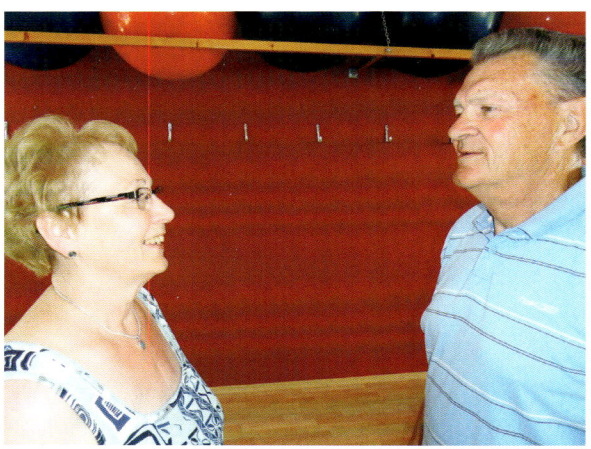

❀ **Was ist anders?**

Paare sitzen oder stehen sich gegenüber. Beide Partner betrachten sich einen Moment lang. Sich anschließend kurz umdrehen oder nacheinander die Augen schließen und jeweils etwas am eigenen Aussehen verändern: Kette umdrehen, Brille abnehmen, Tuch anders binden usw.

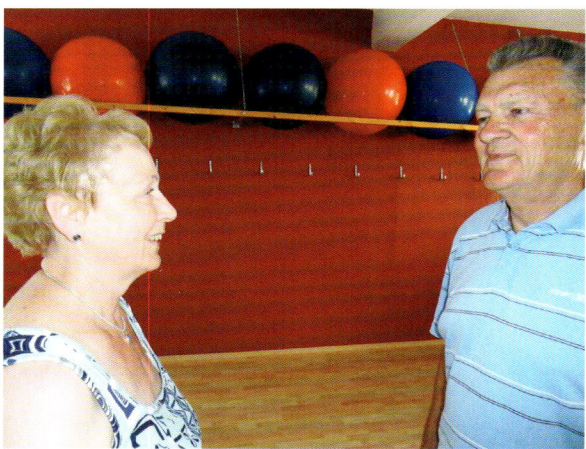

Nach einem entsprechenden Signal drehen sich beide wieder zueinander und betrachten sich gegenseitig. Was hat sich verändert?

✿ Die Richtung zeigen

Die Teilnehmer stehen oder sitzen verteilt im Raum, die Augen sind geschlossen. Der Übungsleiter gibt von unterschiedlichen Standorten Trommelsignale mit einer Handtrommel (oder klopft auf einen umgedrehten Eimer). Die Teilnehmer zeigen jeweils mit ausgestrecktem Arm in die Richtung, aus der sie das Geräusch vernommen haben. Sobald alle angezeigt haben, öffnen sie die Augen und kontrollieren, ob die Einschätzung stimmt. Danach wieder die Augen schließen für den nächsten Durchgang von einem anderen Standort.

Alternativ können die Teilnehmer abwechselnd die Trommel betätigen.

✿ Einen Rhythmus nachklopfen

Der Übungsleiter – oder später auch einzelne Teilnehmer – geben einen kurzen Klopfrhythmus vor. Die Übrigen lauschen und klopfen sofort anschließend das Gehörte möglichst genau nach. Geklopft wird entweder mit Holzstäbchen oder mit den Händen auf dem Tisch.

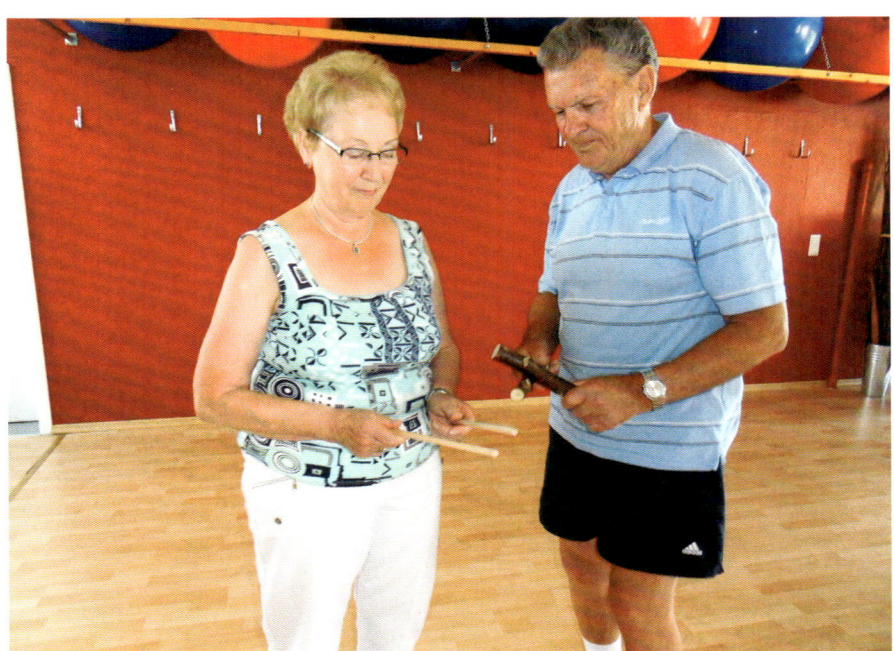

4

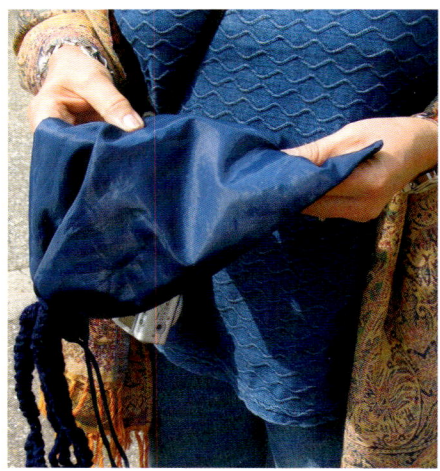

☸ Tastsäckchen

Alltagsgegenstände in Stoffsäckchen füllen und von außen betasten lassen: ein Päckchen Papiertaschentücher, einen Kaffeelöffel, einen Flaschenöffner usw. Es geht nicht darum, den Gegenstand sofort zu erkennen und zu benennen, sondern ihn möglichst zuerst zu beschreiben. Wie fühlt sich der Gegenstand an? Hart, weich, leicht, schwer, aus Holz, aus Metall usw.?

Bei einer Gruppe mehrere Säckchen packen und reihum weitergeben, damit möglichst alle beschäftigt sind!

☸ Nach der Größe ordnen

Mit geschlossenen Augen durch Abtasten Gegenstände nach der Größe ordnen: Bälle, Murmeln, Holzbausteine, Kieselsteine usw.

☸ Wacher Rücken

Zu Paaren sich gegenseitig mit einem Holzstäbchen etwas auf den Rücken „schreiben": Zahlen, Buchstaben, grafische Formen. Wer erkennt, um was es sich handelt?

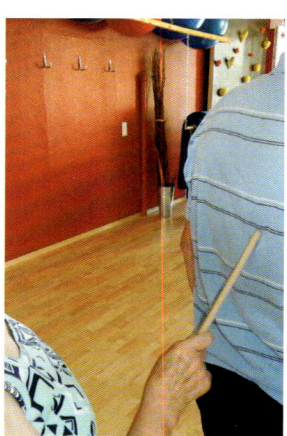
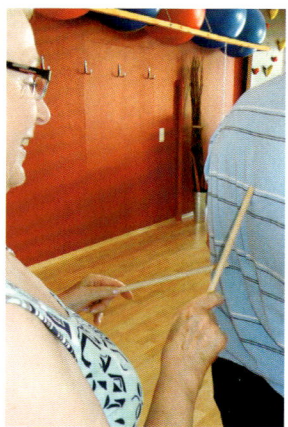

Alternativ bei geschlossenen Augen auf den Handrücken malen anstatt auf den Rücken. Schwierig ist es, wenn mit zwei Stäbchen gleichzeitig gemalt oder geschrieben wird.

❋ **Weitergeben und wiedererkennen**

Die Gruppe sitzt im Kreis. Jeder hält einen Gegenstand, zum Beispiel einen Kieselstein, in der Hand. Den Stein eine Weile betasten und besondere Merkmale bewusst wahrnehmen. Dann die Augen

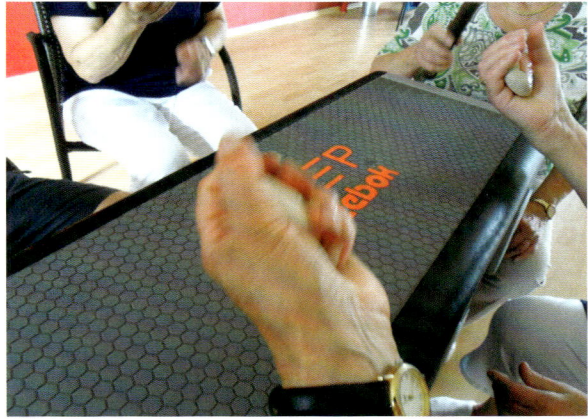

schließen und die Steine im Uhrzeigersinn weitergeben. Alle betasten jeweils kurz den nächsten Stein und geben diesen auf ein Signal hin wieder weiter. Über mehrere Durchgänge bleiben die Augen geschlossen, so lange, bis alle durch Tasten ihren eigenen Stein wiedererkennen.

❋ **Düfte erkennen**

Blickdichte Riechdosen im Raum verteilen. Markante Gerüche wählen, wie Zitrone, Zimt, Kokos, Orange, Kaffee usw. Teilnehmer umhergehen und nacheinander an allen Dosen riechen lassen. Anschließend besprechen, was sie erkannt haben.

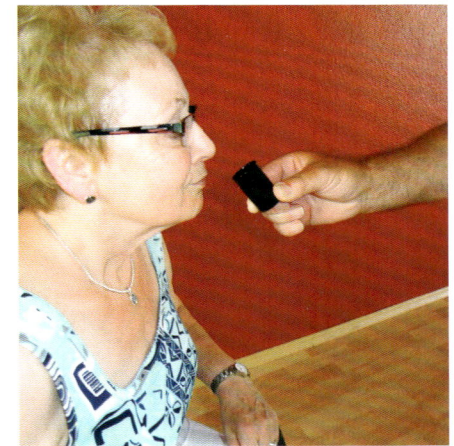

4

Alternativ: Zettel mit den entsprechenden Inhalten vorbereiten. Jeder Teilnehmer erhält zum Beispiel vier Zettel. Auf jedem steht ein Begriff, zum Beispiel „Zitrone". Die Zettel sollen neben der entsprechenden Riechdose verdeckt abgelegt werden. Am Ende kontrollieren alle gemeinsam, ob neben der Dose mit Zitronenduft tatsächlich nur Zettel mit dem passenden Wort liegen.

Nicht mehr als drei, maximal vier Gerüche einsetzen!

❀ Naturmaterialien im Säckchen erkennen

Verschlossene Säckchen mit Naturmaterialien herumgeben und deren Gerüche beschreiben lassen: Moos, Pilze, frisch gemähtes Gras, Rosenblüten usw.

❀ Haltung annehmen

Die Teilnehmer sollen bestimmte Körperhaltungen einnehmen. Die Vorgaben kommen entweder sprachlich vom Übungsleiter, zum Beispiel „Arme seitlich auf Schulterhöhe lang ausstrecken" oder „Ober- und Unterarme in einen rechten Winkel bringen" oder von Bildkarten mit Strichfiguren, die eine bestimmte Körperhaltung zeigen. Alternativ kann eine hölzerne Gliederpuppe in eine Position gebracht werden, die von allen nachgeahmt werden soll.

❀ Die Schulterblätter spüren

Die Teilnehmer sitzen oder stehen im Kreis und bewegen ihre Schulterblätter wie Paddel vorwärts und rückwärts.

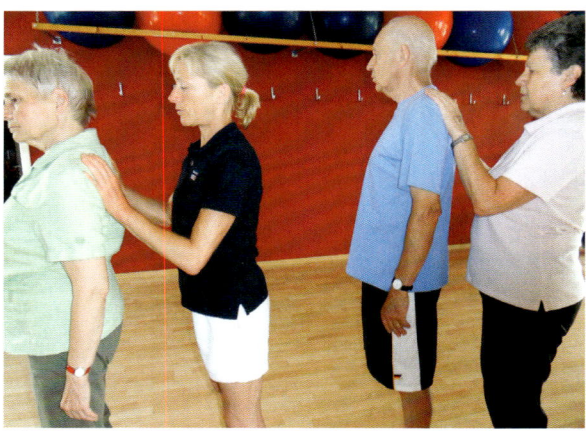

Sofern die Teilnehmer miteinander vertraut sind und das zulassen, kann zu Paaren geübt werden. Beide stehen hintereinander. Die hintere Person umrundet mit Zeigefinger und Mittelfinger und leichtem Druck das Schulterblatt der vorderen. Dann legt sie ihre Hände auf die Schulterblätter und gibt Bewegungen vor, welchen die vorn stehende Person nur mit den Schulterblättern folgt. Danach Partnerwechsel.

❊ **Sich räkeln
und strecken
wie eine Katze**

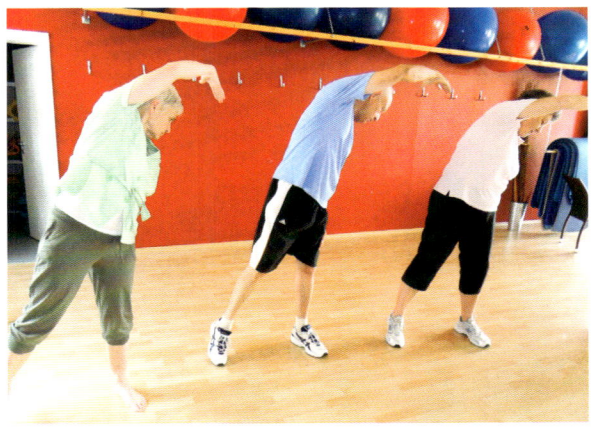

Die Teilnehmer sitzen oder
stehen im Kreis und bewe-
gen Rücken und Rumpf,
indem sie sich räkeln und
Arme und Beine strecken.
Bei der Streckung immer
in eine Diagonalbewe-
gung kommen – linker Arm und rechtes Bein und umgekehrt. Dabei die Finger
strecken und die Zehen bewegen, die Arme mal nach innen, mal nach außen drehen, die Wirbelsäule im Wechsel beugen und strecken. Die Teilnehmer auffordern,
bewusst zu spüren, in welchen Winkelpositionen Spannung entsteht.

❊ **Die Konturen
nachfahren**

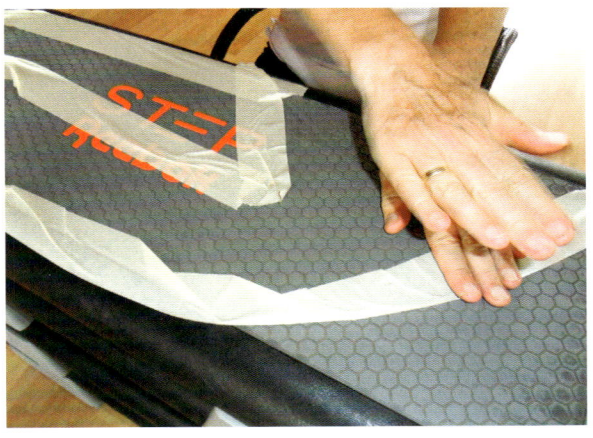

Die Teilnehmer sitzen an
einem Tisch oder stehen
um einen großen Kasten,
auf den Formen oder Fi-
guren aus Malerkrepp ge-
klebt sind – ein Kreis, ein
Dreieck, ein Baum usw.
oder völlig bizarre Formen.

4

Nun sollen sie ihre Hände falten und mit den gestreckten Armen die Konturen der
Figuren nachfahren. Dabei kommt es auf Dehnen und Strecken der Schultern und
der Wirbelsäule an, um so den Fühlern im Körperinneren (Sehnen, Muskeln und
Faszien) einen Wahrnehmungsreiz zu geben.

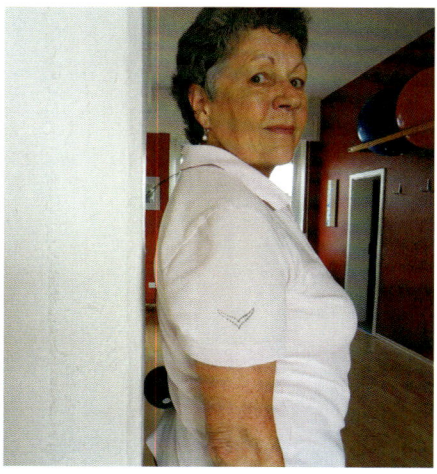

Tennisbälle mit dem Rücken rollen

Die Teilnehmer sitzen auf einem Stuhl oder stehen an einer Wand mit einem oder zwei Tennisbällen zwischen Rücken und Lehne bzw. Wand. Nun sollen sie ihr Gewicht verlagern, sich drehen, die Beine beugen und strecken usw., ohne dabei den Ball fallen zu lassen. Welche Reize sind bei den Bewegungen am Rücken zu spüren?

Stabführung

Die Teilnehmer sitzen oder stehen im Kreis. Paarweise üben. A bringt den jeweils rechten oder linken Arm von B mithilfe eines von beiden gehaltenen Stabes in eine beliebige Winkelposition. Nun soll A mit geschlossenen Augen den anderen Arm in die von B vorgegebene Position bringen.

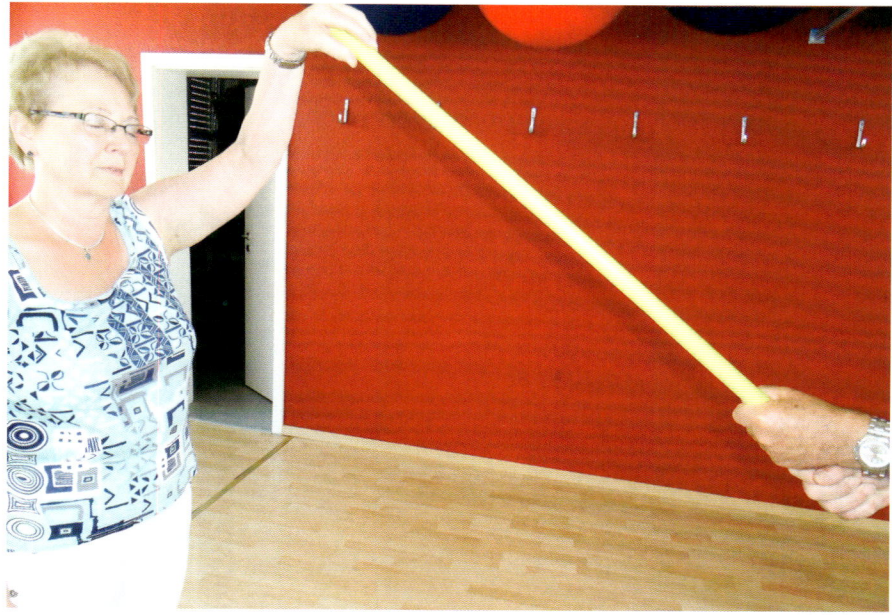

4.5.2 Die Bewegungsgrundschnelligkeit üben

Nicht nur das Gehen, sondern das Bewegen insgesamt wird mit dem Alter meist langsamer und bedächtiger. Zwar hat ein Mensch im Alter in der Regel genügend Zeit, doch wer lange selbstständig bleiben und Pflegebedürftigkeit vermeiden will, sollte unbedingt dafür sorgen, dass ihm – völlig unabhängig von reaktiven Prozessen – eine gewisse Grundschnelligkeit der Bewegung erhalten bleibt. Die nachfolgenden Übungen tragen dazu bei.

※ **Fliegenklatsche**

Die Teilnehmer sitzen um einen Tisch. Der Übungsleiter steht am Ende des Tisches mit einem auf den Tisch ausgelegten Wollfaden in der Hand. An einem Ende des langen Wollfadens ist eine Büroklammer befestigt. Die Klammer langsam über den Tisch ziehen. Die Teilnehmer versuchen, je nach Vermögen, mit einer Fliegenklatsche, einer Zeitung oder den Händen, die Klammer zu berühren und so auf den Gegenstand zu reagieren. Wenn es die Fähigkeiten der Teilnehmer erlauben, kann auch jemand aus der Gruppe den Faden bewegen.

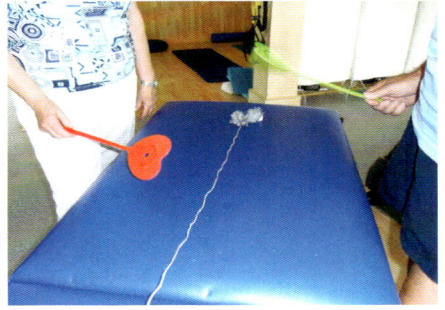

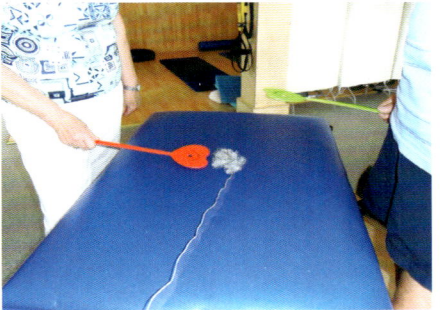

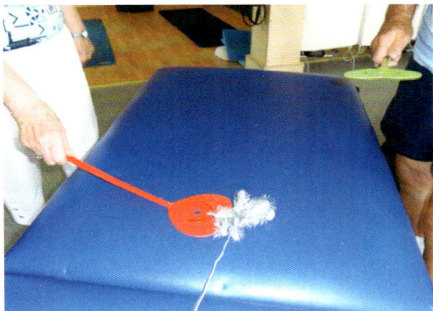

4

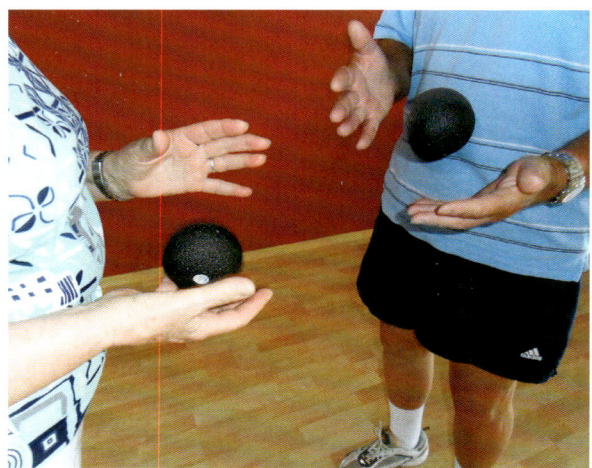

❊   Heiße Kartoffel

Die Teilnehmer sitzen oder stehen im Stuhlkreis. Jeder hat eine Kugel oder einen Ball in der Hand. Alle stellen sich vor, es handle sich um eine heiße Kartoffel und jonglieren diese im ganz schnellen Wechsel beständig von einer Hand in die andere.

❊   Schnell zu- und umgreifen

Die Teilnehmer sitzen oder stehen im Kreis. Beide Hände in unterschiedlichen Höhen vor dem Körper halten, in der oberen Hand ein Sandsäckchen oder einen Ball. Das Sandsäckchen loslassen und mit der freien Hand schnell zugreifen. 2 x 30 s lang im schnellen Wechsel durchführen.

Alternativ: Mit einem Stab üben. Diesen waagerecht vor dem Körper halten und mit beiden Händen im schnellen Wechsel mal von unten, mal von oben greifen. Ebenfalls 2 x 30 s lang im schnellen Wechsel durchführen.

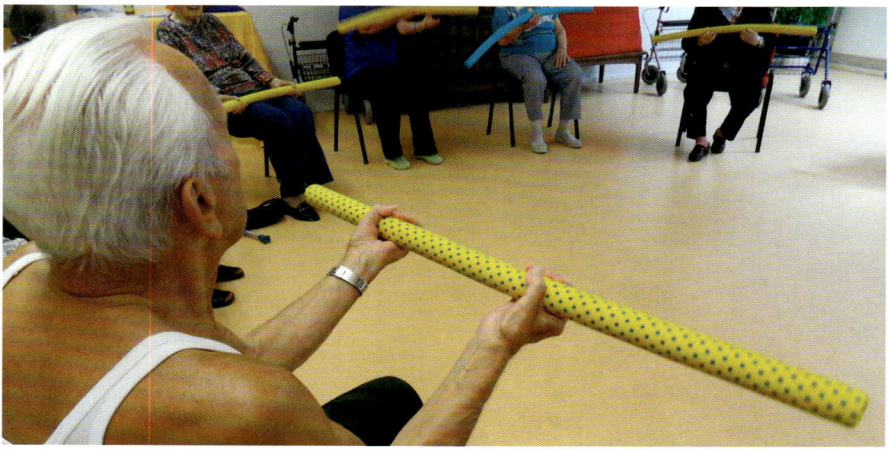

※ **Transport**

Die Teilnehmer stehen vor einer mit Kreide oder Klebeband angebrachten Markierung. Diese ist etwa 10-20 cm von einem davor platzierten Kasten, Tisch o. Ä. entfernt. Dort sollen sie ein Gewicht oder einen Gegenstand ergreifen. Damit unter Zeitdruck einige Schritte zu einem weiteren, gegenüberstehenden Tisch oder Kasten gehen und den Gegenstand dort ablegen. Zwei Durchgänge, dabei etwa 15 x pendeln in 1 min mit kurzer Pause.

4.5.3 Sich situationsangepasst bewegen und reagieren

Die Sinne sind ein Schlüssel für alle Bewegungs- und Denkaktivitäten. Über das Sehen, Hören, Riechen, Schmecken, Tasten und über die Körpereigenfühler und den Gleichgewichtssinn verschaffen sich Menschen ein Bild von der Welt außerhalb des eigenen Körpers. Nur wer Personen, Gegenstände und Ereignisse in ihrem räumlichen und zeitlichen Zusammenhang erfasst und bewertet, erhält eine konkrete und realistische Vorstellung und kann angepasst reagieren.

Konkret heißt das zum Beispiel im Straßenverkehr: Wer ein herannahendes Auto frühzeitig sieht und hört, Entfernung und Geschwindigkeit richtig einschätzen kann, ist in der Lage, die Straße sicher zu überqueren. Ist dagegen die Wahrnehmung eingeschränkt, führt das womöglich zu falschen Schlussfolgerungen. Erfasst jemand das Auto zu spät oder schätzt die Fahrzeuggeschwindigkeit zu niedrig und seine eigene Gehgeschwindigkeit zu hoch ein, kann das fatale Folgen haben.

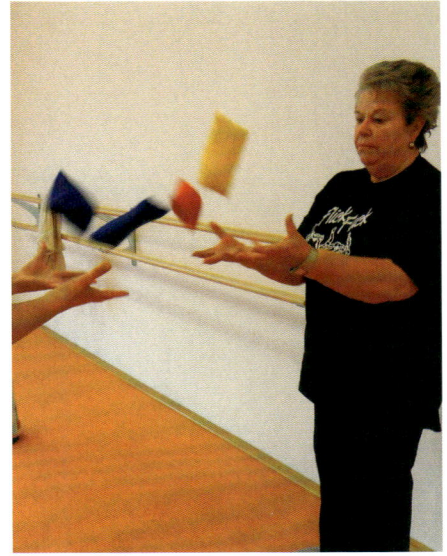

4

Übt dagegen jemand regelmäßig zum Beispiel das Werfen und Fangen von Geräten, wie Luftballons, Bällen oder Kirschsteinsäckchen, trainiert er u. a. seine Fähigkeit, die Aufmerksamkeit auf diese Gegenstände zu richten, ihre Größe, ihr Gewicht und ihre Flugeigenschaften einzuschätzen, Entfernungen zu berechnen und im richtigen Moment an der richtigen Stelle zuzugreifen. Das hilft, ähnliche Situationen im Alltag leichter zu bewältigen, rechtzeitig und angepasst zu reagieren, zum Beispiel wenn etwas hinunterfällt.

❂ Tippen mit Hand und Fuß

Es gilt, farbige Markierungen auf Zuruf mit den Händen anzutippen. Die Markierungen in Form von bunten Plättchen oder Klebestreifen an Wänden oder auf dem Boden anbringen. Mehr Abwechslung – und damit höhere Anforderungen – gibt es, wenn diese Markierungen zusätzlich mit Zahlen oder Begriffen versehen sind.

Die Teilnehmer stehen mit etwa drei Fußbreiten Abstand vor der Wand. Auf Zuruf sollen sie reaktiv mal mit der rechten, mal mit der linken Hand die entsprechende Markierung berühren. Eine Steigerung ist durch Veränderung des Abstands zur Wand möglich. Zwei Durchgänge von je 1 min.

Beim nächsten Mal die gleiche Übung mit den Füßen und Markierungen am Boden durchführen.

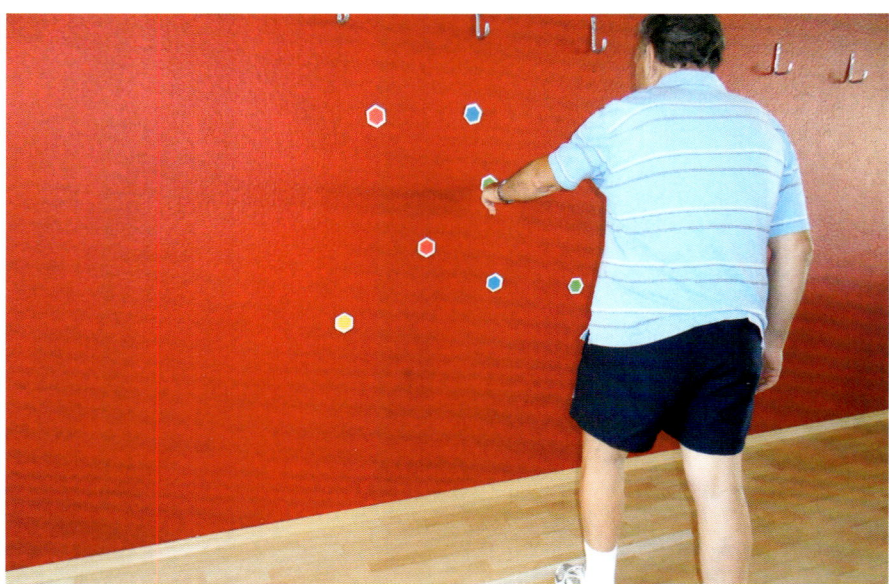

❋ Reagieren mit Schritten

Die Teilnehmer stehen hinter einem Stuhl, Handlauf o. Ä., um sich bei Bedarf halten zu können. Jetzt auf Zuruf jeweils in unterschiedliche Richtungen spontan schnelle Ausfallschritte machen: rechts, links, vor, rück.

Um die Reaktivität und die Geschwindigkeit der Informationsverarbeitung zu erhöhen, werden den Richtungen zusätzlich Farben oder Städte, Hobbys oder Zahlen zugeordnet. Diese sollen dann entsprechend die Richtung vorgeben, in welche die Ausfallschritte ausgeführt werden. Also zum Beispiel rot = vorwärts, blau = rückwärts, gelb = rechts und grün = links oder Hamburg = vorwärts, Aachen = links, Dresden = rechts, München = rückwärts.

❋ Ich sage „Schulter"

Die Teilnehmer nennen reihum jeweils einen beliebigen Körperteil, zum Beispiel „Nase", „Brustbein" oder „Rücken". Dorthin sollen nach der Ansage möglichst schnell alle am eigenen Körper tippen.

Etwas schwieriger wird es, wenn eine Seitenangabe erfolgt: „rechts Knie" oder „linker Ellbogen".

Alternativ: Die Anweisung erfolgt nicht sprachlich, sondern durch Anzeigen. Wer vorgibt, tippt einen eigenen Körperteil an. Die anderen tippen bei sich selbst nach.

4

❋ Einen Tennisball prellen

Die Teilnehmer sitzen oder stehen im Kreis oder verteilt frei im Raum. Die Aufgabe lautet, stetig einen Tennisball zu prellen. Dabei den Ball jedes Mal greifen – mit beiden Händen, mit einer Hand – mal rechts, mal links, von oben oder von unten. Verschiedene Zugriffsmöglichkeiten ausprobieren. 2 x 30 s üben.

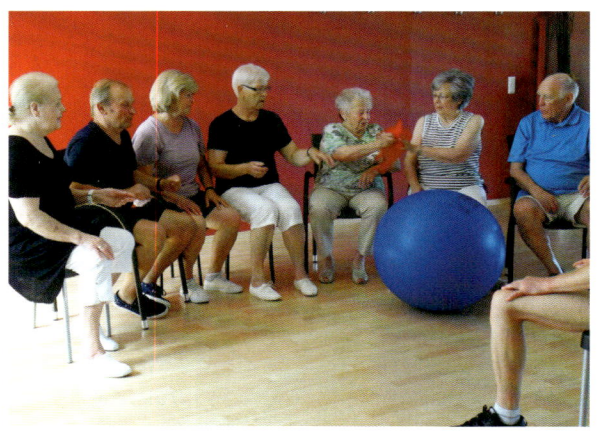

✤ **Das rote Tuch**

Die Gruppe sitzt oder steht im Kreis. Ein Ball wird kreuz und quer zugeworfen, geprellt oder ein großer Pezziball gerollt – die Auswahl ist abhängig von Gruppe und Räumlichkeit. Gleichzeitig wandert ein rotes Tuch herum, das von Spieler zu Spieler zügig weitergegeben wird. Dabei gilt es aufzupassen, dass es immer 3 x an den nächsten und dann 1 x an den übernächsten Nachbarn gegeben wird. Dazu zählen alle laut mit: ein – zwei – drei – Lücke – eins – zwei – drei – Lücke – eins . . . Trotzdem soll natürlich niemand den Ball festhalten, und er sollte auch nicht auf den Boden fallen.

Es empfiehlt sich, beide Elemente zunächst getrennt zu üben: zuerst nur das Tuch nach der Vorgabe herumgeben. Dann den Ball kreuz und quer zuspielen und am Ende beides miteinander verbinden.

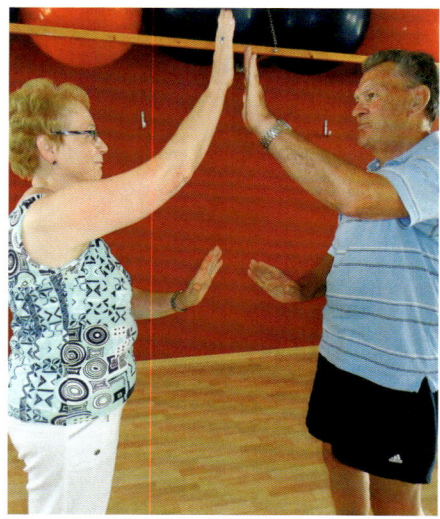

✤ **Spiegelbild**

Die Teilnehmer sitzen oder stehen sich paarweise gegenüber. Einer führt langsam fließende Bewegungen aus. Der andere soll reagieren und möglichst zeitgleich wie ein Spiegel die gleichen Bewegungen nachahmen. Oft fällt das alten Menschen leichter, wenn sie sich eine konkrete Situation dabei vorstellen, zum Beispiel die Morgentoilette vor dem Spiegel oder das Anprobieren eines neuen Kleidungsstücks.

❀ Rechte Hand, linke Hand

Beide Hände sollen gleichzeitig unterschiedliche Dinge tun: Die rechte Hand klopft beständig im Takt auf die Tischplatte, während die linke daneben mit der Handfläche kreisende Bewegungen beschreibt. Nach einiger Zeit die Hände wechseln: links klopfen, rechts kreisen.

❀ Ran und weg

Beide Arme werden im stetigen Wechsel auf Brusthöhe vor dem Körper ausgestreckt und wieder an den Körper gezogen. Eine Hand ist ausgestreckt, eine liegt am Körper an. Dabei soll zunächst jeweils die Hand, die vom Körper weggeführt wird, im Handgelenk nach oben abknicken und mit der Handfläche quasi einen gedachten Widerstand wegschieben. Im Gegenzug wird gleichzeitig der andere Arm mit lockerer Faust an den Körper zurückgezogen.

Im nächsten Schritt bleibt die Grundbewegung, aber die Handbewegung wechselt: Beim Heranziehen ist die Handfläche aufgestellt, beim Wegschieben sind die Finger zur lockeren Faust geballt.

Alternativ kann die gleiche Übung mit Armführung zur Seite vollzogen werden: Der rechte Arm wird bei lockerer Fausthaltung seitlich ausgestreckt, während der linke mit aufgestellter Handfläche an den Körper gezogen wird und umgekehrt.

4

4.5.4 Bewegungen zielgenau steuern

Mit zunehmendem Alter und eingeschränkter Wahrnehmung ist es oft schwierig, Entfernungen richtig einzuschätzen, Geschwindigkeiten zu erkennen und alle Informationen von außen mit der eigenen Bewegung in Einklang zu bringen. So passiert manches Missgeschick: Da wird ein Glas umgestoßen oder die Schraube, die eingedreht werden soll, will einfach nicht ins Gewinde finden. Mit gezieltem Training lässt sich gegensteuern.

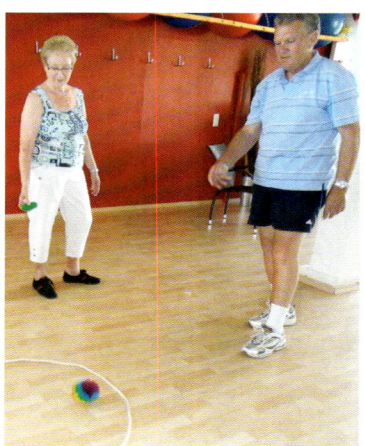

Zielwerfen

Die Teilnehmer sitzen oder stehen in einem Stuhlkreis oder verteilt frei im Raum. Sie werfen Sandsäckchen zielgenau in einen Reifen oder in einen mit Seilen oder Kreide markierten Kreis. Ca. 1 min lang üben.

Diese Übung lässt sich auch als Mannschaftsspiel durchführen. Dazu mehrere Kreise markieren und Punkte vergeben. Welche Mannschaft sammelt die meisten Trefferpunkte?

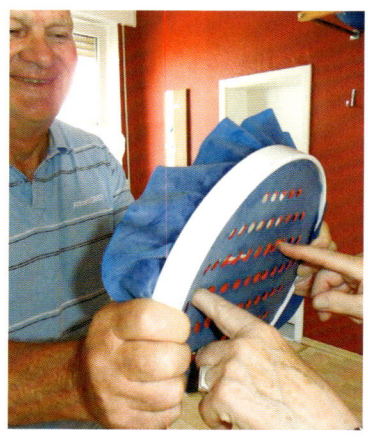

Löcher stechen

Die Teilnehmer sitzen oder stehen im Stuhlkreis bzw. frei im Raum oder sitzen am Tisch. Sie halten ein mit unterschiedlich großen Löchern versehenes Bettlaken gespannt zwischen sich. Jeder Teilnehmer hält mit einer Hand das Laken und hat die andere frei. Mit den Fingern der freien Hand die Löcher durchstechen. Hände mehrfach wechseln, mal mit der linken, mal mit der rechten Hand stechen. Ca. 1 min üben.

Alternativ ein in einen Rahmen eingespanntes Latextuch verwenden und paarweise üben.

⚹ Ringe und Reifen aufgabeln

Die Teilnehmer sitzen oder stehen im Stuhlkreis oder verteilt frei im Raum. In einem Behälter liegen verschieden große Reifen und Tennisringe. Jeder Teilnehmer hat einen Stab. Mit dem Stab jeweils einen Reifen aufgabeln und in einem anderen, zuvor leeren, Behälter wieder ablegen.

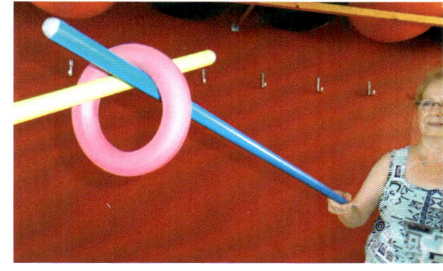

Die Teilnehmer können außerdem versuchen, sich mithilfe der Stäbe gegenseitig Reifen und Ringe zu übergeben.

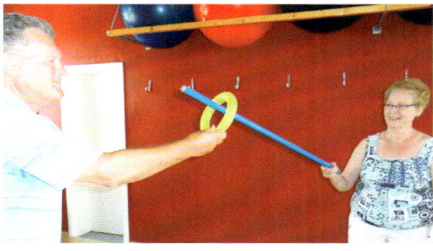

Alternativ kann diese Übung in kleineren Dimensionen mit Gardinen- und Serviettenringen und kleinen Stäbchen oder Bleistiften durchgeführt werden.

⚹ „Blindes" Zielgehen

Die Teilnehmer stehen paarweise am Ende eines Raums an der Wand oder an einer Markierung. Sie sehen einen in etwa 5 m Entfernung stehenden Stuhl. Dieser soll anschließend „blind" angesteuert und möglichst passgenau erreicht werden. A schließt die Augen und geht, bis er das Gefühl hat, am Ziel zu sein. B begleitet den Partner mit Hand-

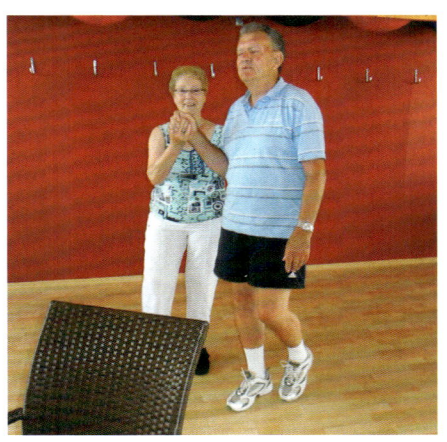

4

fassung, sodass Zusammenstöße vermieden werden und A sich sicher fühlen kann. Danach Wechsel, das heißt, B geht mit geschlossenen Augen und A sichert ab.

Zu Beginn kann der sehende Partner noch sprachliche Tipps geben. Nach etwas Übung sollten die Teilnehmer versuchen, ohne diese Unterstützung auszukommen.

❄ **Fingerartistik**

Auf einem Tisch Hindernisse aufbauen: Bücher, Holzbausteine oder Ähnliches. Durch diese Gegenstände soll ein Ball – nur durch Bewegen der Finger, die quasi über den Ball „laufen" wie ein Zirkusartist – auf einer vorgegebenen Strecke vom Start zum Ziel befördert werden. Dabei ist Geschicklichkeit gefragt. Wer schafft es, ohne etwas umzuwerfen? Mit beiden Händen im Wechsel üben!

❄ **Hindernisparcours**

Im Gymnastikraum, auf dem Gang im Pflegeheim oder im Freien eine Reihe von Hindernissen aufbauen, die es zu überwinden gilt: Seile, kleine Kissen, Plastikbecher, Kartondeckel usw.

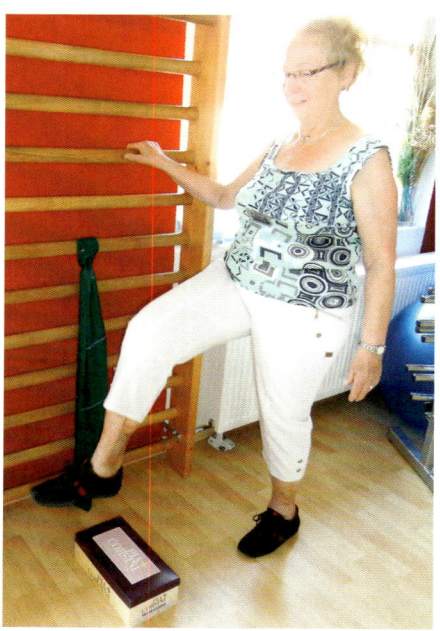

Auf einer Strecke im Freien ergeben sich die Hindernisse manchmal allein durch die Wegbeschaffenheit – Unebenheiten, wechselnder Untergrund, Stufen usw. Auf einer ebenen Strecke können kleine Steine, Zweige etc. den Weg erschweren.

Die Aufgabe kann heißen „die Hindernisse übersteigen" oder „die Hindernisse umgehen" bzw. umfahren, wenn jemand mit dem Rollator unterwegs ist. Beim Überwinden ohne Hilfsmittel ist es für viele Teilnehmer günstig, wenn sie sich an einem Handlauf halten können, zum Beispiel im Flur eines Pflegeheims.

4.5.5 Zwei Dinge gleichzeitig tun

Je älter wir Menschen werden, desto schwerer fällt es uns, zwei oder mehr Dinge gleichzeitig zu tun. Schon wenn jemand im hohen Alter einfach nur spazieren geht und unterwegs ein Taschentuch benötigt, bleibt er in der Regel stehen, um es aus der Jackentasche zu holen. Einen Fuß vor den anderen setzen, auf den Weg und eventuelle Hindernisse achten und gleichzeitig etwas suchen – das ist zu viel auf einmal. In früheren Lebensphasen bemerken wir oft überhaupt nicht, dass solche Aktionen unser Gehirn fordern. Im hohen Alter wird das jedoch zunehmend schwieriger und benötigt immer mehr Kapazität im Gehirn.

Um sich sicherer im Alltag bewegen zu können, sollten alte Menschen deshalb regelmäßig üben, ihre Aufmerksamkeit zu teilen und zwei Dinge gleichzeitig zu tun. Bei solchen Doppelaufgaben, dem sogenannten *Dual-Tasking-Training,* handelt es sich um die Kombination jeweils einer Bewegungs- und einer Denkaufgabe, die gleichzeitig ausgeführt wird.

Dual-Tasking-Training = zeitgleiches Ausüben von einer Bewegungsaufgabe plus einer Denkaufgabe.

Ein solches Training führt nach heutigen Erkenntnissen der Wissenschaft dazu, dass sich sowohl die Bewegungsfunktionen verbessern als auch die Denkfähigkeit. Für das Bewältigen beider Aufgaben wird im Gehirn nach entsprechendem Training weniger Kapazität benötigt. So steht mehr Kapazität des Denkorgans zur Verfügung, um auf aktuelles Geschehen zu reagieren. Das gibt mehr Sicherheit im Alltag.

Die motorischen Aufgaben sollten so gewählt werden, dass sich dabei Bewegungsabläufe stetig wiederholen, also zum Beispiel mit den Fingern trommeln, klatschen, einen Ball rollen, gehen usw. Eine andere Möglichkeit sind Übungen, die die Gleichgewichtsfähigkeit fordern – auf einem wackeligen Untergrund stehen, über eine Linie balancieren usw.

Als geistige Herausforderung werden oft Zähl- oder Rechenaufgaben eingesetzt. Es kann auch um Wortfindung nach bestimmten Vorgaben gehen, zum Beispiel

Städtenamen nach dem Alphabet – **A**achen, **B**erlin, **C**hemnitz usw. Weitere Möglichkeiten bieten alle Arten von Sortieraufgaben – Spielkarten nach Farben ordnen, Socken zu Paaren zusammenfinden usw.

Sehr alten Menschen gelingt es oft nicht, zwei Aufgaben auf Anhieb gleichzeitig auszuführen, obwohl gerade das das eigentliche Dual-Tasking-Training ausmacht. Häufig ist es erforderlich, zunächst die beiden Elemente, also die Bewegungsaufgabe und die Denkaufgabe, anfangs jeweils getrennt zu üben. Sind dann die Aufgaben genau verstanden und ist die Bewegung einmal automatisiert, kann das Zusammenspiel anschließend gelingen. Dennoch sollten Übungsleiter gerade bei solchen Übungen immer wieder deutlich machen, dass der Erfolg nicht im Ergebnis liegt. Entscheidend für die positiven Wirkungen ist keineswegs das perfekte Gelingen, sondern gerade das Üben. Was der Mensch bereits kann, fordert ihn nicht mehr wirklich. Das heißt, sobald die Übung gut gelingt, muss eine neue Herausforderung gesucht werden.

Die folgenden Beispiele können immer wieder neu kombiniert werden. Außerdem lassen sich Bewegungsaufgaben aus den Kap. 4.2 und 4.4, insbesondere solche, bei denen es um Balance geht, ideal mit geistigen Herausforderungen kombinieren.

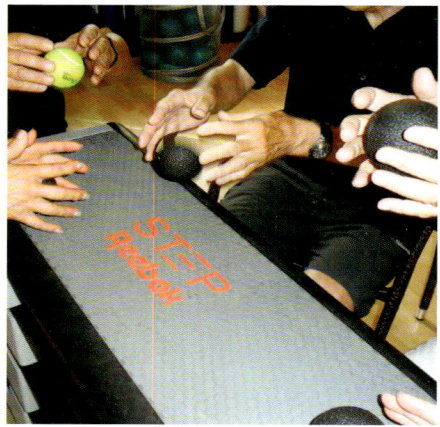

❀ **Einen Ball prellen**
und das Alphabet aufsagen

Die Teilnehmer sitzen am Tisch. Jeder hat einen Tennisball. Dieser wird auf dem Tisch geprellt: den Ball aus etwa 15 cm Höhe auf den Tisch fallen lassen und mit beiden Händen wieder auffangen. Diesen Vorgang ausdauernd wiederholen und dabei allmählich in einen Sekundentakt kommen.

Dabei sprechen alle laut vor sich hin und sagen das Alphabet auf. Funktioniert das ohne Probleme, wird als neue Herausforderung das ABC rückwärts gesprochen, also Z, Y, X, W usw.

✳ Bechern und buchstabieren

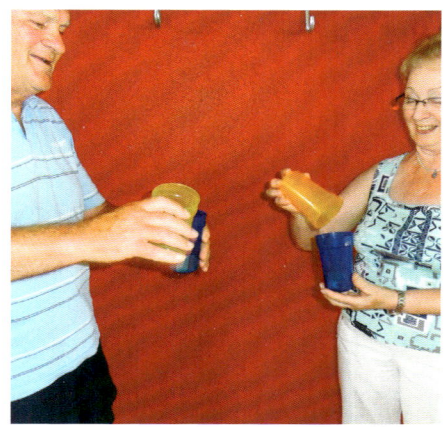

Die Teilnehmer halten jeweils einen großen Becher (Trinkbecher, große Joghurtbecher) in jeder Hand. Sie kippen in gleichmäßigem Takt einen Ball immer wieder vom einen in den anderen Becher. Gleichzeitig buchstabieren sie laut im Takt sprechend Wörter, die der Übungsleiter oder ein Gruppenmitglied vorgibt, zum Beispiel „S – O- N – N – E – N – S – C – H – E – I - N". Fortgeschrittene schaffen das auch rückwärts „N – I – E – H – C – S – N – E – N – N – O – S".

Es kann auch versucht werden, in der Gruppe einen gemeinsamen Takt zu finden und dann lange Wörter im Sprechchor rückwärts zu buchstabieren.

Richtig schwierig wird es, wenn das Buchstabieren losgelöst vom Takt der Ballwechsel erfolgen soll.

✳ Werfen und rechnen

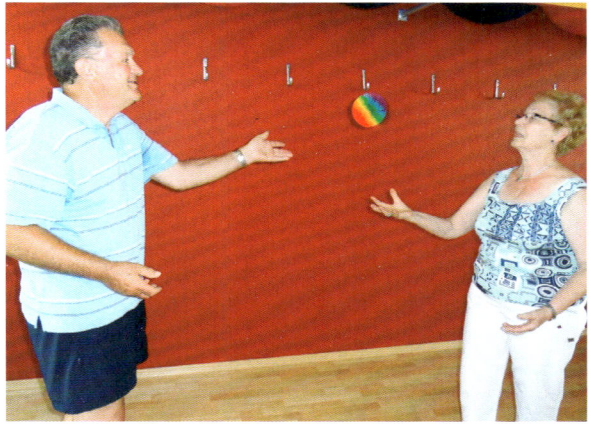

Jeweils zwei Teilnehmer sitzen oder stehen sich gegenüber und werfen einen Ball oder ein Kirschsteinsäckchen hin und her. Dabei rechnen sie. Mit 3 beginnend, werden immer 5 addiert. Im Wechsel wird nach jedem Fangen die nächste Zahl genannt: „3 – 8 – 13 – 18 – 23 usw." Fortgeschrittene rechnen rückwärts und beginnen bei 100 mit wechselnden Vorgaben, wie viel jeweils abgezogen werden soll.

4

❁ **Wacklig stehen und Begriffe nennen**

Die Teilnehmer stehen auf einer instabilen Unterlage (Balancekissen, aufgerollte Gymnastikmatte, zusammengefaltete Wolldecke ...) und nennen zu einem Themengebiet möglichst schnell so viele Begriffe wie möglich, zum Beispiel:

- ⌇ alles, was es im Supermarkt zu kaufen gibt;
- ⌇ alles, was zur Körperpflege benötigt wird;
- ⌇ Hunderassen.;
- ⌇ deutsche Städte;
- ⌇ usw.

❁ **Gehen und eine Wortkette aus Namen bilden**

Die Teilnehmer gehen zu Paaren auf einem einfachen Weg ohne Hindernisse – im Gymnastikraum im Kreis, auf einem Rundweg im Freien ... Beide nennen im Wechsel immer einen Vornamen. A beginnt und sagt zum Beispiel: „Martin." B setzt fort und sucht einen Namen, der mit dem Endbuchstaben des vorgenannten beginnt, also zum Beispiel „Nora". Dann ist A an der Reihe und sagt: „Albert" usw.

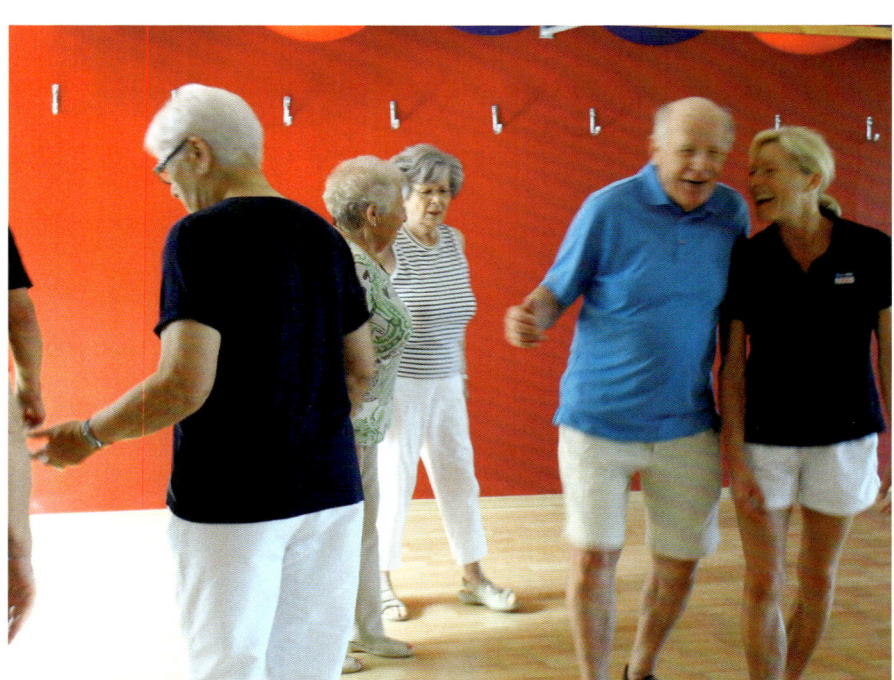

Gehen und Persönlichkeiten erraten

Alle Teilnehmer ziehen zu Beginn ein Kärtchen mit dem Namen einer bekannten Persönlichkeit. Das kann eine lokale Größe, wie Bürgermeister oder Vereinsvorsitzende, sein, aber auch Prominente aus Unterhaltung oder Politik. Das Kärtchen behält jeder für sich, zeigt es niemandem. Dann gehen die Teilnehmer paarweise spazieren. Während des Spaziergangs unterhalten sich beide und sollen dabei durch gezielte Fragen herausfinden, welche Persönlichkeit der Partner vertritt. Wichtig ist, dass die Teilnehmer versuchen, während des gesamten Spaziergangs stetig weiterzugehen und nicht stehen zu bleiben.

Alternativ können die Teilnehmer, anstatt Kärtchen zu ziehen, sich selbst eine Persönlichkeit ausdenken, die sie vertreten möchten.

Durch die Menge gehen und Klatscher zählen

Die Teilnehmer stellen sich zu einem Viereck auf. Nun sollen sie zeitgleich schnell die Seiten wechseln, ohne einander anzustoßen. Gleichzeitig sollen sie den Übungsleiter beobachten und mitzählen, wie oft er inzwischen in die Hände klatscht.

Tippen und rechnen

Die Teilnehmer sitzen oder stehen im Stuhlkreis oder frei im Raum und halten sich, falls nötig, mit einer Hand an der Stuhlrückenlehne oder einem Handlauf fest. Das rechte Bein steht fest auf dem Boden, das linke tippt im Wechsel mit Fußspitze und Ferse auf den Boden. Abwechselnd mit rechtem und linkem Bein üben.

4

Gleichzeitig an der freien Hand – oder mit beiden Händen – die Finger zum Daumen führen. Dabei sind die Finger nummeriert, Zeigefinger = 1, Mittelfinger = 2 usw. Auf Ansage des Übungsleiters oder Partners die richtigen Finger zum Daumen bringen.

Richtig kompliziert wird es, wenn nicht die Zahl angesagt wird, sondern eine Rechenaufgabe, deren Ergebnis bestimmt, welcher Finger zum Daumen geführt werden soll. Bei 5 – 3 muss dann zum Beispiel der Mittelfinger, also Nummer 2, die Daumenspitze berühren. Und dabei das Tippen mit Ferse und Spitze nicht vergessen!

✸   **Einen Ball rollen und von Vorlieben erzählen**

Die Teilnehmer sitzen oder stehen in einem Stuhlkreis bzw. frei im Raum. Sie rollen sich einen oder mehrere Sitzbälle im schnellen Wechsel kreuz und quer durcheinander zu. Die Bälle bleiben ständig in Bewegung, werden nicht festgehalten. Gleichzeitig erzählen sich immer zwei benachbarte Teilnehmer ihre Vorlieben – das liebste Essen, ein Kochrezept, die Lieblingsmusik usw.

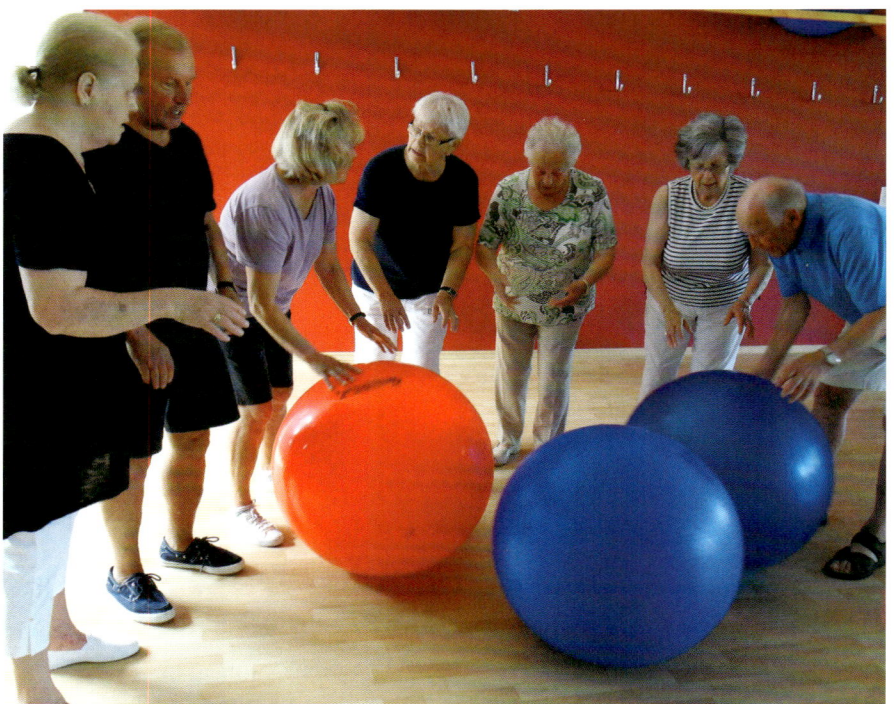

4.6   Handkraft und Fingerfertigkeit

Unsere Hände übernehmen im Alltag vielfältige Aufgaben. Oft realisieren wir die enorme Bedeutung von Handkraft und Fingerfertigkeit erst, wenn Probleme auftreten, wenn die Gliedmaßen nicht mehr wie gewohnt funktionieren. Die Gelenke schmerzen, die Kraft reicht nicht mehr aus, um eine Wasserflasche zu öffnen oder die Beweglichkeit ist so sehr eingeschränkt, dass das Sockenstricken nicht mehr wie früher klappt.

Und solche Beispiele gibt es viele: Um ein klingelndes Telefon rechtzeitig zu erreichen, ist es nötig, schnell zuzugreifen. Beim Eintippen einer Nummer müssen die oft kleinen Tasten zielsicher getroffen werden. Schmale Gegenstände, wie ein Stift oder eine Gabel, sind schwierig zu fassen.

Hier einige Übungsbeispiele, die das Umgehen mit solchen Alltagssituationen erleichtern.

4.6.1   Die Greifkraft erhalten

❋   **Eine Tüte zusammenraffen**

Die Teilnehmer sitzen oder stehen in einem Kreis, jeder mit einer großen und festen Mülltüte in der Hand. Diese sollen sie ausschließlich mit den Fingern einer Hand – ohne die andere Hand zu Hilfe zu nehmen – so zusammenzuraffen, dass sie möglichst in der Hand verschwindet. Je 2 x mit rechter und linker Hand.

4

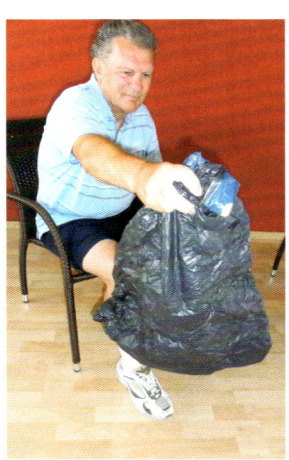 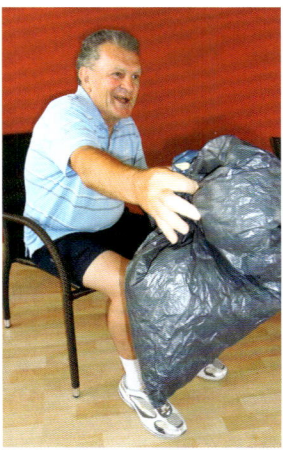 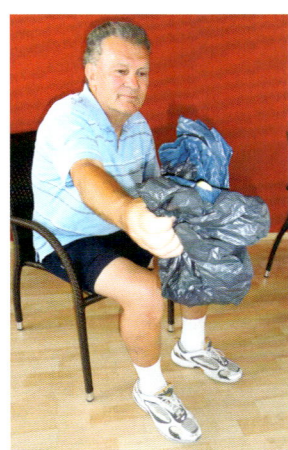

Handlauf

Die Teilnehmer sitzen oder stehen in einem Kreis mit einem gurkenförmigen Gegenstand, wie beispielsweise einer Igelhantel (Brasil®) oder einer kleinen Joghurtflasche, in der Hand. Dieser Gegenstand soll in alle Richtungen ausschließlich mit Bewegungen der Finger durch die haltende Hand geführt werden. Dabei dreht die Handfläche mal nach unten, nach innen, nach oben. Pro Seite zwei Durchgänge je 30 s.

Ein Seil einwickeln

Die Teilnehmer sitzen oder stehen im Kreis und halten quer vor dem Körper einen Stab mit einem daran festgebundenen Seil in den Händen. Das Seil soll durch Drehen des Stabs auf- bzw. abgewickelt werden. Die Handflächen zeigen dabei mal nach unten, nach innen oder nach oben. Anfangs mit beiden Händen üben, später mal nur mit der rechten, mal nur mit der linken Hand.

Als Erschwernis kann bei Bedarf ein kleines Gewicht am Seil befestigt werden.

Knetalphabet

Die Teilnehmer sitzen am Tisch. Für diese Übung wird Therapieknete benötigt. Jeweils mit Daumen und einem Finger – nacheinander mit Zeige-, Mittel-, Ring- und kleinem Finger die Knete auseinanderziehen und anschließend wieder zu einer Kugel formen.

Mehr Spaß macht die Übung, wenn nur unter Einsatz der Finger Figuren, Buchstaben oder Wörter geformt werden.

4.6.2 Die Finger geschickt einsetzen

❊ Die Finger spreizen

Die Teilnehmer sitzen im Kreis und weben ein Latexband (alternativ einen Nylon-strumpf oder ein breites Gummiband) durch die Finger, hin und zurück, sodass sich Achterschlingen ergeben. Nun die Finger gegen diesen Widerstand spreizen. 2 x 10 Wiederholungen.

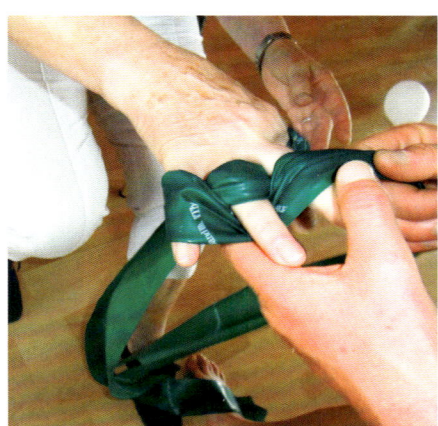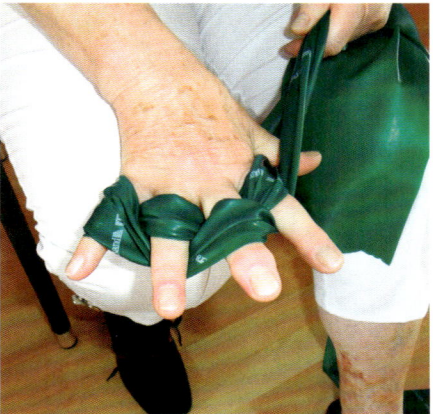

❊ Daumentanz

Die Teilnehmer halten zwischen zwei Fingern einer Hand ein Stück festen Schaum-stoff, einen kleinen, weichen Ball oder eine Metallfeder. Diesen Gegenstand drü-cken sie mit Daumen und jeweils einem Finger der anderen Hand zusammen. Pro Finger 5 x mit rechter und linker Hand.

4

❊ Die Augen der Finger

Die Teilnehmer sitzen oder stehen im Kreis. Alle stellen sich vor, an jedem Finger befänden sich Augen. Diese wachen langsam auf und schauen sich jeden einzelnen Winkel des Raums an. Dabei bewegen sich alle Glieder der Finger, die Ellbogen helfen mit und später auch die Schultern.

❀ Isolationsübungen

Die Teilnehmer sitzen im Kreis oder an einem Tisch. Die Hände mit den Finger-
grundgelenken abschließend, an der Tischkante, auf einem Tablett oder auf den
angewinkelten Knien auflegen. Die jeweils an der Kante liegenden Gelenke sollen
isoliert bewegt werden. Dazu die Finger über diese Gelenke einzeln anheben. 5 x
pro Finger. Danach schließen die Mittelgelenke mit der Tischkante ab. Wieder jeden
Finger aus diesem Gelenk heraus 5 x anheben. Schließlich dasselbe mit den End-
gelenken.

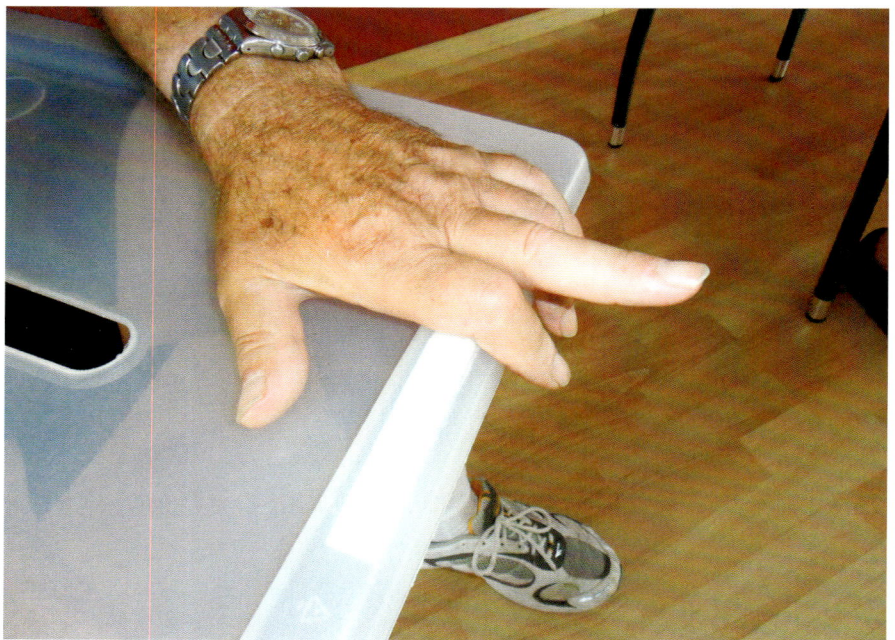

4.7   Bewegen mit Musik

Die meisten hochaltrigen Menschen mögen es sehr, sich zur Musik zu bewegen. Die Musik motiviert und dadurch macht das Trainieren gleich viel mehr Spaß. Musik kann Erinnerungen an vergangene Zeiten wecken und positive Gefühle auslösen. Übungsleiter sollten eine Musik auswählen, die den alten Menschen gefällt. Besonders geeignet sind alte Schlager, Walzermusik, Märsche, Charleston oder bekannte Volkslieder und Operettenmusiken.

4.7.1   Einfache Schrittbewegungen mit Musik

Zu fast jeder Musik können Sie ganz einfache Schrittbewegungen machen, am besten eignet sich eine Viervierteltaktmusik. Lassen Sie die Musik laufen und wiederholen Sie diese einfachen Bewegungen im lockeren Wechsel immer wieder. Dabei bleiben die Teilnehmer durchgängig in Bewegung. Sowohl die Ausdauer als auch die Koordination wird dabei gefördert. Die Dauer der Durchführung hängt von der körperlichen Belastbarkeit der Teilnehmer ab.

Im Rhythmus der Musik am Platz gehen
Zum Rhythmus der Musik auf der Stelle gehen. Dabei schwingen die Arme locker mit.

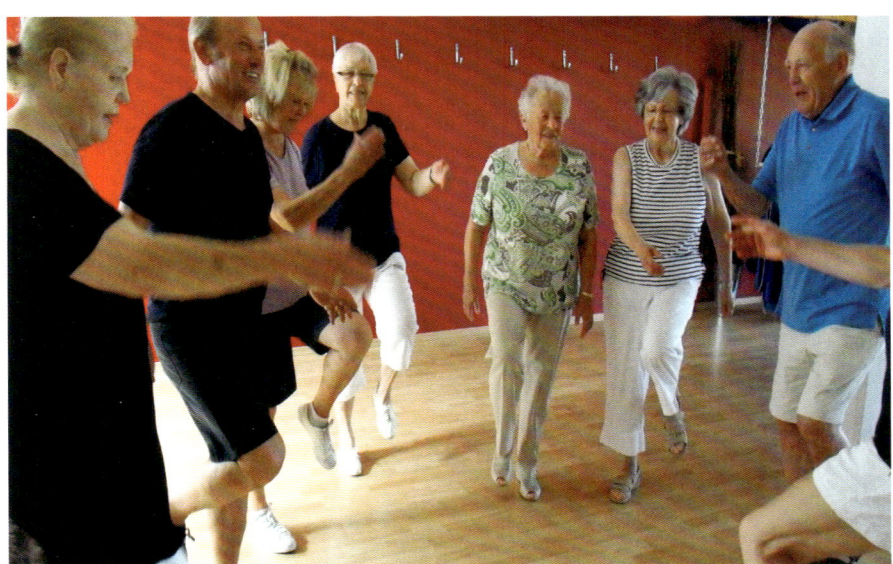

4

❀   **Die Füße vorn und seitlich auf den Boden tippen**

Mit der rechten und der linken Fußspitze im Wechsel vorn auf den Boden tippen. Die Arme schwingen ganz locker mit. Wenn die rechte Fußspitze auftippt, schwingt der linke Arm mit nach vorn. Ist der linke Fuß vorn, kommt der rechte Arm mit vor.

Dann die rechte Fußspitze auf der rechten Seite auf den Boden tippen und den Fuß wieder heransetzen. Dann mit der linken Fußspitze auf der linken Seite kurz auf den Boden tippen und zurücksetzen. Immer im Wechsel – rechts und links.

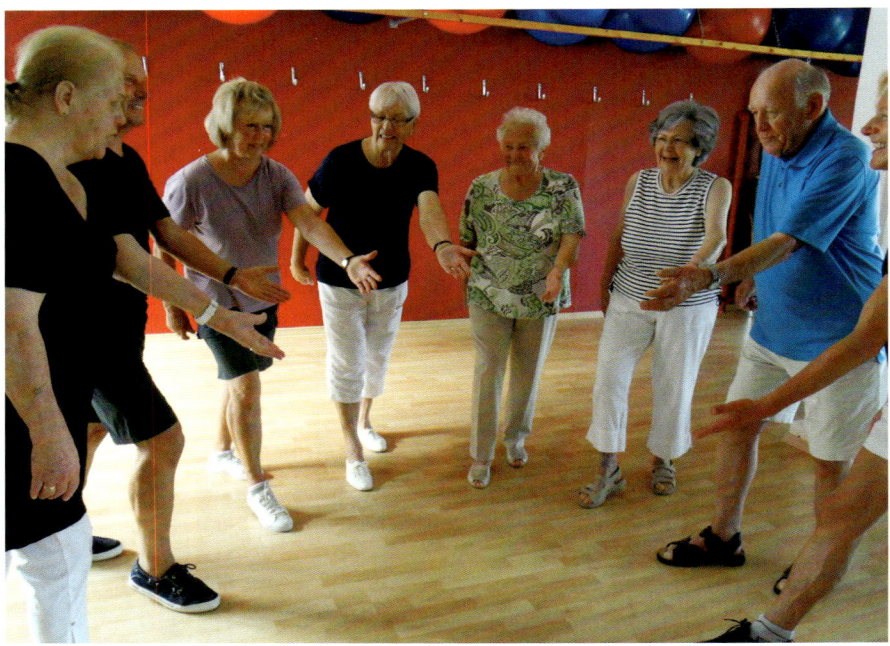

❀   **Kick nach vorn**

Das rechte und das linke Bein im Wechsel nach vorn kicken: Dazu das Gewicht auf das linke Bein verlagern und das rechte Bein in der Luft locker kicken. Dann rechts wieder auf den Boden aufsetzen und das linke Bein locker nach vorn in die Luft kicken. Immer im Wechsel rechts und links.

❄ Seitschritt

Aus dem geschlossenen Stand den rechten Fuß nach rechts außen auf den Boden setzen, dann den linken Fuß an den rechten Fuß heranziehen. Jetzt zurück: Den linken Fuß nach links außen aufsetzen und den rechten zum linken heransetzen. Im Wechsel: rechts zur Seite – links heranziehen – links zur Seite – rechts heransetzen.

Wenn die Teilnehmer den Seitschritt beherrschen, kommt noch etwas hinzu. Immer, wenn der Fuß von der Seite zum geschlossenen Stand herangezogen wird, klatschen die Senioren 1 x in die Hände: rechts – klatsch – links – klatsch.

❄ Vier Schritte vor, vier Schritte zurück

Alle Teilnehmer stehen im Kreis. Nun vier Schritte nach vorn in die Kreismitte aufeinander zugehen – und dann vier Schritte wieder zurück auf die Kreislinie gehen. Immer im Wechsel – vier Schritte vor, vier Schritte zurück. Wenn die Teilnehmer das sicher beherrschen, kann man versuchen, beim vierten Schritt nach vorn 1 x mit den Fingern zu schnipsen.

4

4.7.2 Tanzen und Singen –
die perfekte Kombination für Hochaltrige[1]

Die Kombination von Singen, Tanzen und rhythmischem Bewegen ist eine tolle Möglichkeit, hochaltrige Teilnehmer zur Bewegung zu motivieren. Dabei wird sowohl die geistige Leistungsfähigkeit trainiert (Text, Melodie, Schrittkombinationen merken) als auch die körperliche Leistung (Multi-Tasking-Fähigkeit, Herz-Kreislauf-Training). Außerdem macht ein solches Training alten Menschen sehr viel Spaß, sie singen in der Regel gern. Rhythmisches Üben erhöht nicht nur die Bewegungsfreude, sondern hat auch eine positive Wirkung auf die Psyche. Das Üben im gleichen Rhythmus wird auch als gemeinsames Erlebnis innerhalb der Gruppe empfunden.

Die Texte der Lieder sollten bekannt sein oder in der Gruppenstunde erlernt werden, zuerst ohne die passenden Bewegungen.

Vorsicht ist geboten bei Liedern oder bei Tänzen, die für Kinder gedacht sind. Aus „kindlich" wird schnell „kindisch". Sofern solches Liedgut überhaupt gewählt wird, sollte es immer entsprechend eingeführt werden: „Erinnern Sie sich an das Kinderlied . . .?" „Haben Sie das mit Ihren Kindern oder Enkeln gesungen?" „Versetzen wir uns in unsere Kinderzeit zurück . . ." usw. So wird deutlich, dass der Gruppenleiter sich bewusst ist, jetzt erwachsene Menschen vor sich zu haben.

Die Rhythmusangabe erfolgt durch den Übungsleiter oder durch die Gruppe u. a. durch Sprechen, Singen, Klatschen, Treten, Fingerschnipsen oder durch Musik.

Hilfreich und unterstützend können hier auch CDs mit Volksliedern sein, die im Fachhandel zu erwerben sind. Hier kann jeder mitmachen, mitsingen, (mitbrummen) auch wenn er stimmlich meint, nicht unbedingt singen zu können.

Der Übungsleiter gibt beim rhythmischen Üben deutlich den Einsatz zum gemeinsamen Beginn mit einer Ankündigung (Auftakt), z. B. mit dem Wort „und".

---

[1] Nach einer Idee und unter Mitarbeit von Karin Wahrer.

Die Singtänze oder Bewegungsspiele können mit oder ohne Kleingeräte ausgeführt und variiert werden. Hier bieten sich Säckchen, Gymnastikball (Softball), Gymnastikseil, Hand- oder Chiffontuch, Doppelklöppel u. v. m. an.

„Hoch auf dem gelben Wagen"

Die Teilnehmer singen selbst, Viervierteltakt, eine Strophe.

Takt		
1-2	Hoch auf dem gelben Wagen	4 Schritte am Platz.
3-4	sitz ich beim Schwager vorn	4 x klatschen.
5-8	Vorwärts die Rosse traben	4 Schritte am Platz.
	lustig schmettert das Horn	4 x klatschen.
9	Felder, Wiesen und Auen	Rechten Arm schräg nach oben strecken (Handfläche zum Körper), gleichzeitig rechte Ferse vorn aufsetzen, dann Arm und Ferse zurück.
10		Wie Takt 9 mit links.
11-12	leuchtendes Ährengold:	Wie Takte 9 + 10.
13	Ich möchte so gerne	Nacheinander rechte Hand an rechte Schulter, linke Hand an linke Schulter legen.
14	noch schauen	Nacheinander rechte Hand auf rechten Oberschenkel, linke Hand auf linken Oberschenkel legen.
15-17	aber der Wagen, der rollt	Unterarme umeinander kreisend nach oben und wieder nach unten führen (Wolle wickeln).
18-22	ich möchte so gerne noch schauen, aber der Wagen der rollt	Wie Takte 13-17.

4

❋ **Horch, was kommt von draußen rein?**

Hier ein weiterer Vorschlag für die Kombination von Singen und rhythmischem Bewegen. Üben Sie zuerst den Text des Liedes von Strophe 1 bis Strophe 4. Dann führen Sie ganz langsam die Bewegungen dazu ein. Wenn die Teilnehmer die Kombination von beidem sicher beherrschen, macht es Spaß, das Lied mit den Bewegungen 1-2 x am Stück ohne Pause durchzusingen.

Strophe 1	
Horch, was kommt von draußen rein?	Rechte und linke Hand abwechselnd zu den Ohren führen wie „lauschen".
Hollahi, hollaho	Beide Hände wie Scheibenwischer von rechts nach links, von links nach rechts führen.
wird wohl mein Feinsliebchen sein	„Lauschen" wie oben.
Hollahiaho	„Scheibenwischer" wie oben.
Geht vorbei und schaut nicht rein	Mit dem Oberkörper nach rechts, nach links wenden.
Hollahi, hollaho	„Scheibenwischer".
wird's wohl nicht gewesen sein	Mit dem Oberkörper nach rechts, nach links wenden.
Hollahiaho	„Scheibenwischer".

Strophe 2	
Leute haben's oft gesagt	Beide Hände in Schulterhöhe und mit den Fingern spielen.
Hollahi, hollaho	„Scheibenwischer".
was ich fürn Feinsliebchen hab	Zeigefinger rechts und links abwechselnd zum Mund führen.
Hollohiaho	„Scheibenwischer".
Lass sie reden, schweig fein still	Mit beiden Armen Oberkörper umarmen und Arme wieder nach vorn ausstrecken.
Hollahi, hollaho	„Scheibenwischer".
kann ja lieben, wen ich will	Arme vor der Brust überkreuzen und halten.
hollahiaho	„Scheibenwischer".

Strophe 3

Wenn mein Liebchen Hochzeit hat	Klatschen.
Hollahi, hollaho	„Scheibenwischer".
ist für mich ein Trauertag	Hände in Gebetshaltung zur Wange rechts und links führen, Wange auf die Hände legen und dabei Kopf leicht seitlich neigen.
Hollahiaho	„Scheibenwischer".
Geh ich in mein Kämmerlein	Am Platz sitzend marschieren.
hollahi, hollaho	„Scheibenwischer".
trage meinen Schmerz allein	Oberkörper runden und wieder aufrichten.
hollahiaho	„Scheibenwischer".

Strophe 4

Wenn ich dann gestorben bin	Hände in V-Haltung zum Himmel strecken.
Hollahi, hollaho	„Scheibenwischer" über dem Kopf.
trägt man mich zum Grabe hin	Beide Arme seitlich öffnen.
Hollahiaho	Seitlich mit dem Oberkörper nach rechts und links ziehen.
Setzt mir keinen Leichenstein	Handwurzeln zusammenbringen, Hände wie zu einer Blume öffnen und in Richtung Himmel führen.
Hollahi, hollaho	„Scheibenwischer" über dem Kopf.
pflanzt mir drauf Vergissnichtmein	Arme zur Seithalte öffnen.
hollahiaho	Hände wieder zur „Blume" falten, nach oben himmelwärts, bei „. . . ho" wieder über die Seite nach unten führen.

4

4.7.3 Gruppentänze

❀ **Kreistanz: Langsamer Walzer**

Dreivierteltakt = drei Viertelnoten.

Zählweise: lang, kurz, kurz oder 1, 2, 3 = ein Dreierschritt.

Alle Teilnehmer stehen im Kreis, blicken in die Kreismitte und halten sich an den Händen fest. Jetzt die Hüfte nach rechts wenden und in Tanzrichtung, also gegen den Uhrzeigersinn, im Walzerrhythmus gehen. Der rechte Fuß beginnt.

4 Dreierschritte	In Tanzrichtung Dreierschritte gehen, beim letzten Dreierschritt drehen zur Kreismitte. Zähle: 1, 2, 3, für einen Dreierschritt.
2 Dreierschritte	In die Tanzmitte.
2 Dreierschritte	Zurück nach außen.
1 Dreierschritt	Walzerbalance (Schritt rechts zur Seite, linker Fuß kreuzt hinter rechtem Fuß, den linken Fuß zur Seite setzen, rechter Fuß kreuzt hinter linkem Fuß).
1 Dreierschritt	Dreierschritt in den Kreis (vorwärts).
1 Dreierschritt	Dreierschritt zurück aus dem Kreis (rückwärts). Tanz mit dem rechten Fuß beginnen nach links.

Wiederholen Sie diesen Tanz ruhig mehrfach, bis alle Teilnehmer ihn sicher beherrschen. Die Bewegung tut älteren Menschen gut und Sie werden feststellen, dass diese Bewegung mit Musik den Teilnehmern sehr viel Spaß macht.

❄ Kreistanz: „O Susanna"

Für diesen Kreistanz brauchen Sie eine lockere, beschwingte Musik im Vierviertel-takt. Am besten eignet sich das Musikstück „O Susanna".

Die Teilnehmer stellen sich paarweise im großen Kreis auf, dabei zeigt das Gesicht zur Kreismitte. Die Teilnehmer fassen sich an den Händen an – und zwar auf Schulterhöhe mit angewinkelten Ellbogen. Dabei befinden sich die Hände vor dem Körper, nicht neben dem Körper.

16 ZZ[2]	Alle gemeinsam, mit vier Schritten rechts beginnend, zur Mitte gehen und mit vier Schritten wieder zurückgehen. Diesen Ablauf noch einmal wiederholen.
8 ZZ	Nur jede zweite Person (A) geht mit vier Schritten in den Kreis und wieder zurück mit vier Schritten. Die anderen (B) stehen am Ort und klatschen in die Hände.
8 ZZ	Jetzt gehen die Personen B mit vier Schritten in die Mitte des Kreises und mit vier Schritten wieder zurück. Die Personen A bleiben stehen und klatschen.
16 ZZ	Promenade – A und B gehen nebeneinander zur Kreismitte. Dabei sind die Hände gefasst oder untergehakt. Auf die letzten beiden Zählzeiten (15 und 16) drehen sie sich aufeinander zu.
16 ZZ	Promenade – A und B gehen nebeneinander wieder zurück. Bei den letzten beiden Zählzeiten die Gesichter wieder zur Kreismitte drehen.

4

Jetzt beginnt der Tanz wieder von vorne.

ZZ = Zählzeiten

✿ Wir lassen die Finger tanzen

Die Teilnehmer sitzen auf einem Stuhl oder einem Hocker im Kreis. Sie bewegen ihre Finger in festgelegten Reihenfolgen. Diese Übungen sind besonders wirkungsvoll für das Gehirn. Sie können dazu eine lockere, rhythmische Musik im Viervierteltakt auflegen.

In der Ausgangsposition werden die Handflächen beider Hände aneinandergelegt.

Takt	
1-4	4 x im Wechsel Hände falten, Finger strecken. Dabei Handflächen aneinanderlassen. Am Ende die Hände lösen.
5-8	4 x rechte Hand locker zur Faust formen und wieder strecken, Daumen weit abspreizen.
9-12	Wie Takte 1-4.
13-16	Wie Takte 5-8, jetzt mit der linken Hand.
Refrain	
17-20	Fingerkuppen der rechten Hand nacheinander auf den Daumen tippen und wieder strecken, Zeigefinger beginnt.
21-24	Alle Finger spielen Klavier.
25-28	Wie Takte 17-20.
29-32	Mit beiden Händen aus dem Handgelenk kleine Achten gegeneinander schwingen.
Takt	
1-4	Rechte Hand mit gestreckten Fingern aufstellen, alle Finger spreizen und zueinander führen = „Fächer".
5-8	Wie Takte 1-4, linke Hand.
9-12	Rechte Hand nur Daumen und kleinen Finger abspreizen und zurückführen.
13-16	Wie Takte 9-12, jetzt nur mit der linken Hand.
17-32	Refrain
Fingerbewegungen wie oben beim Refrain beschrieben.	

Takt	
1-4	Rechte Hand mit gestreckten Fingern heben, 4 x Fingerkuppen zur Kralle krümmen und wieder strecken.
5-8	2 x rechte Hand Finger zur Kralle – zur Faust – zur Kralle – Finger strecken.
9-16	Wie Takte 1-8, jetzt mit der linken Hand.
17-32	Refrain

Fingerbewegungen wie oben beim Refrain beschrieben.

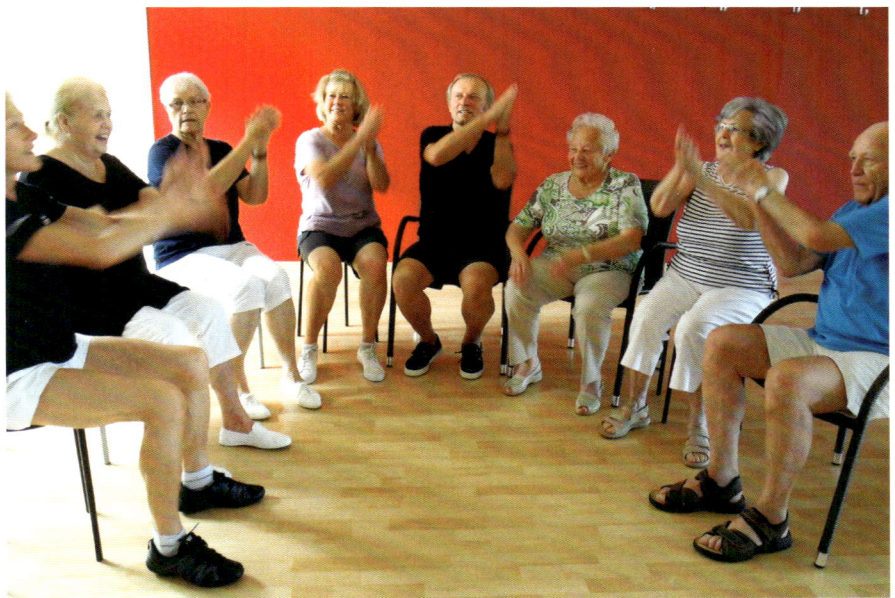

4

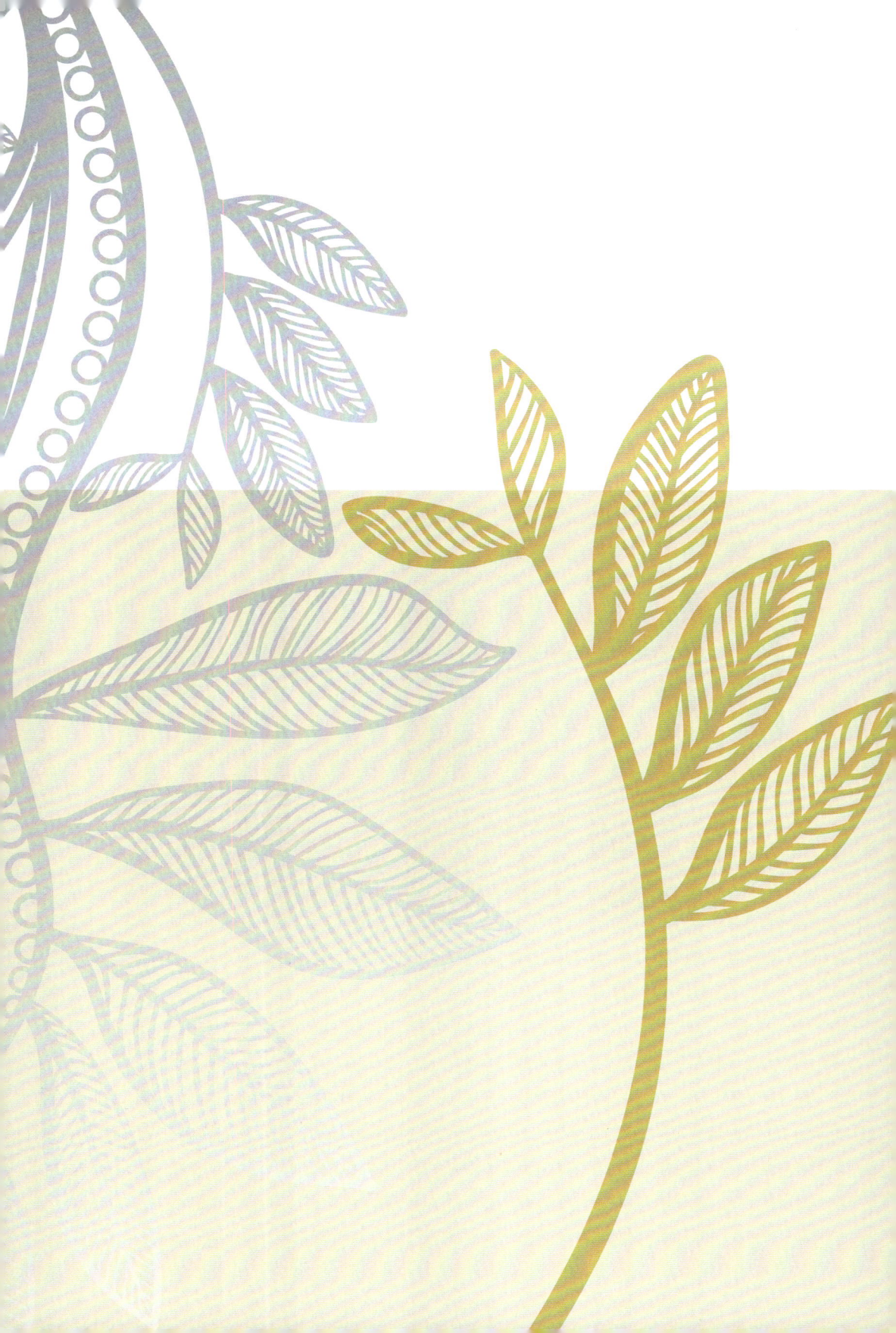

KAPITEL 5

Kapitel 5

MIT EINSCHRÄNKUNGEN UMGEHEN

Bei der Arbeit mit sehr alten Menschen kann es immer wieder zu Problemen oder Komplikationen kommen. Die Teilnehmer sind in der Regel nur eingeschränkt bewegungsfähig. Bei Hochaltrigen gibt es gute und schlechte Wochen. Das bedeutet, mal fühlen sie sich fit und sind leistungsfähig, aber schon in der nächsten Woche kann das ganz anders sein, weil plötzlich alles wehtut. Eine Übung, von der man dachte, dass sie von den Teilnehmern gekonnt wird, kann schon in der nächsten Woche vielleicht nicht mehr durchgeführt werden. Mit solchen Einschränkungen und Unsicherheiten müssen sowohl die Teilnehmer als auch der Übungsleiter umzugehen lernen.

5.1   Schwierigkeiten einschätzen und Lösungen finden

Einige Schwierigkeiten oder Probleme treten während der Bewegung bei den alten Menschen häufiger oder sogar oft auf. Es ist wichtig, den Hintergrund dieser Probleme zu kennen, die Situation und den Kontext zu verstehen. Dann können Übungsleiter sich darauf einstellen und angemessen reagieren.

5.1.1   Wenn die Welt sich dreht – Schwindel während der Bewegung

Plötzlich beginnt der Boden zu schwanken und die Welt dreht sich wie ein Karussell. Schwindelattacken treten meistens urplötzlich auf. Vor allem bei Menschen über

70 Jahren ist Schwindel ein häufiges Symptom, das auch während der Bewegung auftreten kann. Wie entsteht Schwindel und was kann der Übungsleiter tun, wenn einem Teilnehmer schwindelig wird?

a) Wann wird man schwindelig?

Unser Gleichgewichtssystem besteht aus drei Teilen, die zusammenarbeiten und sich ergänzen. Der erste Teil sind die *Augen*. Damit sieht man, wo man sich befindet und wohin man geht oder sich bewegt. Der zweite Baustein des Gleichgewichtssystems sind spezielle *Sensoren* im Körper, in den Muskeln, Sehnen und Gelenken. Diese Sensoren nehmen wahr, in welcher Position der Körper sich befindet und wie er sich bewegt. Das dritte System ist das *Gleichgewichtsorgan* im Innenohr. Das ist dafür zuständig, jede Kopfbewegung wahrzunehmen.

Die drei Komponenten des Gleichgewichtssystems nehmen die unterschiedlichsten Signale auf und senden sie zum Gehirn. Dort laufen alle Signale zusammen. Dabei entsteht ein Bild der unmittelbaren Umgebung und gleichzeitig ein Bild, in welcher Position sich der Körper in dieser Umgebung befindet. Auf dieser Grundlage wird entschieden, wie die Bewegungen von Körper, Kopf und Augen gesteuert und reguliert werden, um den Körper im Gleichgewicht zu halten.

5

Wenn eins dieser drei Systeme undeutliche, schwache oder gar falsche Informationen liefert, kann es zu Schwindelgefühlen kommen. Die Menschen werden unsicher.

b) Ursachen von Schwindelgefühlen

Wenn einem Teilnehmer während des Trainings schwindelig wird, ist es durchaus möglich, dass die Ursache dafür ein gesundheitliches Problem ist. Deshalb ist es wichtig, dass der Betroffene von einem Arzt untersucht wird, der klärt, ob eine Erkrankung der Grund für den Schwindel sein kann. Dennoch sollten Übungsleiter wissen, dass Schwindel im hohen Alter in den meisten Fällen nicht das Zeichen einer schweren Krankheit ist, sondern ein funktionelles Problem. Das bedeutet, ein oder mehrere Sinneskanäle des Gleichgewichtssystems funktionieren nicht mehr optimal, diese Art des Schwindels wird *multisensorischer Schwindel* genannt.

Betroffen sein können sowohl die Augen, das Gleichgewichtsorgan im Innenohr, die Sensoren in Muskeln und Gelenken als auch die sensiblen Nerven, die die aufgenommenen Informationen an das Gehirn weiterleiten. Da die Funktionsfähigkeit aller Systeme, die an der Aufrechterhaltung des Gleichgewichts beteiligt sind, im hohen Alter nachlässt, wird den Senioren schwindelig und sie geraten aus dem Gleichgewicht. Der Schwindel tritt in solchen Fällen vor allem bei schnellen oder ungewohnten Bewegungen auf, zum Beispiel beim Drehen des Kopfs, beim schnellen Aufstehen von einem Stuhl, beim schwungvollen Umdrehen oder beim schnellen Bücken. Wenn man dann nicht aktiv wird und das Gleichgewichtssystem trainiert, kann es sogar so weit kommen, dass sehr alten Menschen beim Stehen oder Gehen schwindelig wird.

Schwindel kann bei älteren Menschen auch bei passiven Bewegungen auftreten, beispielsweise im Aufzug oder beim Sitzen im Auto. Bei einigen Betroffenen kann dadurch ein Gefühl der Haltlosigkeit entstehen. Sie haben Angst, die Situation und sich selbst nicht mehr kontrollieren zu können. Viele alte Menschen ziehen sich dann immer weiter zurück. Sie trauen sich immer weniger zu und bewegen sich kaum noch. Doch dieses Verhalten verstärkt das Problem, denn durch den weiteren Mangel an Übung gehen die bis dahin noch erhaltenen Gleichgewichtsfunktionen immer weiter verloren und der Schwindel verstärkt sich.

c)   Wie gehen Übungsleiter mit schwindelanfälligen Teilnehmern um?

Berichten Teilnehmer davon, dass ihnen während der Bewegung ständig schwindelig wird, sollten sie sich vom Arzt untersuchen lassen, um eine (schwerwiegende) Erkrankung als Ursache des Schwindels auszuschließen.

Meistens liegt keine schwere Erkrankung vor. Dann sollte der Betroffene weiterhin mitmachen. Natürlich brauchen schwindelanfällige Teilnehmer besondere Sicherheitsvorkehrungen während des Trainings. Sie sollten sich beim Gleichgewichtstraining festhalten oder nur kurz loslassen, sie bleiben in unmittelbarer Nähe des Übungsleiters oder sie werden bei anspruchsvollen Übungen von einem sicheren Partner begleitet. Es wäre jedoch nicht richtig, das Training nur noch im Sitzen zu absolvieren oder ganz mit dem Üben aufzuhören, denn das führt dazu, dass die bereits eingeschränkte Funktionsfähigkeit des Gleichgewichtssystems weiter abgebaut wird.

Bei den folgenden Symptomen sollten die Teilnehmer jedoch das Training sofort abbrechen:

- Druck, Taubheit oder Geräusche im Ohr,
- stechende, schwerere oder anhaltende Schmerzen in Kopf, Ohr oder Nacken,
- Kribbeln in Armen oder Beinen,
- Sehstörungen.

Fordern Sie die Teilnehmer in diesen Fällen auf, sich unbedingt von einem Arzt untersuchen zu lassen.

d)   Schwindelig und sich trotzdem bewegen?

Schwindel ist also eine Störung des Gleichgewichtssystems. Dieses muss wieder lernen, die unterschiedlichen Signale aus allen drei Kanälen aufzunehmen, diese richtig zu verarbeiten und sich angemessen darauf einzustellen. Diesen Lernprozess kann man jedoch nur in Gang setzen, wenn man genau das tut, was den Schwindel auslöst. Wird einem alten Menschen also bei einer Übung schwindelig, ist das kein Grund, diese Übungen vollständig abzubrechen und nie mehr durchzuführen. Der Betroffene braucht genau diese Übung besonders dringend, um sein Gleichgewichtssystem zu trainieren. Allerdings braucht er eine Pause, bis das Schwindelgefühl verschwunden ist. Weitere, vorsichtige Versuche sollten auf keinen Fall ohne Sicherheitshilfestellungen durchgeführt werden.

Wenn Übungsleiter zusätzlich etwas tun wollen, um die Schwindelanfälligkeit ihrer Teilnehmer zu reduzieren, können die folgenden Übungen dem Körper helfen, mit den Anforderungen, die im Alltag und beim Sport an das Gleichgewichtssystem gestellt werden, besser klarzukommen.

Die Übungen sind für alte Menschen anspruchsvoll und sollten deshalb zunächst 1 x im Sitzen durchgeführt werden. Wenn die Teilnehmer das sicher beherrschen, ohne dass ihnen schwindelig wird, können die Übungsleiter in den nächsten Wochen dazu übergehen, diese Übungen vorsichtig mit Sicherheitsvorkehrungen im Stehen auszuprobieren.

e) Übungskatalog

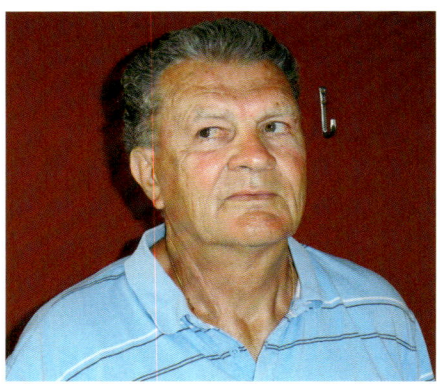

1.   Blick nach rechts und links

Die Teilnehmer schauen zunächst weit nach rechts, dann weit nach links. Der Kopf bleibt dabei unbewegt. Nach jeder Richtungsänderung des Blicks wird eine kurze Pause gemacht. Insgesamt 6 x.

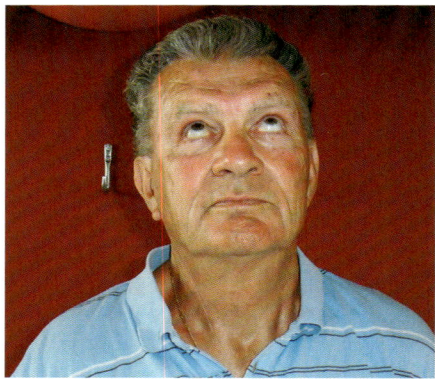

2.   Blick nach oben und unten

Nun den Blick nach oben richten, weit nach oben schauen und dann wieder zur Mitte zurück. Kurze Pause. Jetzt den Blick ganz nach unten sinken lassen. Kurz halten und zurück zur Mitte. Kurze Pause. Insgesamt 6 x. Nach jedem Blickrichtungswechsel eine kurze Pause machen.

3. **Den Kopf nach rechts und links wenden – den Daumen nicht aus dem Blick lassen**

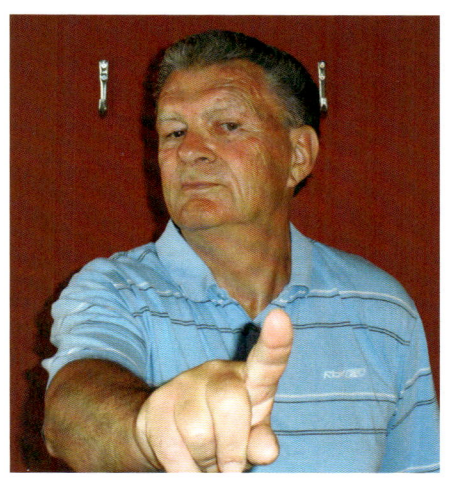

Die Teilnehmer halten ihren Daumen nach oben ausgestreckt, etwa auf Höhe der Augen, 20-30 cm vor dem Gesicht. Nun den Kopf zur rechten Seite wenden, ohne dabei den ausgestreckten Daumen aus dem Blick zu lassen. Die gleiche Übung zur linken Seite. Pause. Insgesamt 6 x.

4. **Den Kopf nach oben und unten bewegen – den Daumen immer im Blick**

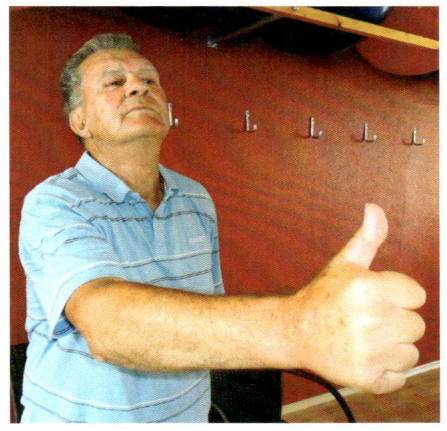

In der gleichen Ausgangsposition wie in der vorangegangenen Übung den Kopf weit nach oben bewegen, dabei den Daumen anschauen. Dann den Kopf nach unten sinken lassen, aber den Daumen weiterhin angucken. Insgesamt 6 x mit Pausen.

5

5. **Mit geschlossenen Augen den Kopf nach rechts und links wenden**

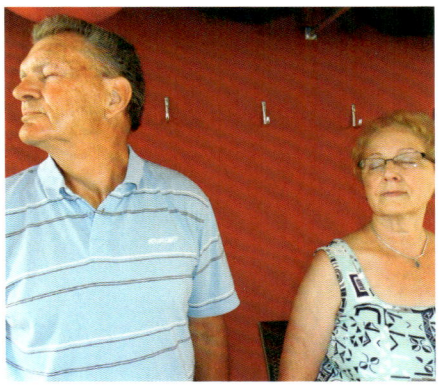

6. Mit geschlossenen Augen den Kopf nach oben und unten bewegen

7. Sich lang strecken und sich sofort nach unten bücken

Die Teilnehmer strecken sich weit nach oben, heben beide Arme über den Kopf und ziehen sich lang. Dann sich sofort nach unten bücken, dazu in die Knie gehen und den Kopf und die Arme nach unten hängen lassen. Insgesamt sechs Wiederholungen.

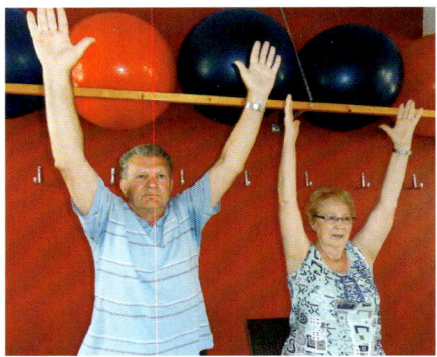 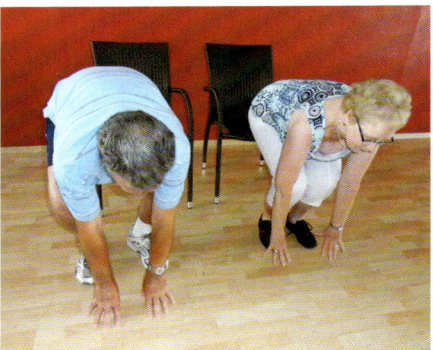

8. **Drehung**

Sich vorsichtig im Wechsel rechts- und linksherum um die eigene Achse drehen. Nach jeder Drehung eine Pause machen. Die Belastbarkeit der Teilnehmer entscheidet darüber, wie häufig diese Übung durchgeführt werden kann. Vorsichtig!

5.1.2 Auf Schmerzen reagieren

Viele hochaltrige Menschen haben bei normalen Alltagsbewegungen oft Schmerzen. Meistens sind es die Gelenke, die aufgrund von arthrotischen Veränderungen wehtun oder es schmerzt der Rücken, der verspannt ist. Während noch vor gar nicht so langer Zeit behauptet wurde, dass man aufhören sollte, sich zu bewegen, sobald es auch nur ein bisschen wehtut, hat sich die Auffassung heute etwas verändert.

Wenn ein Teilnehmer unter Arthrose leidet, ist es wichtig, dass er sich weiter bewegt, auch wenn die Gelenke dabei etwas wehtun. Bewegung ist wichtig – auch für Gelenke, die von einer Arthrose betroffen sind. Bewegung kann die Schmerzen lindern und die Beweglichkeit der betroffenen Gelenke erhalten. Genauso bei Schmerzen, die von angespannten Muskeln, zum Beispiel im Rücken, ausgelöst werden. Auch hier ist es unbedingt anzuraten, das Training fortzuführen, denn die Verspannungen können sich viel besser lösen, wenn der Körper durch Training gut durchblutet wird. Deshalb ist es nicht richtig, grundsätzlich bei Schmerzen von Bewegung abzuraten.

Wenn allerdings während einer Bewegung ein neuer, unbekannter Schmerz auftaucht, den der alte Mensch in seinem normalen Alltag nicht kennt, ist erst einmal Vorsicht geboten. Dann kann man diese Übung zunächst abbrechen und sie vielleicht zu einem späteren Zeitpunkt noch einmal probieren. Achten Sie jedoch darauf, dass der Betroffene in dieser Zeit, während die anderen Teilnehmer die Übung weiterhin durchführen, nicht herumsitzt oder steht. Er sollte stattdessen eine andere Übung durchführen, die er gut und schmerzfrei bewältigen kann.

5.1.3   Angst überwinden

Wenn Menschen im sehr hohen Alter beginnen, sich bewusst und gezielt zu bewegen, muss man davon ausgehen, dass sie – zumindest anfangs – große Angst vor Bewegung haben. Sie haben Angst, sich zu überfordern, Angst zu stürzen, Angst, sich durch das Training zu schaden. Aus wissenschaftlichen Untersuchungen weiß man, dass – unabhängig von einer Sturzerfahrung – bis zu 65 % aller Menschen über 65 Jahren Angst vor Stürzen haben. Bei Menschen, die schon einmal gestürzt sind, steigt diese Angst auf bis zu 92 % an.

Die meisten hochaltrigen Neueinsteiger haben noch kein Gefühl für das, was sie können, und auch nicht für das, was sie überfordert. Sie müssen erst lernen, eine realistische Selbsteinschätzung zu entwickeln. Das wöchentliche Training kann einen großen Beitrag dazu leisten, unrealistische Ängste abzubauen, aber auch tatsächliche Risikosituationen im Alltag oder im Sport zu erkennen und sich darauf einzustellen.

Angst hat negative Auswirkungen auf die Bewegungssicherheit und die Gleichgewichtskontrolle. Wenn alte Menschen sich bewegen, zum Beispiel eine Treppe hinuntersteigen, und dabei Angst haben, dann werden nicht nur die Muskeln aktiviert, die man für das Hinuntergehen braucht, sondern auch die sogenannten *Gegenspieler*, die *Antagonisten*. Die gleichzeitige Aktivierung eines Muskels und seines direkten Gegenspielers stört die Gleichgewichtskontrolle. Der alte Mensch wird unsicher und hat ein höheres Risiko, wirklich zu stürzen.

Angst kann aber auch eine wichtige Schutzfunktion haben. Dies ist zum Beispiel der Fall, wenn sie einen sehr alten Menschen davor bewahrt, auf einen wackeligen Hocker zu steigen und die frisch gewaschene Gardine aufzuhängen. Diese Situation ist nämlich tatsächlich eine Risikosituation. In diesem Fall ist die Angst wichtig, weil sie verhindert, dass der alte Mensch sich einem solchen Risiko aussetzt.

Wichtig ist also, eine realistische Selbsteinschätzung zu entwickeln. Dazu kann die wöchentliche Bewegungsstunde eine Menge beitragen. Allein das regelmäßige Üben hilft den Teilnehmern, eine realistische Einschätzung ihrer motorischen Fähigkeiten aufzubauen. Sie probieren eine neue Übung aus und können sofort feststellen, ob sie die damit verbundene Anforderung bewältigen oder nicht. Welche Bewegung klappt sofort? Wozu brauche ich länger? Was schaffe ich auch nach längerem Üben nicht? Jede Erfahrung hilft, sich besser und realistischer einzuschätzen.

Zusätzlich haben Übungsleiter die Möglichkeit, die Selbsteinschätzung mithilfe eines Stationenbetriebs zu üben.

a)   Stationenbetrieb: Kann ich meine Fähigkeiten realistisch einschätzen?

Die Übungsleiter bauen einen Stationenbetrieb mit 3-5 unterschiedlichen Stationen auf. An jeder Station müssen die Teilnehmer eine spezielle Herausforderung bewältigen. Zum Beispiel über unterschiedlich hohe Stufen und Hindernisse ohne Hilfe steigen oder auf einer instabilen Unterlage das Gleichgewicht 10 s lang, auf einem Bein stehend, halten.

Bevor es losgeht, stellt der Übungsleiter die Aufgaben an den Stationen vor. Die Teilnehmer müssen auf einem Zettel notieren, ob sie glauben, diese Aufgabe mit Leichtigkeit, gut, mit Schwierigkeiten oder gar nicht meistern zu können. Dann werden die

Aufgaben tatsächlich durchgeführt und am Ende wird verglichen, wie oft die Einschätzung mit der Realität übereingestimmt hat. Optimal ist, wenn beides übereinstimmt. Die gemachten Erfahrungen werden anschließend im Stuhlkreis besprochen.

b) Angstbesetzte Situationen nachstellen

Aber man kann noch mehr tun, um bestehende Ängste langsam abzubauen und eine realistische Selbsteinschätzung aufzubauen. Angstbesetzte Situationen können in der Turnhalle oder im Gymnastikraum nachgestellt werden. Die Teilnehmer üben die Situationen, die ihnen im Alltag oder beim Sport Angst machen und stellen dabei fest, dass sie diese Anforderung in der Realität bewältigen können. Dadurch werden Ängste langsam abgebaut. Möglich ist auch, dass die Hochaltrigen lernen, wie sie die Situation so für sich verändern, dass sie keine Angst mehr davor haben. Zum Beispiel, indem sie sich beim Hinuntersteigen von einem kleinen Kasten von einem Partner helfen lassen.

Diese Situationen können in der Halle oder im Gymnastikraum nachgestellt werden:

- **Sich in Menschenmengen bewegen:** Die Teilnehmer in zwei Gruppen einteilen. Beide Gruppen stehen sich im Raum gegenüber, dann gehen sie aufeinander zu, aneinander vorbei und tauschen die Seiten. Dabei dürfen sie sich nicht gegenseitig berühren. Der Kreuzungsbereich wird seitlich immer weiter eingeengt. Dadurch wird es schwieriger und anspruchsvoller, ohne Berührungen aneinander vorbeizugehen. Gelingt der Seitenwechsel unter diesen Bedingungen gut, können zusätzliche Aufgaben gestellt werden, zum Beispiel
  - während des Gehens bei Entgegenkommenden etwas Besonderes entdecken.
  - während des Gehens in verschiedene Richtungen schauen.
  - Gehgeschwindigkeit und Schrittgröße wechseln.
  - während des Gehens auf Signale vom Übungsleiter achten, wie Anzahl von Händeklatschern, mit Fingern angezeigte Zahlen usw.
  - die Gruppen auf vier statt auf zwei Seiten verteilen, also ein Viereck bilden und dann alle gleichzeitig zur jeweils gegenüberliegenden Seite wechseln lassen.

5

⬿ **Steigungen hoch- und runtergehen:** Mit Matten, die auf unterschiedlich hohen Kastenteilen oder Stepps liegen, kann man das Hinaufgehen und Hinuntergehen auf Schrägen üben. Bei starken Gangunsicherheiten Paare bilden. Der Partner geht auf ebenem Untergrund und gibt mit Handfassung Unterstützung.

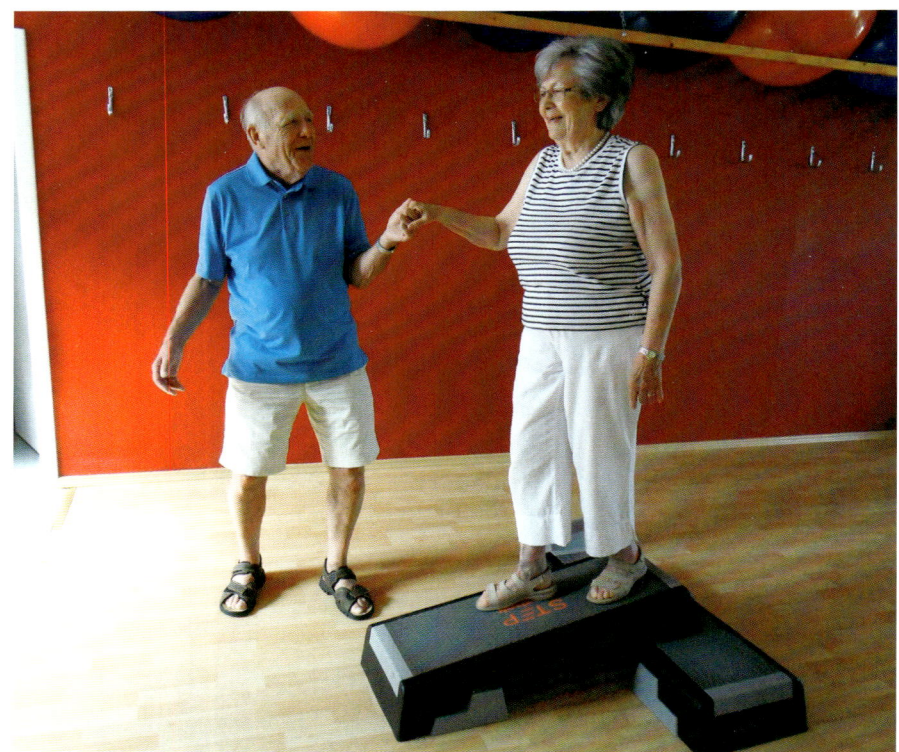

⬿ **Auf wackeligem Untergrund gehen:** Über verschiedene instabile Unterlagen, die verteilt im Raum herumliegen, gehen – unterschiedliche Matten, Aerosteps®, Schaumstoffteile usw. Bei starken Gangunsicherheiten Partnerunterstützung wie oben.

⬿ **Sicher stehen auf wackeligem Untergrund:** Die Teilnehmer stehen sich zu Paaren gegenüber. A steht im stabilen Stand auf einer instabilen Unterlage, zum Beispiel Matte, Balance Pad®, Aerostep®, zusammengefaltete Decke o. Ä. oder unebener Boden in freier Natur. B steht stabil auf festem Grund. Die Aufgabe besteht darin, in der instabilen Position den Oberkörper weit nach vorn oder zur Seite zu neigen, sich leicht aus der Balance zu bringen (ohne diese völlig zu verlieren) und dem auf ebenen Grund stehenden Partner etwas zu übergeben, zum Beispiel ein Päckchen Taschentücher, einen Tennisring oder ein Säckchen. Die Schwierigkeit wird schrittweise gesteigert – den Abstand zwischen A und B vergrößern, den zu übergebenden Gegenstand zuvor vom Boden aufheben usw.

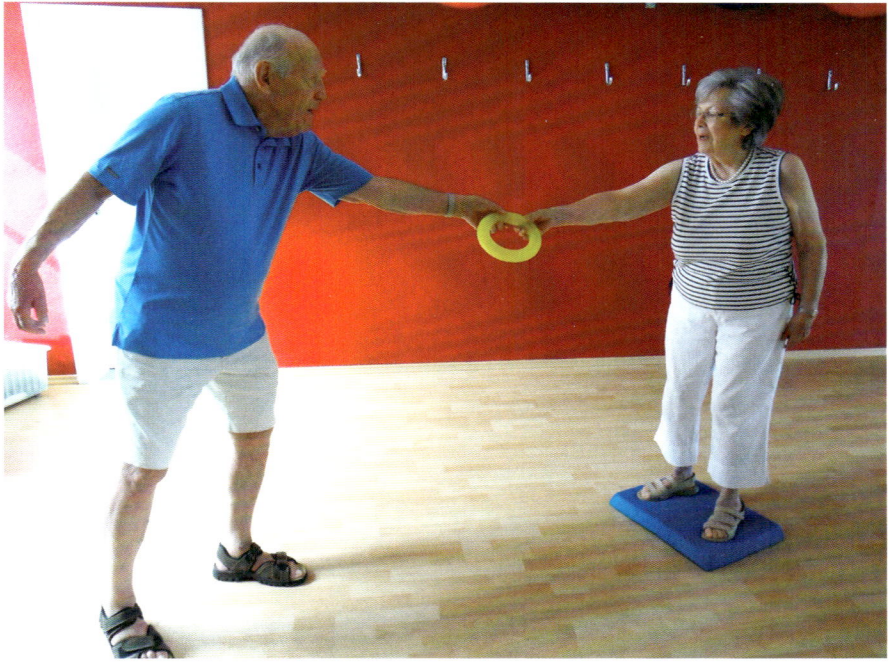

5

In all den oben beschriebenen Situationen werden die Teilnehmenden immer wieder aufgefordert, sich selbst genau zu beobachten: Wie ist die Muskelspannung? Welche Haltung nehmen die Hände in den einzelnen Situationen ein? Von welchen Gefühlen sind die Übungen begleitet? usw.

Anschließend bespricht die Gruppe das Erlebte. Welche Reaktionen waren hilfreich, welche weniger? Auf der Basis dieser Erkenntnisse werden Möglichkeiten erörtert und alternative Verhaltensweisen entwickelt und praktisch ausprobiert. Beispiel: Ganz bewusst langsam ausatmen, anstatt den Atem anzuhalten.

5.1.4   Der Inkontinenz begegnen

Die meisten Menschen nehmen ihre Harnblase und den Beckenboden erst dann bewusst wahr, wenn sie nicht mehr automatisch funktionieren. Beckenbodenschwäche betrifft mehrere Millionen Menschen – nicht nur Frauen, sondern auch Männer. In Deutschland leiden offiziell rund sechs Millionen an Inkontinenz. Schätzungen gehen jedoch davon aus, dass die tatsächliche Anzahl weit höher, bei ca. 10 Millionen, liegt.

Im höheren Lebensalter tritt dieses Problem immer häufiger auf und führt oft zu massiven Einschränkungen bei der Teilnahme am sozialen Leben. Das hat weitreichende Folgen: Soziale Kontakte werden weniger, der Mensch bewegt sich weniger, sein Gehirn erhält weniger Impulse, Fähigkeiten und Lebensqualität verschlechtern sich.

Außerdem zeigt sich, dass die sogenannte *Dranginkontinenz* eng mit dem Thema Sturz verknüpft ist. Wer plötzlich „muss", neigt zu unkontrollierten Bewegungen und gerät ins Straucheln. So geraten Betroffene oft in einen Teufelskreis.

a)   Was ist Inkontinenz?

Grundsätzlich ist *Inkontinenz* die Unfähigkeit, etwas zurückzuhalten, zum Beispiel Harn oder Stuhl. Von einer *Blasenschwäche* oder auch *Harninkontinenz* spricht man, wenn der Urin nicht mehr willkürlich gehalten werden kann. Frauen sind aufgrund ihrer Anatomie und Bindegewebsstruktur sowie durch Wechseljahre und nach Schwangerschaften häufiger betroffen als Männer.

Hauptformen sind:

- **Belastungsinkontinenz.** Hier kommt es unter Belastungen wie Husten, Niesen oder schwerem Heben zu einem ungewollten Harnverlust.
- **Dranginkontinenz.** Trotz mäßig gefüllter Blase tritt plötzlich starker Harndrang ein.
- **Mischformen.**

Bei neurologischen Erkrankungen, wie Morbus Parkinson oder multipler Sklerose, auch bei **Wirbelsäulenverletzungen**, spielen seltene Formen wie die **Reflexinkontinenz** eine Rolle.

b)   Warum den Beckenboden trainieren?

Beim Beckenbodentraining geht es darum,

- die Flexibilität und Dehnungsfähigkeit der bindegewebig-muskulösen Schicht zu fördern,
- die Blasenfunktion zu verbessern,
- die Inkontinenz zu reduzieren,

indem die Muskulatur und die Hilfsmuskulatur des Beckenbodens gekräftigt wird. Außerdem gehört dazu, die Wahrnehmung der betroffenen Körperteile zu üben und Tipps für den Alltag zu erproben. Vor allem bei Belastungsinkontinenz kann regelmäßiges Training sehr hilfreich sein. Übungen für Körperwahrnehmung, innere Stabilisation, Entspannung, Flexibilität und Atmung schaffen spürbare Erleichterung.

c)   Aufbau des Beckenbodens

5

Der Beckenboden besteht aus drei übereinanderliegenden Muskelschichten am Boden des Rumpfs:

- äußere Schicht,
- mittlere Schicht und
- innere Schicht.

Insgesamt sind die Schichten etwa so groß und so dick wie ein Handteller. Alle drei lassen sich gezielt trainieren. Außerdem können die sogenannten *Beckenbodenhilfsmuskeln* eingesetzt werden, wenn es „dringend" wird. Das sind:

- äußere Schicht – die Muskeln der Oberschenkelinnenseite,
- mittlere Schicht – die Gesäßmuskeln und die
- innere Schicht – die untere Bauchmuskulatur.

d) Aufgaben des Beckenbodens

Der Beckenboden trägt die Organe und erfüllt außerdem wichtige Funktionen im Zusammenhang mit Sexualität. Seine wesentlichen Aufgaben sind gegenläufig – auf der einen Seite festhalten und verschließen, auf der anderen Seite öffnen und loslassen bei der Ausscheidung.

Es gibt deutliche Zusammenhänge zwischen Beckenboden und Blase, Atmung, Haltung und Stabilität. Auch die seelische Verfassung spielt eine Rolle, und Stress beeinflusst die Funktion des Beckenbodens.

e) Bewegungstipps für die Übungsstunde

⌇ **Vorübung: Päckchen packen**

Die Teilnehmer **spannen**, im Stuhlkreis sitzend, während der Ausatmungsphase ihre drei Beckenbodenschichten an.

⌇ Die äußere Schicht packen: Alle drei Körperöffnungen (Harnröhre, Scheide, After) schließen, indem innerlich der Laut „ch" langsam zischend gesprochen wird.

⌇ Die mittlere Schicht: Die Hände unter die Sitzbeinhöcker legen und aufeinander zu bewegen.

⌇ Die innere Schicht: Den Damm wie ein Zirkuszelt nach oben ziehen. Dabei geht der Bauchnabel aktiv nach innen oben in Richtung Wirbelsäule.

Beckenbodenspannung für den Alltag aufbauen und automatisieren, um den Druck bei Belastung (Husten, Niesen . . .) abzufangen:

⌇ **Druck wahrnehmen beim Husten**

Die Teilnehmer stehen hinter einem Stuhl und hüsteln – jeweils 1 x in gerader, gebeugter und gedrehter Haltung bei geradem Rücken. In welcher Haltung ist der Druck am geringsten?

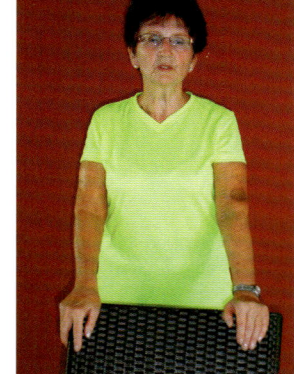

Päckchen packen und husten

Die Teilnehmer stehen aufrecht hinter einem Stuhl. Über 5-6 Atemzüge „Päck-chen packen" (siehe oben) unter Zuhilfenahme des „ch"-Lautes. Danach den Oberkörper zur Seite drehen und dabei bewusst husten. Danach wieder lösen.

Aufstehen und Hinsetzen unter Anspannung des Beckenbodens: Der Beckenboden ist im Sitzen eher gedehnt, weil die inneren Organe auf dem Beckenboden liegen. So treten gerade beim Wechsel vom Sitzen in den Stand häufig Probleme auf. Mit den nachfolgenden Übungen lernen und automatisieren die Teilnehmer den Auf-bau von Beckenbodenspannung, um den Druck in der Harnröhre höher zu halten als im Blaseninneren.

Druck wahrnehmen beim Aufstehen

Die Teilnehmer üben zunächst ohne weitere Vorgaben das Aufstehen und Hin-setzen. Danach beim Aufstehen im Wechsel 1 x das Gewicht auf die Fersen verlagern, dann in der Aufwärtsbewegung eine abrupte Bewegung machen und schließlich während des Aufstehens den Rücken runden. Wie stark ist bei den unterschiedlichen Arten der Druck auf den Beckenboden?

5

Aufstehen und sich hinsetzen im Wechsel

Die Teilnehmer sitzen in Schrittstellung auf dem vorderen Drittel eines Stuhls, die Hände auf die Oberschenkel gestützt. Während sie beim Aufstehen das Becken anheben, sollen sie nun ihr „Päckchen packen" (siehe oben) und dabei „Lick" sagen. Im Stand die Spannung lösen, beim Hinsetzen wieder aufbauen. 5-6 Wiederholungen.

Gerade beim abrupten Heben eines Gegenstands kommt es häufig zu tröpfchenwei-sem Urinabgang. Mit den nachfolgenden Übungen lernen und automatisieren die Teilnehmer, neben dem Aufbau der Beckenbodenspannung, jetzt die Aktivierung der sogenannten *Beckenbodenpartner* – tiefe Bauchmuskulatur, innere Oberschen-kelmuskulatur und Gesäßmuskulatur – sowie das Zwerchfell und die Rückenmusku-latur ins Training einzubeziehen.

⌐ **Heben unter Anspannung des Beckenbodens**

Die Teilnehmer stehen aufrecht, jeweils eine leichte Kiste zwischen ihren Füßen. Diese sollen sie anheben und dabei ihr „Päckchen packen" (siehe oben). Gleichzeitig sollen sie laut „Hauruck" oder „P – T – K" sagen. Die Kraft zum Heben wird vorrangig aus den Beinen geholt.

⌐ **Der Sultan**

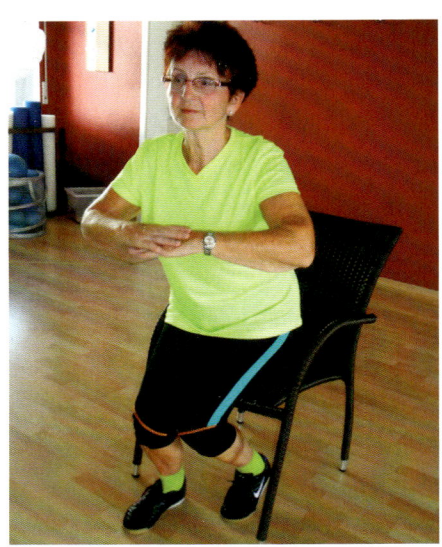

Die Teilnehmer sitzen im Stuhlkreis. Beide Arme auf Brusthöhe anheben. Die Ellbogen zeigen zur Seite, und die rechte Handaußenfläche liegt unter der linken Handinnenfläche. Aus dieser Haltung heraus aufstehen. Durch den Druck der unteren Hand gegen die obere kommt es zur Aktivierung der Beckenbodenmuskulatur.

⌐ **Das Becken heben**

Die Teilnehmer sitzen im Stuhlkreis, mit den Händen am Stuhlrand abgestützt. Die Füße stehen fest auf dem Boden. In dieser Haltung das „Päckchen packen" (siehe oben) und dabei während des Ausatmens das Becken anheben.

⌐ **Becken und Hüften kreisen lassen**

Die Teilnehmer sitzen wie oben auf einem Stuhl und beschreiben mit ihrem Becken in Gedanken verschiedene Zahlen oder Buchstaben.

Das können Übungsleiter ihren von Inkontinenz betroffenen Teilnehmern empfehlen:

- Während des Niesens oder Hustens den Oberkörper drehen.
- Beim Aufstehen und Hinsetzen die Zunge an den oberen Gaumen legen und schnalzen oder „Lick" sagen.
- Beim Anheben schwerer Gegenstände ausatmen, den Bauch einziehen und „Hauruck" sagen.
- Bei plötzlichem, starkem Harndrang die Oberschenkel zusammenführen und leicht in die Hocke gehen.
- Bei Kraftübungen und Stuhlentleerung Pressatmung vermeiden durch vorheriges Ausatmen.
- Übergewicht abbauen.

5

5.2 Umgang mit typischen Erkrankungen und Beschwerden im hohen Alter

Regelmäßige, möglichst tägliche Bewegung trägt wesentlich dazu bei, typischen Erkrankungen oder Beschwerden im Alter zu begegnen. So weiß man heute, dass es kaum Erkrankungen oder Beschwerdebilder gibt, bei denen Bewegung nicht indiziert ist.

Außerdem ist heute vielfach belegt, dass typischen Begleiterscheinungen von Erkrankungen, wie depressiven Verstimmungen, durch regelmäßiges Bewegen begegnet werden kann. Bluthochdruck und selbst Darmbeschwerden oder eine Tumorentwicklung erfahren so Besserung oder Schutz.

Hier einige Tipps zum Umgang mit ausgewählten Beschwerdebildern.

5.2.1 Arthrose

a) Arthrose des Daumengelenks

Nur mithilfe des Daumengrundgelenks können wir Gegenstände ergreifen. Der Verlust der Beweglichkeit im Daumengrundgelenk ist oft mit Schmerzen verbunden und schränkt die Alltagsbewältigungskompetenz erheblich ein. Selbst einfache, alltägliche Dinge, wie zum Beispiel das Durchblättern von Heften oder das Öffnen einer Flasche, sind bei einer Arthrose im Daumengrundgelenk oft mit starken Schmerzen verbunden.

Bewegungstipps für die Übungsstunde

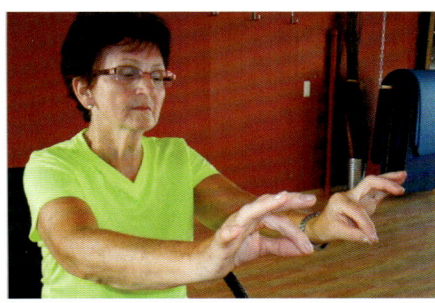

❋ **Wörter schreiben**

Die Teilnehmer sitzen auf einem Stuhl. Die Arme sind im Ellbogengelenk angewinkelt, die Hände nach vorn ausgestreckt. Jetzt den Daumen mit jedem einzelnen Finger zusammenführen. Mit der rechten und linken Hand üben.

Möglich ist auch, den Fingern Buchstaben zuzuordnen und dann durch Bewegen der jeweiligen Finger ein Wort zu schreiben. Beispiel: Daumen = A, Zeigefinger = R, Mittelfinger = E, Ringfinger = S, kleiner Finger = M – die Teilnehmer werden aufgefordert, das Wort „Arme" zu schreiben.

Empfehlungen für von Daumengelenkarthrose Betroffene:

- Morgendliche Kühlung des Daumengrundgelenks, zum Beispiel durch Umfassen einer Wasserflasche aus dem Kühlschrank und anschließende Wärmeanwendung, zum Beispiel durch Umfassen einer warmen Kaffeekanne.
- Ein typisches Erscheinungsbild der Erkrankung ist der schräg gestellte Daumen mit einem knöchernen Vorsprung. Empfehlen Sie Ihren Teilnehmern, diese schmerzempfindliche Stelle mit leichtem Druck zu massieren. Das tut gut und lindert die Beschwerden.
- Abends eine entzündungshemmende Salbe oder Quarkpackung auftragen und Wollhandschuhe darüberziehen, um einen Wärmeverlust auszugleichen.
- Griffverdickungen an Haushaltsgeräten oder am Gehstock anbringen, zum Beispiel mit Waschlappen oder Stücken von Anti-Rutschmatten.

5

b) Arthrose des Schultergelenks

Die Beschwerden, die aufgrund einer Schultergelenkarthrose entstehen, können sehr intensiv sein und die Selbstständigkeit im Alltag einschränken. Durch eine schmerzverursachte Schonhaltung und Bewegungsreduktion verschlechtert sich die Beweglichkeit und es entsteht ein Teufelskreis. Gerade im Bereich der Schulter ist die Bewegung entscheidend für die Funktionsfähigkeit dieses Gelenks.

Bei diesem Beschwerdebild
müssen folgende Muskeln trainiert werden:

- Drehmuskeln der Schulter (Rotatorenmanschette),
- Armheber,
- Ellbogenbeuger und -strecker,
- Schulterblattmuskeln,
- Brustmuskel.

Bewegungstipps für die Übungsstunde

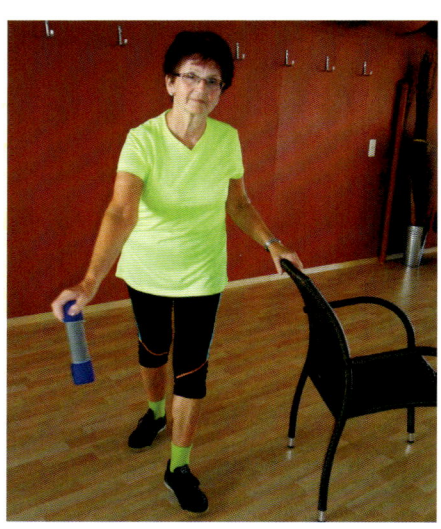

Armpendel

Die Teilnehmer stellen sich seitlich an einen Stuhl und halten sich mit einer Hand an der Rückenlehne fest. Nun eine Pendelbewegung mit dem äußeren Arm durchführen. Dabei ein Gewicht in der Hand halten, zum Beispiel eine 1-l-Wasserflasche oder eine Hantel. 1 min lang vor- und zurückpendeln. Dann die Seite wechseln.

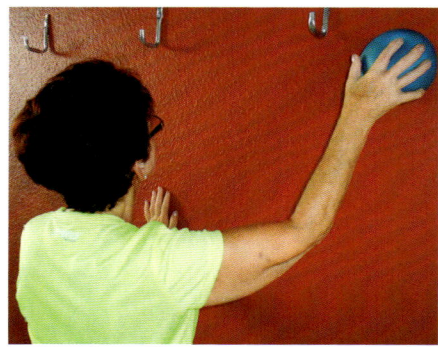

Hochschieben

Die Teilnehmer stellen sich mit dem Gesicht direkt vor eine Wand. Nun mit den Fingern einen Ball, ein Tuch oder Ähnliches die Wand hochschieben und wieder herunter. Mehrmals wiederholen.

✳ Gegen den Widerstand

Im aufrechten Stand legen die Teilnehmer ein geschlossenes, elastisches Übungsband um eine Schulter. Die Hand wird unten in der Schlinge abgestützt. Dann gegen den Widerstand des Bandes nach unten drücken. 2 x 10 Wiederholungen.

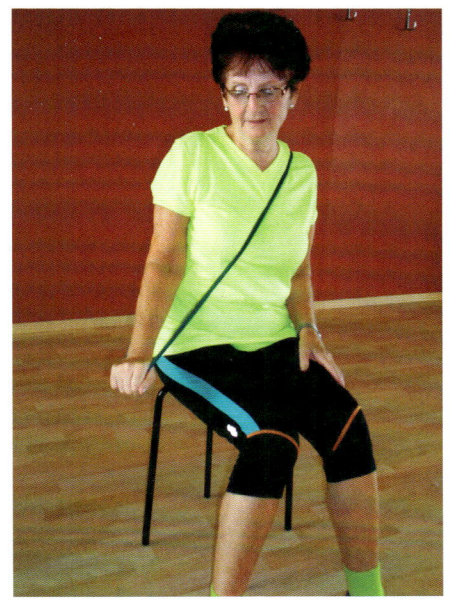

✳ Rudern

Zwei Teilnehmer stellen sich gegenüber auf. Ein Teilnehmer greift ein elastisches Übungsband mit der rechten, der andere mit der linken Hand. Nun ziehen beide gleichzeitig das Band so, dass der Ellbogen eng am Körper nach hinten geführt wird – wie beim Rudern. 2 x 10 Wiederholungen. Dann die Arme wechseln.

5

Alternativ mit zwei gekreuzten Bändern üben.

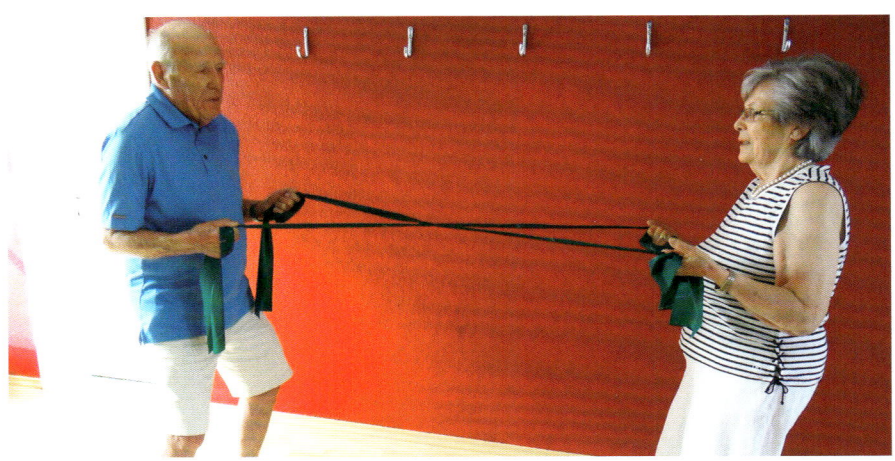

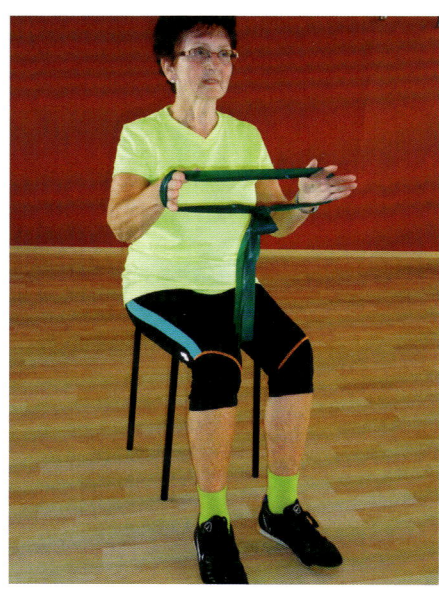

❀ Die Schultern öffnen

Im aufrechten Stand wird ein geschlossenes, elastisches Gummiband um beide Hände gelegt. Alternativ kann auch jeweils eine Hantel in den Händen gehalten werden. Dann die Ellbogen eng am Körper fixieren und 90° anwinkeln. Jetzt – ohne die Ellbogen dabei vom Körper zu lösen – die Unterarme nach außen bewegen. Dabei zeigen die Daumen nach außen. 2 x 10 Wiederholungen.

Empfehlungen
für von Schultergelenkarthrose Betroffene

- ✐ Kleidung wählen, die sich von vorn schließen lässt (z. B. vorn verschließbare BHs).
- ✐ Eine Entlastungshaltung für die Schulter kann Schmerzen reduzieren. Dabei soll der Teilnehmer seinen Arm etwa 20° nach vorn und außen mit nach oben gerichteten Daumen positionieren. Ein Kissen oder Ähnliches kann als Lagerungshilfe zwischen Arm und Körper eingesetzt werden. Draußen kann ein Stock zum Einsatz kommen.

c) Arthrose der Wirbelgelenke

Verschleißerscheinungen der kleinen Wirbelgelenke treten häufig in Kombination mit einer Wirbelkanalenge auf. Sie verursachen in höherem Alter oft Beschwerden. Es kommt zu Schwierigkeiten bei längeren Gehstrecken und die betroffene Person muss stehen bleiben und sich abstützen, um den Rücken etwas zu runden. Die Streckung bzw. Überstreckung der Wirbelsäule wird nicht gut vertragen, da dabei der Druck auf die Gelenke größer wird.

Bei diesem Beschwerdebild
müssen folgende Muskeln trainiert werden:

- Bauchmuskulatur,
- Gesäßmuskulatur,
- Rückenstrecker,
- Beckenbodenmuskulatur.

Bewegungstipps für die Übungsstunde

5

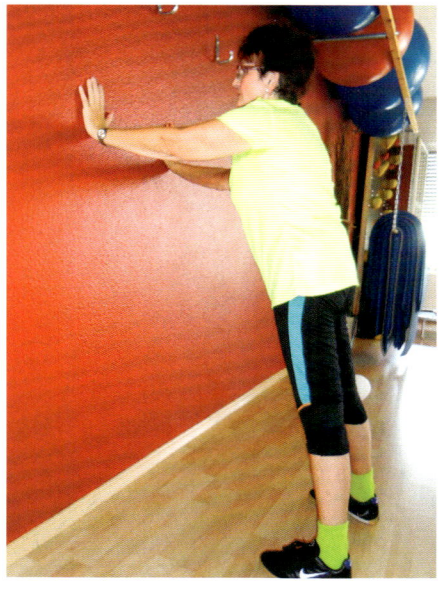

Druck in Wand und Boden

Die Teilnehmer stehen mit dem Gesicht vor einer Wand. Jetzt beide Hände in Schulterhöhe an die Wand legen, um sich dort abzustützen. Nun mit den Handballen Druck in die Wand und mit den Fersen Druck in den Boden ausüben. Dabei den Rücken leicht runden.

Variation: Die Übung diagonal mit rechter Hand und linkem Fuß bzw. umgekehrt im schnellen Wechsel ausführen. 2 x 10 Wiederholungen.

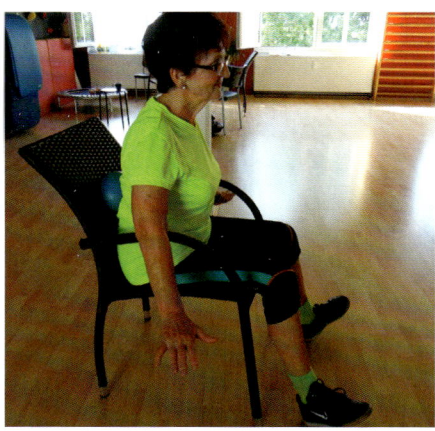

✿ Die Lendenwirbelsäule nach hinten schieben

Die Teilnehmer setzen sich aufrecht auf einen Stuhl und legen einen weichen Ball oder ein festes Kissen zwischen Lendenwirbelsäule und Rückenlehne. Jetzt die Lendenwirbelsäule in den weichen Ball in Richtung zur Rückenlehne schieben und den Druck etwas verstärken. Den Bauch einziehen und die Fersen in den Boden stemmen. Gleichzeitig stemmen sich die Handballen in Richtung Boden. Darauf achten, dass die alten Menschen bei dieser Übung fließend weiteratmen. 2 x 10 Wiederholungen.

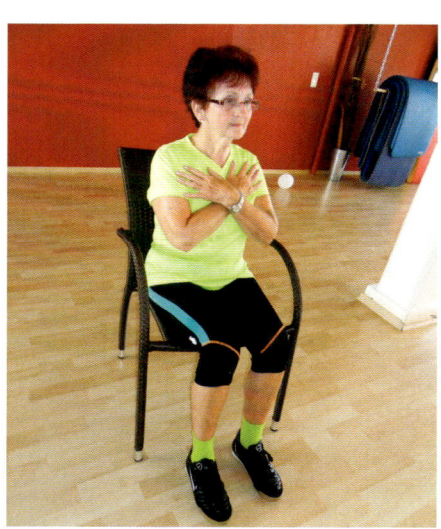

✿ Oberkörperdrehungen

Im Sitz auf einem Stuhl beide Hände über Kreuz auf das Brustbein legen. Nun macht der Oberkörper kleine, schnelle Drehbewegungen nach rechts und links, ohne dass das Becken sich dabei mitbewegt. 2 x 10 Wiederholungen.

✿ Beckenwandern

Die Teilnehmer sitzen mit geradem Rücken hinten auf ihrem Stuhl. Nun die rechte Gesäßhälfte von der Sitzfläche etwas anheben und das Becken rechts nach vorn bewegen, dort absetzen. Dann mit links, immer im Wechsel. Durch diese Bewegung mit dem Gesäß auf dem Stuhl immer weiter nach vorn wandern. Dann von vorn wieder nach hinten zurück. 5 x vor und 5 x zurück.

Empfehlungen
für von Wirbelgelenkarthrose Betroffene

- Flache Schuhe tragen.
- Gehen mit Wanderstöcken.
- Sitzen auf einem umgedrehten Keilkissen mit Erhöhung vorn.
- Die Lendenwirbelsäule im Sitzen mit einem kleinen, weichen Ball, zum Beispiel einem Schaumstoff- oder einem Redondo-Ball oder auch mit einem kleinen Kissen, zwischen Rückenlehne und Rücken abstützen.
- Wärmeanwendungen.

d) Arthrose des Sprunggelenks

Ist die Arthrose des oberen Sprunggelenks fortgeschritten, können Schmerzen und Bewegungseinschränkungen nach und nach auf die angrenzenden Gelenke übergehen. Dann fällt das Heben und Senken des Fußes schwer und auch die Stabilität nach innen und außen wird eingeschränkt. Das führt zu Stolpern und Gleichgewichtsschwierigkeiten. Wer sich dann nicht mehr bewegt, weil er Schmerzen beim Gehen hat, verstärkt den Prozess dadurch zusätzlich.

5

Bei diesem Beschwerdebild
müssen folgende Muskeln trainiert werden:

- Fußmuskulatur,
- seitliche Muskulatur des Sprunggelenks,
- Fußhebe- und Senkmuskulatur,
- Hüftmuskeln.

Bewegungstipps für die Übungsstunde

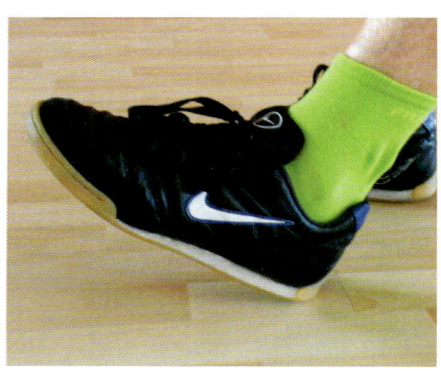

❀ **Die Fußspitzen heben**

Die Teilnehmer sitzen mit leicht angewinkelten Knien und aufgesetzten Fersen auf einem Stuhl. Nun die Fußspitzen
maximal heben und etwa 7-10 s in dieser Position halten. 3-5 x.

❀ **Die Fußränder heben**

Die Teilnehmer sitzen mit aufgestellten Füßen auf einem Stuhl. Falls möglich, den
Fuß jeweils auf eine kleine Erhöhung, zum Beispiel einen Tennisring, stellen. Die
Knie werden parallel und ruhig gehalten. Jetzt zuerst den äußeren Rand des rechten
Fußes, dann den inneren Rand des rechten Fußes anheben. Dann das Gleiche mit
dem linken Fuß. 3-5 x.

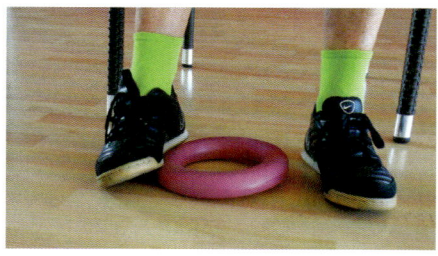 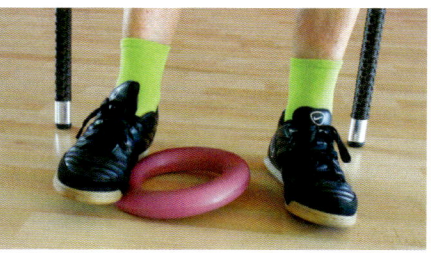

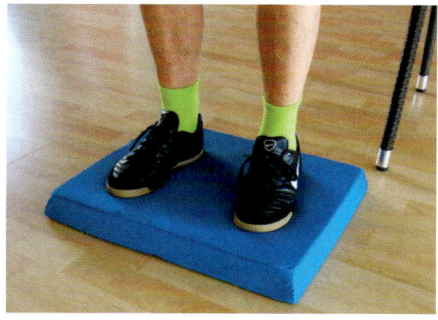

❀ **Labiler Untergrund**

Die Teilnehmer stehen und gehen auf
einem labilen Untergrund, zum Beispiel
auf einer dicken Turnmatte oder auf einem Balance Pad®.

Empfehlungen
für von Sprunggelenkarthrose Betroffene

- Nach längerer Belastung oder nachts das Bein auf einem Venenkissen ablegen. Das entlastet das Sprunggelenk.
- Kältekompressen helfen im akuten Fall.
- Reise-Kompressionsstrümpfe tragen.
- Bei Zusatzbelastungen im Alltag, wie Taschen tragen, das Gewicht gleichmäßig verteilen.
- Übergewicht vermeiden.
- Sehr unebene Wegen, insbesondere Pflasterwege, besser meiden. Falls das nicht möglich ist, mit großer Konzentration gehen.
- Tägliches Pedaltreten mit der Fußtretkurbel oder einem Fahrradergometer, 10-15 min morgens und abends.

5

e) Arthrose der Knie- und Hüftgelenke

Bei Kniegelenkarthrose kann sowohl das Kniegelenk selbst als auch das Kniescheibengelenk die typischen Arthrosebeschwerden verursachen. Dass die Hüfte betroffen ist, ist häufig am „watschelnden" Gangbild mit kleinen Schritten zu erkennen. Das hängt damit zusammen, dass die Hüftinnenrotation und die Hüftstreckung eingeschränkt ist und die hüftgelenkstabilisierende Muskulatur geschwächt ist. So kommt es auch zu Schmerzen in der Lendenwirbelsäule und in den Kniegelenken. Schmerzen unter der Kniescheibe werden im Alltag häufig beim Bergabgehen, beim Treppenhinuntergehen oder bei großem Kniebeugewinkel, zum Beispiel beim In-die-Hocke-Gehen, wahrgenommen. Bei der Arthrose im Kniegelenk treten Beschwerden vor allem innen am Gelenk auf und führen häufig zu einer Verformung der Beinachse in eine O-Beinstellung.

Bei diesem Beschwerdebild
müssen folgende Muskeln trainiert werden:

- Gesäßmuskulatur,
- Kniestrecker,
- Hüftbeuger,
- kleine Oberschenkeldreher,
- Abduktoren/Adduktoren,
- Kniebeuger,
- Wadenmuskulatur,
- Beckenbodenmuskulatur.

Bewegungstipps für die Übungsstunde

❁ **Kniebeuge**

Die Teilnehmer stehen hinter einem Stuhl und halten sich mit beiden Händen an der Rückenlehne fest. Die Füße stehen parallel auf dem Boden, etwa hüftbreit geöffnet. Das stärker betroffene Bein mit nur geringer Gewichtsbelastung auf den Boden setzen. Nun das Gesäß nach hinten unten führen und die Knie beugen – wie beim Hinsetzen. Hinter dem Teilnehmer steht ein weiterer Stuhl mit Kissen auf der Sitzfläche. Beim Tiefgehen soll das Kissen mit dem Gesäß berührt werden. 2 x 10 Wiederholungen.

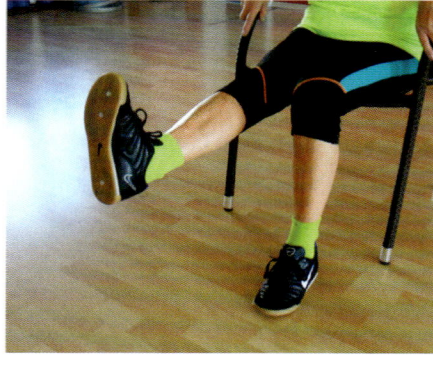

❁ **Das Bein strecken**

Die Teilnehmer sitzen auf einem Stuhl und strecken ein Bein lang nach vorn aus. Dort etwa 8-10 s mit angezogener Fußspitze halten. Anschließend die Übung mit dem anderen Bein ausführen. 3 x pro Bein.

✲ Ein Tuch verschieben

Die Teilnehmer sitzen auf ihren Stühlen und stellen einen Fuß auf einen rutschigen Untergrund, zum Beispiel auf ein Tuch oder eine Teppichfliese. Nun den Unterschenkel weit nach hinten unter den Stuhl führen und dabei das Tuch über dem Boden mitbewegen. Unter dem Stuhl die Fußspitze hochziehen. Dann wieder zurück. Die Übung im Wechsel rechts und links durchführen. Pro Bein 3 x.

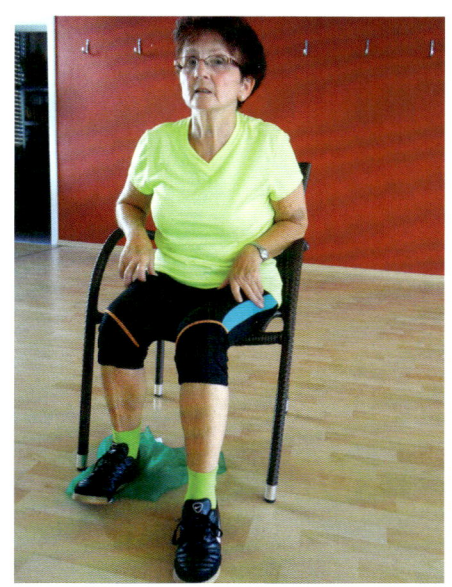

✲ Twist

Die Teilnehmer sitzen auf einem Stuhl. Beide Füße stehen auf einer rutschigen Unterlage, zum Beispiel auf einem Tuch oder einer Teppichfliese. Nun kleine Drehbewegungen in den Kniegelenken oder in den Hüftgelenken machen – wie beim Twisttanzen. Mehrfach wiederholen.

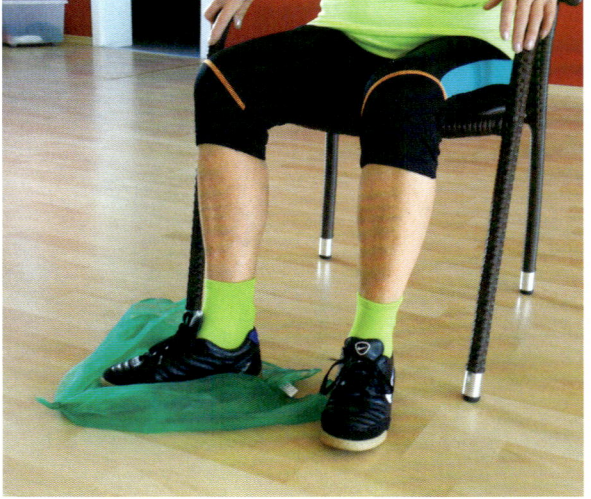

5

Empfehlungen
für von Knie- und Hüftgelenkarthrose Betroffene

- Tägliches Bewegen der Beine durch einen Spaziergang oder – falls möglich – an einer Fußkurbel oder einem Ergometer.
- Beim Aufstehen von einem Stuhl und beim Hinsetzen den Druck unter der Kniescheibe durch Unterstützung mit den Händen verringern.
- Eine leichte Innen- oder Außendrehung des Beins während des Aufstehens oder Hinsetzens bzw. während der Abwärtsbewegung kann die Schmerzen im Kniegelenk reduzieren.
- Aufstehen über die Schrittstellung, unterstützt durch die Arme, ist sowohl für das Kniegelenk als auch für das Hüftgelenk hilfreich.
- Erlernen einer guten Technik für die Kniebeugebewegung und ausgewogene Muskelpflege über Dehnung und Kräftigung der Kniemuskulatur (vor allem Kniestrecker und Hüftmuskulatur).
- Gewichtskontrolle oder -reduktion.
- Eine Schuhaußenranderhöhung in den Schuhen kann bei Kniegelenkbeschwerden hilfreich sein.
- Eine Sitzerhöhung und das Vermeiden zu langer Sitzzeiten ist wichtig.
- Pendelbewegung der Beine, eventuell mit Gewichtsmanschette, für 1-2 min.

5.2.2 Rheumatische Erkrankungen

Rheumatische Erkrankungen sind ein Sammelbegriff für verschiedene Beschwerdebilder, wie rheumatische Gelenkarthritis, Polyarthritis, Morbus Bechterew, Weichteilrheuma und andere. Anders als bei der Arthrose, die als Folge von Verschleiß auftritt, befällt das Gelenkrheuma mehrere Gelenke, und dies meist beidseitig. Ihnen allen ist gemeinsam, dass diese Beschwerden fortschreitend in sogenannten *Schüben* verlaufen.

Befindet sich ein Gelenk gerade in einer akut entzündlichen Phase, ist das Gelenk geschwollen und warm. Dann ist jede Bewegung schmerzhaft. Ruhe, Kühlung mit Quark- oder Krautwickeln, Eisabreibungen und möglicherweise entzündungshemmende Medikamente sind in dem Moment wichtig. Auch Entspannungsmaßnahmen für die Muskulatur können hilfreich sein. Dazu zählen zum Beispiel lockernde Pendelbewegungen der Arme oder Beine, Druck auf schmerzhafte Muskelpunkte von circa 1 min oder das Anspannungs-Entspannungs-Dehnen. Dabei wird der betroffene Muskel für circa 8-10 s angespannt, um anschließend für etwa 10 s sanft in die Gegenrichtung geführt zu werden. Das Ganze kann 2-3 x wiederholt werden.

Auch eine lokale, das heißt auf die betroffene Muskulatur beschränkte, Wärmeanwendung, wie eine heiße Rolle, Salben, warmer Wasserstrahl oder Rotlicht, kann guttun. Die Bewegung sollte jedoch unbedingt erst dann wieder aufgenommen werden, wenn der akute Schub vorüber ist. Dann gelten die gleichen Übungsempfehlungen, die oben beim Krankheitsbild der Arthrose beschrieben sind.

5.2.3 Künstliche Gelenke

a) Künstliches Hüftgelenk

Viele hochaltrige Menschen haben künstliche Hüftgelenke. Ein Sturz oder fortgeschrittene Arthrose kann dazu geführt haben. Je nach Prothesentyp und Zugang ist direkt nach der Operation eine volle Belastung möglich, und es bestehen für den Alltag nur wenige Einschränkungen.

Wer Hochaltrige mit künstlichem Hüftgelenk in Bewegung bringen will, sollte folgende Bewegungen vermeiden:

- Überkreuzbewegungen der Beine. Das heißt, die Beine nicht über die Mitte der Körperlinie zur anderen Körperseite führen.
- Abrupte und ruckartige Dreh- und Hüpfbewegungen sind tabu.
- Tiefes Sitzen möglichst meiden.

Bei diesem Beschwerdebild müssen folgende Muskeln trainiert werden:

- Gesäßmuskulatur,
- Hüftbeuger,
- kleine Oberschenkeldreher,
- Abduktoren und Adduktoren,
- Beckenbodenmuskulatur,
- Rückenstrecker,
- Bauchmuskulatur.

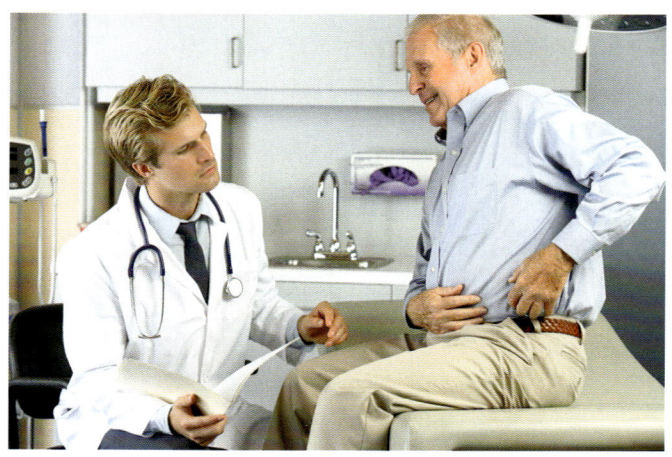

Bewegungstipps für die Übungsstunde

❈ **Die Beine gegen Widerstand öffnen**

Die Teilnehmer setzen sich auf einen Stuhl – wenn möglich, mit einem Kissen auf der Sitzfläche. Ein geschlossenes, elastisches Übungsband um die Oberschenkel legen. Gegen den Widerstand des Bandes die Beine nach außen öffnen und wieder schließen. 2 x 10 Wiederholungen.

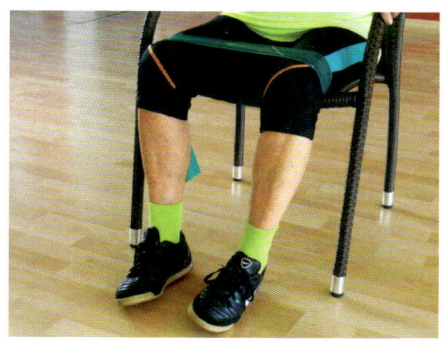

❈ **Druck nach innen**

In der gleichen Ausgangsposition klemmen sich die Teilnehmer einen Ball oder ein großes, gerolltes Handtuch zwischen die Oberschenkel. Nun mit den Beinen gegen den Widerstand nach innen drücken. 2 x 10 Wiederholungen.

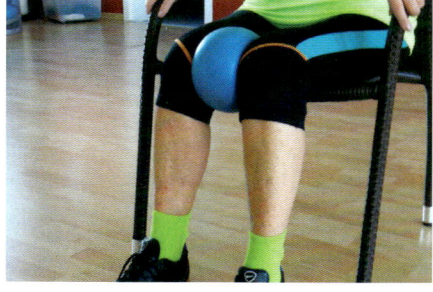

5

❈ **Die Knie öffnen**

Die Teilnehmer liegen seitlich auf dem Boden, die Füße bleiben geschlossen. Das Knie des oberen Beins nach oben in Richtung zur Decke öffnen, ohne dass die Füße sich voneinander lösen. 2 x 10 Wiederholungen. Dann Seitenwechsel.

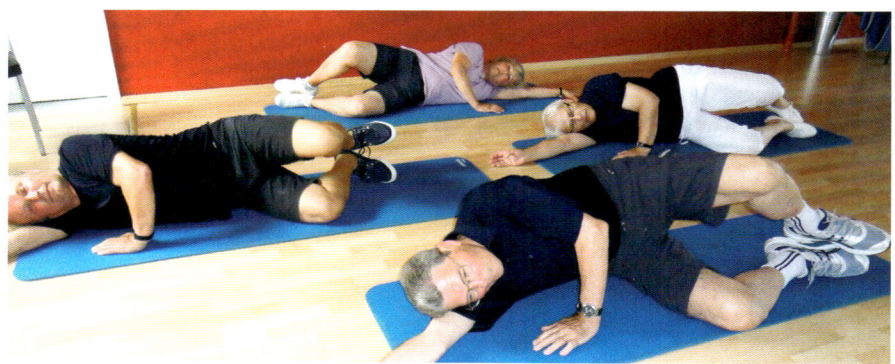

Empfehlungen für Menschen mit künstlichen Hüftgelenken

- Möglichst häufig, am besten täglich, mit einer Tretkurbel oder auf einem Fahrradergometer fahren.
- Häufig spazieren gehen.
- Sitzerhöhungen für Toilette, Stühle, Bänke und das Sofa.
- Gewichtskontrolle, Übergewicht vermeiden.
- Feste Schuhe.
- Strumpfanziehhilfen nutzen.
- Hausarbeit möglichst häufig im Stehen erledigen, um langes Sitzen zu vermeiden.
- Abrupte Bewegungen mit Drehungen möglichst vermeiden.
- Beim Schuheanziehen zum Schleifebinden die Hände innen am Oberschenkel entlang nach unten führen.
- Bei Seitenlage im Bett ein Kissen zwischen die Beine legen.

b)   Künstliches Kniegelenk

Bewegung – auch mit einem künstlichen Kniegelenk – ist wichtig, um das Gelenk stabil zu halten. Einige Bewegungen sollten jedoch nur mit Bedacht ausgeführt oder vermieden werden, um die Haltbarkeit und Stabilität der Prothese zu erhalten.

Wer Hochaltrige mit künstlichem Kniegelenk in Bewegung bringen will, sollte folgende Bewegungen vermeiden:
- Übungen im Kniestand oder im Vierfüßlerstand auf dem Boden,
- abrupte und ruckartige Dreh- und Hüpfbewegungen,
- langes, statisches Stehen oder Sitzen.

Bei diesem Beschwerdebild
müssen folgende Muskeln trainiert werden:

- Gesäßmuskulatur,
- Kniestrecker,
- Hüftbeuger,
- Kniebeuger,
- Wadenmuskulatur,
- Fußmuskulatur.

Bewegungstipps für die Übungsstunde

Die Knie nach unten drücken

Die Teilnehmer liegen in Rückenlage auf einer Matte, einen weichen Ball oder ein gerolltes Handtuch unter einem oder unter beiden Knien. Nun gegen den Widerstand des Balls oder des Handtuchs das Bein bzw. die Beine strecken. 2 x 10 Wiederholungen.

5

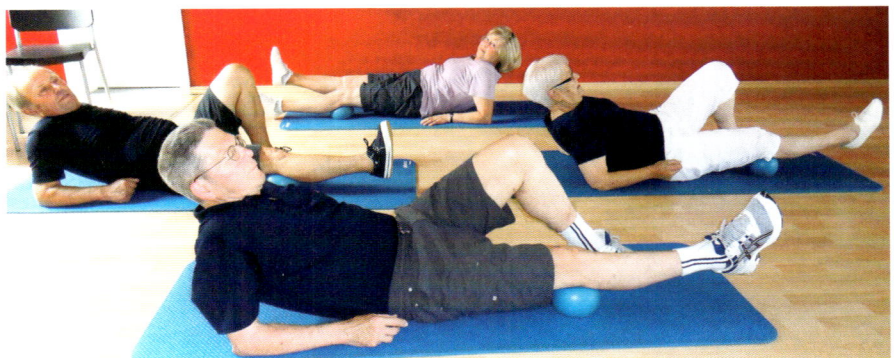

Das Bein gestreckt halten

Die Teilnehmer sitzen aufrecht auf einem Stuhl. Einen Fuß vom Boden lösen und das Bein lang ausstrecken. Versuchen, das Bein 8-10 s lang mit angezogener Fußspitze zu halten. Dann das andere Bein. Drei Wiederholungen pro Bein.

❀ Ausfallschritt auf labile Unterlage

Die Teilnehmer stellen sich mit einer Körperseite an den Stuhl und halten sich mit einer Hand an der Stuhllehne fest. Nun mit dem äußeren Bein einen großen Schritt nach vorn machen auf eine labile Unterlage, zum Beispiel auf ein Balance Pad®. 2 x 10 Wiederholungen.

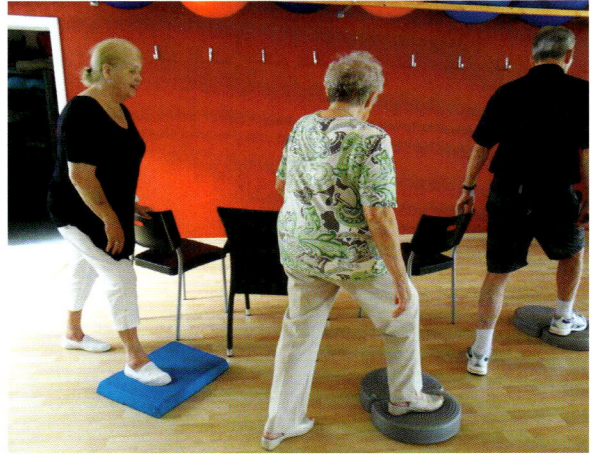

Empfehlungen für Menschen mit künstlichen Kniegelenken

- ✐ Tägliches Bewegen der Beine an einer Fußkurbel oder auf einem Fahrradergometer.
- ✐ Möglichst oft spazieren gehen.
- ✐ Sitzerhöhungen für Toilette, Stühle, Bänke und Sofa.
- ✐ Abrupte Bewegungen mit Drehungen vermeiden.
- ✐ Wenn das Gelenk anschwillt, kühlen.
- ✐ Nachts das Bein etwas höher lagern.
- ✐ Langes Sitzen meiden.
- ✐ Gewichtskontrolle oder -reduktion.

5.2.4 Osteoporose

Von einer *Osteoporose* im hohen Alter sind zu zwei Dritteln Frauen und zu einem Drittel Männer betroffen. Neben einer kalziumreichen Ernährung, der medikamentösen Therapie und täglichem Aufenthalt von 30-60 min an der frischen Luft, wirkt sich auch hier gerade die Bewegung, insbesondere Krafttraining, positiv auf die Stabilität der Knochen aus.

Wer Hochaltrige mit Osteoporose in Bewegung bringen will, sollte folgende Bewegungen vermeiden:

- starke Beuge- und Drehbewegungen, insbesondere mit Gewichtsbelastung,
- abrupte und ruckartigen Dreh- und Hüpfbewegungen.

Bei diesem Beschwerdebild
müssen folgende Muskeln trainiert werden:

- Gesäßmuskulatur,
- Kniestrecker,
- Hüftbeuger,
- Außendreher der Schulter,
- rautenförmiger- und aufsteigender Anteil des trapezförmigen Muskels,
- Abduktoren/Adduktoren,
- Bauchmuskeln (quer, schräg und gerade),
- Rückenstrecker,
- Beckenbodenmuskulatur.

5

Bewegungstipps für die Übungsstunde

❀ Leichtes Wippen und Federn

Diese Übung darf nur ausgeführt werden, wenn die Osteoporose noch nicht zu weit fortgeschritten ist. Die Teilnehmer stehen hinter ihrem Stuhl und halten sich mit beiden Händen daran fest. Nun in den Knien ein wenig auf- und abfedern. Etwa 30 s lang.

❀ Hanteln über den Kopf

In der gleichen Ausgangsposition zwei Hanteln in den Händen halten und die Arme eng am Körper entlang über den Kopf anheben und wieder sinken lassen. Falls zusätzlich Gewichtsmanschetten vorhanden sind, diese umlegen. 2 x 10 Wiederholungen.

❀ Mit dem Rücken an der Wand

Die Teilnehmer stellen sich mit dem Rücken an die Wand, etwa eine Fußlänge weit von der Wand entfernt. Dann die Ellbogen auf Höhe der Brust an die Wand legen und versuchen, sich mit beiden Ellbogen von der Wand wegzudrücken.

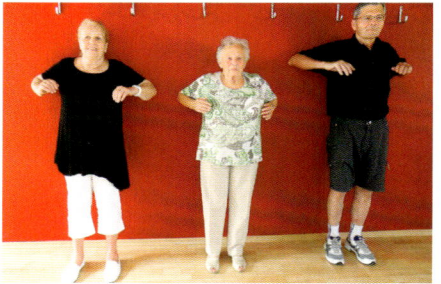

Empfehlungen für von Osteoporose Betroffene

- ✎ Wärme, wie Rotlicht oder eine warme Dusche, lindern Beschwerden und tun verspannten Rückenmuskeln gut.
- ✎ Das Gehen mit zwei Nordic-Walking- oder Wanderstöcken kann die Aufrichtung während eines längeren Spaziergangs unterstützen.
- ✎ Bewegungen in alle Richtungen unterstützen den Erhalt der Mikroarchitektur des Knochens.
- ✎ Kalziumreiches Wasser trinken, viel grünes Gemüse, Kräuter und Nüsse essen. Phosphatarm essen.

5.2.5 Diabetes mellitus (Typ 2)

Regelmäßige Bewegung hilft, den Blutzucker zu senken und das Gewicht zu kontrollieren. Sind die Muskeln aktiv, produzieren sie einen Botenstoff, der ein Hormon stimuliert, das die eigene Insulinproduktion fördert. Darüber hinaus verbraucht vorhandene Muskulatur selbst mehr Zucker.

Regelmäßiges Spazierengehen in Verbindung mit Übungen zur Erhaltung der Muskelkraft kann eine medikamentöse Therapie unterstützen, die benötigte Arzneidosis reduzieren oder sogar überflüssig machen.

Bewegungstipps für die Übungsstunde

Igelballmassage

Sich aufrecht auf einen Stuhl setzen, die Schuhe ausziehen. Einen Igelball unter einen Fuß legen und den Fuß sanft am Ball bewegen. Dabei wird die Fußsohle massiert.

Außerdem können alle Gleichgewichtsübungen durchgeführt werden, die in diesem Buch aufgeführt sind.

5

Empfehlungen
für von Diabetes mellitus Typ 2 Betroffene

- Zur Sicherheit Traubenzucker oder Apfelsaftschorle zur Übungsstunde mitnehmen.
- In Absprache mit dem Arzt sollte langfristig kontrolliert werden, ob die Medikamente reduziert werden können. Falls Insulin gespritzt wird, muss eventuell die Abendration nach einem Training angepasst werden.
- Regelmäßige Fuß- und Augenkontrolle beim Arzt.

5.2.6 Neurologische Erkrankungen

Zu typischen neurologischen Veränderungen im Alter gehören der *Schlaganfall* und der *Morbus Parkinson*. Neueste wissenschaftliche Erkenntnisse zeigen, dass mehrmals täglich ausgeführte Bewegungen, insgesamt etwa 1-2 h über den Tag verteilt, zu wichtigen Effekten führen. Dadurch wird dem sogenannten *erlernten Nichtgebrauch* der betroffenen Strukturen begegnet. Wichtig und relevant sind ein regelmäßiges Gehtraining sowie Übungen zur Kraftausdauer. Besonders wirksam sind Übungen mit hoher Alltagsrelevanz.

Schlaganfall

Nach einem Schlaganfall ist es wichtig, dass mit der eingeschränkten Körperseite alle alltäglichen Bewegungen so oft wie möglich ausgeführt werden.

Bei diesem Beschwerdebild
müssen folgende Muskeln trainiert werden:

- Gesäßmuskulatur,
- Kniestrecker,
- Hüftbeuger,
- Abduktoren und Adduktoren,
- Wadenmuskulatur,
- Beckenbodenmuskulatur,
- Schulterdrehmuskultur, rautenförmiger- sowie trapez-förmiger Muskel,
- großer, breiter Rückenmuskel und Rückenstrecker.

Bewegungstipps für die Übungsstunde

❀ **Eine Stufe hoch- und hinuntersteigen**

Die Teilnehmer steigen eine Stufe hoch und wieder hinunter. Dafür kann man ein

Steppbrett einsetzen, wenn vorhanden. Falls nicht, kann das Auf- und Absteigen auch in einem Treppenhaus an einer normalen Stufe geübt werden. Unsichere Teilnehmer können sich dabei am Geländer festhalten. Anfangs mit dem rechten Fuß zuerst auf- und auch wieder absteigen. Dann einen Durchgang lang mit links zuerst auf- und absteigen. 2-3 x 10-15 Wiederholungen.

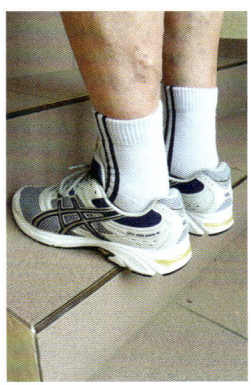 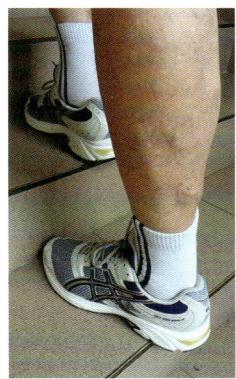 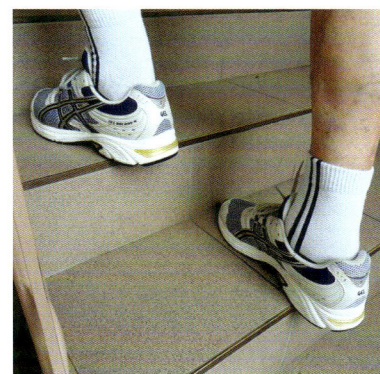

❉ Zehenstand

Die Teilnehmer stehen hinter ihrem Stuhl und halten sich an der Rückenlehne fest. Nun die Fersen beider Füße nach oben heben und sich auf die Zehenspitzen stellen. Dann die Fersen wieder auf den Boden zurücksetzen. 2-3 Durchgänge mit jeweils 15-20 Wiederholungen.

5

❉ Seitlich gehen

Die Teilnehmer gehen seitwärts. Das heißt, das Bein der betroffene Seite macht zuerst einen Schritt zur Seite, dann den anderen Fuß heransetzen. Mehrere Schritte auf diese Art und Weise hintereinander gehen. Danach zur anderen Seite mehrere Seitschritte machen.

Empfehlungen für von Schlaganfall Betroffene

- Möglichst oft am Tag ihre betroffene Seite vorrangig benutzen!
- Viele Bewegungen über die betroffene Seite hinweg ausführen, das heißt, im Alltag häufig benutzte Gegenstände an der betroffenen Seite deponieren und mit der gegenüberliegenden Hand ergreifen.
- Die betroffene Körperseite immer wieder bewusst in Bewegungen einbeziehen, das heißt passiv bewegen.
- Die Wahrnehmung der betroffenen Körperseite regelmäßig gezielt stimulieren durch Abrollen mit einem Igelball, Ausstreichen, sanftes Kneten usw.

Morbus Parkinson

Typische motorische Symptome eines Menschen, der an Parkinson erkrankt ist, sind Zittern im Ruhezustand, erhöhter Muskeltonus, das Unvermögen, Bewegungsenergie aufzubringen. Bewegungen können schlecht gestartet werden und es kommt zu einer Hemmung und Verarmung von Bewegungsabläufen. Prägnante Zeichen sind das kleinschrittige, schlurfende Gehen in nach vorn gebeugter Haltung und die mimische Starre.

Bei diesem Beschwerdebild müssen folgende Muskeln trainiert werden:

- Gesäßmuskulatur,
- Kniestrecker,
- Hüftbeuger,
- Rückenstrecker,
- rautenförmiger Muskel,
- Drehmuskeln des Schulterblatts,
- Schienbeinmuskulatur,
- Beckenbodenmuskulatur.

Bewegungstipps für die Übungsstunde

❀ **Gehtraining**

Gehen durch den Raum – zu rhythmischer Musik, mit Stöcken oder über verschieden strukturierte Bodenbeschaffenheiten. Durch eine Veränderung der Blickrichtung oder das Übersteigen einer farbigen Markierung können diese Gehübungen verändert und ergänzt werden.

❀ **Aufheben**

Die Teilnehmer stehen vor einem auf dem Boden liegenden Gegenstand, zum Beispiel einem Tennisring. Sie machen eine Kniebeuge und heben den Tennisring an. 10 Wiederholungen.

❀ **Nicken**

Im Sitzen auf dem Stuhl kleine Nickbewegungen machen. Das kräftigt die den Nacken aufrichtende Muskulatur. Zwei Durchgänge mit jeweils 10 Wiederholungen.

❀ **Ein Band auseinanderziehen**

Die Teilnehmer sitzen auf einem Stuhl und halten ein elastisches Band in den Händen. Dann das Band auf Brusthöhe auseinanderziehen. 2-3 Durchgänge mit jeweils 15-20 Wiederholungen.

5

❀ **Schnelles Fußtippen**

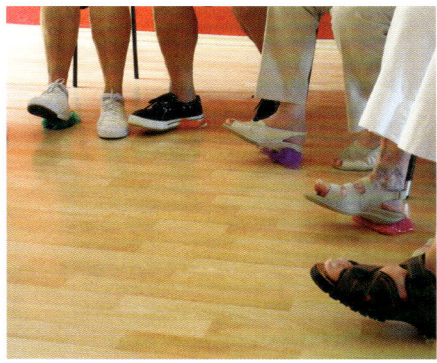

Die Teilnehmer sitzen auf ihren Stühlen und trainieren den Fußheber durch schnelles, tippendes Heben und Senken der Fußspitze. Dabei kann die Ferse auf einer Erhöhung, zum Beispiel einem gefalteten Handtuch, stehen. Mit jedem Fuß 2-3 Durchgänge mit je 15-20 Wiederholungen.

Empfehlungen für von Morbus Parkinson Betroffene

- ✐ Große und weitläufige Bewegungen der Arme und Beine in schneller Abfolge ausführen.
- ✐ Das Training auf den Zeitpunkt der Medikamenteneinnahme abstimmen. Empfehlungen dazu mit dem behandelnden Arzt absprechen.

5.2.7 Venenprobleme

Venenprobleme betreffen in Deutschland jede zweite Frau und jeden vierten Mann. Häufig handelt es sich um Krampfadern. In ihnen staut sich das venöse Blut. Im ungünstigsten Fall folgt daraus eine Venenentzündung und eine Thrombose mit entsprechenden Folgeerscheinungen. Die Ursachen sind vielfältig. Genetische Faktoren, Mangel an Bewegung in Beruf und Freizeit, Ernährung und Übergewicht, Schwangerschaft, Erkrankungen aus dem internistischen und dem orthopädischen Bereich können Ursachen sein. Neben dem rein kosmetischen Aspekt sind vor allem die gesundheitlichen Folgen nicht zu unterschätzen. Bei ersten Anzeichen einer Venenerkrankung sollte unmittelbar reagiert werden. Dazu zählen das Gefühl von „schweren Beinen", Schwellungen der Knöchel, nächtliche Wadenkrämpfe, Kribbeln und das Gefühl von unruhigen Beinen oder ein Brennen. Insbesondere vor Aufnahme eines Trainings sollte in diesen Fällen ein Arzt konsultiert werden.

Gezieltes Training kann wesentlich dazu beitragen, die Beschwerden aufzuhalten, zu mildern oder zu lindern. Über die Aktivierung der Muskelvenenpumpe wird der Abtransport des gestauten Blutes, der Wassereinlagerungen sowie der Lymphflüssigkeit angeregt. Die typische Empfindung der „schweren" und angespannten Beine verbessert sich durch Bewegung.

Bei diesem Beschwerdebild
müssen folgende Muskeln trainiert werden:

- Wadenmuskulatur/Schienbeinmuskulatur,
- seitliche Stabilisatoren des Sprunggelenks,
- Fußmuskulatur,
- Beckenbodenmuskulatur.

Bewegungstipps für die Übungsstunde

Grundsätze zum Venentraining:

- Pressatmung vermeiden.
- Dynamische Bewegungen vorziehen.
- Keine Druckbelastung von außen auf die betroffene Struktur.
- Integration eines Fuß- und Beintrainings in alle Richtungen.
- Ausreichend trinken während der Übungen und nach dem Training.
- Bei längerer, gleichbleibender Ausdauerbelastung in aufrechter Position sollten Kompressionsstützen eingesetzt werden.

5

Für die Übungen müssen die Teilnehmer ihre Schuhe und am besten auch die Strümpfe ausziehen.

Turmspringer

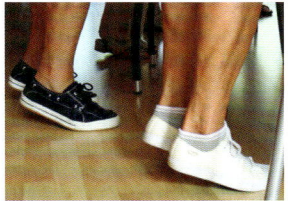

Die Teilnehmer stehen hinter einem Stuhl und halten sich mit beiden Händen daran fest. Jetzt die Ferse anheben. Zwei Durchgänge mit jeweils 15-20 Wiederholungen.

Gaspedal

Im Stand ein Handtuch auf den Boden legen, einen Fuß darauf stellen und mit dem Großzehenballen das Handtuch nach unten drücken, als würde man ein Gaspedal drücken. Dabei Knie und Ferse möglichst fixiert halten. 2 x 10 Wiederholungen.

❧ Die Zehen spreizen

Im aufrechten Stand die Zehen spreizen und vom Boden lösen. 10 Wiederholungen.

❧ Zehenraupe

Die Zehen und das Quergewölbe des Fußes bewegen sich wie eine Raupe schlängelnd vor- und rückwärts. Dabei die Zehen möglichst lang lassen.

❧ Schnelle Fußbewegung

Die Teilnehmer sitzen auf einem Stuhl. Ein Bein heben, in dieser Position schnelles Anziehen und Strecken der Füße aus dem Sprunggelenk. 1 min lang. Dann die Seiten wechseln.

Empfehlungen für von Venenproblemen Betroffene

- Im Sitzen die Beine nicht übereinanderschlagen. Das engt die Gefäße in der Leiste ein.
- Im Sitzen und beim Stehen Zehen, Füße und Beine in Bewegung halten.
- Nach dem Aufstehen aus dem Bett oder nach längerem Sitzen die Knie einige Male beugen.
- Die Beine mehrmals am Tag hochlagern. Dabei auf eine flache Oberkörperlage achten, um Stauungen in der Leistengegend zu vermeiden.
- Das Fußende des Bettes etwa 6-10 cm erhöhen (sofern keine Herzerkrankung vorliegt).
- Sportarten, die abrupte Wechsel erfordern, oder bei denen es zu Blutdruckspitzen kommen kann, vermeiden. Keine Pressatmung.
- Keine beengenden Kleidungsstücke tragen. Bei warmen Temperaturen und längerer stehender oder sitzender Tätigkeit Stützstrümpfe tragen.

5.2.8 Demenz

Die Anzahl der an *Demenz* erkrankten Menschen steigt stetig. In Deutschland sind zurzeit rund 1,4 Millionen betroffen. Das Risiko einer Erkrankung steigt mit zunehmendem Lebensalter deutlich an. Doch Bewegung ist die beste Demenzprophylaxe.

Neue Forschungsergebnisse zeigen, dass sie das Demenzrisiko um 30-50 % reduziert.

a)   **Bewegung als Demenzprophylaxe**

Es wird vermutet, dass das Gehirn bei Bewegung Schutzfaktoren entwickelt, die den Ausbruch der Erkrankung hinauszögern oder verhindern. So zählt zum Beispiel Bluthochdruck zu den Risikofaktoren für demenzielle Erkrankungen. Durch Bewegung, speziell durch Ausdauertraining, lässt sich der Blutdruck deutlich reduzieren und damit die Gefahr vermindern.

Früher waren ältere Menschen mit kognitiven Einschränkungen häufig von der Teilnahme an Bewegungsangeboten ausgeschlossen, weil die Ansicht verbreitet war, sie wären nicht mehr trainierbar. Aktuelle Studien zeigen jedoch, dass sich Trainingseffekte von Menschen mit und ohne Demenz nicht unterscheiden und beide Gruppen gleichermaßen von der Teilnahme an Bewegungsprogrammen profitieren.

5

Bewegung kann eine Demenz zwar nicht stoppen oder gar verhindern, aber sie trägt dazu bei, dass körperliche Alltagsfunktionen, wie Gehen, Treppensteigen, Gleichgewicht usw., länger erhalten bleiben. Außerdem wird das Sturzrisiko gemindert, Schlafverhalten und Stimmung verbessern sich, motorische Unruhe wird abgebaut und der mit einer demenziellen Erkrankung verbundene kognitive Abbau scheint sich zu verlangsamen. So lässt sich der Zeitraum, in dem selbstständiges Leben möglich ist, vergrößern.

b) Welche Bewegungen sind wirksam?

Wissenschaftliche Studien zeigen, dass vor allem

- Ausdauertraining,
- Koordinationstraining und
- Doppelaufgaben (Dual Tasking)

wirksame Bewegungsformen sind, um der Demenz zu begegnen. Mindestens mittelbar ist auch Krafttraining zu empfehlen, denn nur wer die nötige Kraft hat, um aufzustehen und sich fortzubewegen, kann zum Beispiel ein effektives Ausdauertraining absolvieren oder sich von A nach B bewegen und so dem Gehirn immer neue Impulse verschaffen.

Zu Beginn einer demenziellen Erkrankung ist die körperliche Verfassung Betroffener oft noch gut. So lässt sich das Bewegungstraining häufig ohne größere Einschränkungen durchführen. Wichtig ist nicht nur die regelmäßige, mindestens wöchentliche, Teilnahme an einer Übungsstunde, sondern zusätzlich viel Bewegung im Alltag. Täglich ein flotter Spaziergang, bei Bedarf begleitet, ist ein ideales Ausdauertraining.

Gleichgewichtsübungen zwischendurch im Tagesablauf, zum Beispiel beim Zähneputzen im geschlossenen Stand oder im Tandemstand stehen, ergänzen das Programm. Wer außerdem regelmäßig übt, eine Bewegungs- und eine Denkaufgabe gleichzeitig zu lösen, etwa im Gehen Wörter zu buchstabieren oder beim Pedaltreten am Fahrradergometer von 100 immer 7 abzuziehen, ist für Doppelanforderungen im Alltag gut vorbereitet. Begleitet von einem Krafttraining (siehe Kap. 4), werden Alltagskompetenzen lange erhalten.

c) Schritt für Schritt den Alltag meistern

Neben allen in den vorangehenden Kapiteln beschriebenen Bewegungsmöglichkeiten ist für Menschen mit Demenz vor allem das Spazierengehen ein Schlüssel zum Erhalt von Lebensqualität. Die Fähigkeit zu gehen, wurde bereits im Kleinkindalter erlernt und ist fest im Langzeitgedächtnis verankert. So bleibt sie auch bei demenzieller Entwicklung relativ lange erhalten und sollte entsprechend genutzt werden. Es lohnt sich, die in ihrem Antrieb krankheitsbedingt gebremsten Betroffenen immer wieder zu motivieren und zum Gehen zu ermuntern. Rituale entwickeln, erreichbare Ziele setzen, interessante Strecken wählen, unterwegs Möglichkeiten zum Ausruhen schaffen und Impulse für geistige Auseinandersetzung geben – das hilft, die häufig vorhandene Antriebs- und Lustlosigkeit zu brechen.

Kenntnisse über Interessen und Biografie der Betroffenen sind hilfreich, wenn es darum geht, Motivation zu schaffen. Wer sich immer gern in der Natur aufgehalten, mit Flora und Fauna beschäftigt hat, wird sich womöglich zu einem naturkundlichen Rundweg überreden lassen. Wer dagegen eher an Kunst und Malerei interessiert ist, freut sich vielleicht über einen Museumsbesuch. Besteht unterwegs Aussicht auf eine Rast, lässt sich die Angst vor zu weiter Strecke nehmen.

Übungsleiter können vor allem Angehörigen der Betroffenen Tipps für regelmäßige Spaziergänge geben. Doch nicht nur das – ein regelmäßiges Spazierangebot im Verein ist für Menschen mit Demenz ideal. Einen Park oder eine Grünanlage mit Ruhebänken und ein paar Ideen für Bewegungsangebote im Freien, mehr braucht es nicht, um eine Spaziergruppe für Hochaltrige ins Leben zu rufen.

5

d) Die Belastung kontrollieren

Von Ausdauertraining ist für die Zielgruppe der Hochaltrigen bei einer stoffwechselrelevanten Aktivität auszugehen, auch wenn diese nicht den sonst im Sport üblichen Berechnungsformeln entspricht.

Das Ansprechen der Teilnehmer vermittelt einen ersten Eindruck vom Ausmaß ihrer Belastung. Eine Unterhaltung sollte möglich, aber leichte Anstrengung hörbar sein. Weitere Indikatoren sind Atemrhythmus, Gesichtsfarbe und Äußerungen der Teilnehmer zu ihrem subjektiven Empfinden. Die Bewegungskoordination sollte in jedem Fall gut erhalten bleiben.

Genauer wird die Einschätzung durch eine Pulsmessung. Dabei kann die folgende Standardformel eingesetzt werden:

♀   226 – Lebensalter = maximale Herzfrequenz und davon etwa 50-60 %.

♂   220 – Lebensalter = maximale Herzfrequenz und davon etwa 50-60 %.

Diese Formel gilt nicht bei Einnahme eines Betablockers oder bei Erkrankungen wie Herzinsuffizienz. Hier sollte in jedem Fall eine Absprache mit dem Arzt und intensive Beobachtung der oben genannten Erkennungsmerkmale erfolgen.

Schon bei 50-60 % der maximalen Pulsfrequenz erhöht sich die Produktion neuer Gehirnzellen im Hippokampus (Teilbereich des Gehirns, auch als „Tor zum Gedächtnis" bezeichnet). Es wird vermutet, dass diese Vorläuferzellen der Neurone durch geistige Aktivität vernetzt und so langfristig erhalten werden können.

e)   Wirkungen von Ausdauertraining

Ausdauertraining

- erhöht die Durchblutung im Gehirn.
- verbessert den Stoffwechsel, die Sauerstoff- und Energieversorgung.
- unterstützt die Neubildung von Blutgefäßen.
- fördert die Vernetzung und Verschaltung von Gehirnzellen.
- regt die Produktion von Botenstoffen (Neurotransmittern) und Proteinen (Wachstumsfaktoren) an.
- beeinflusst die anatomische Struktur des Gehirns positiv, sorgt für geringere Verluste an Hirnmasse.
- unterstützt einen ausgeglichenen Schlaf-Wach-Rhythmus.
- verschafft positive Erlebnisse und damit eine gute Stimmung, mindert depressive Stimmungen.
- steigert die Aufmerksamkeit.
- fördert die Informationsverarbeitung und Bewegungsplanung.
- erhöht die Wachheit (Vigilanz).

f)   Kommunikation mit demenziell erkrankten Menschen

Wer als Übungsleiter u. a. Teilnehmer mit Demenz oder mit beginnenden kognitiven Einschränkungen in der Gruppe hat, sollte im Umgang einige Besonderheiten bedenken. Bei Betroffenen verändern sich kommunikative Fähigkeiten. So wird zum Beispiel ab einem bestimmten Zeitpunkt Ironie nicht mehr verstanden, und Erkrankte können Redewendungen nur noch in ihrer wörtlichen Bedeutung, aber nicht mehr mit dem dahinter verborgenen Sinn erkennen. Das Sprichwort „Der Apfel fällt . . ." kann zwar meist ohne Probleme noch mit „. . . nicht weit vom Stamm" ergänzt werden, aber die Bedeutung wird nur noch wörtlich gesehen – der Apfel, der dicht neben dem Stamm vom Baum fällt. **Das heißt für Übungsleiter: Eindeutig sprechen, Mehrdeutiges vermeiden!**

Die Geschwindigkeit beim Verarbeiten von Informationen reduziert sich mit der Demenz. **Das heißt für Übungsleiter: Darstellungsgeschwindigkeit bei Handlungsanweisungen reduzieren und auf Wesentliches beschränken, auf Ausschmückungen verzichten.** Damit ist nicht die Sprechgeschwindigkeit gemeint! Zu langsames Sprechen erschwert oft das Verstehen, weil Zusammenhängendes wegen herabgesetzter Merkfähigkeit nicht mehr kombiniert werden kann. Also kurze Sätze ohne Einschübe bilden.

Wortfindung und Wortverständnis werden mit zunehmender Demenz schwieriger. **Das heißt für Übungsleiter: Betroffenen „auf die Sprünge helfen", statt zu fragen, Anlaute für gesuchte Wörter geben, zum Beispiel „Ma . . ." für Matte usw. Schlüsselbegriffe nutzen, bekannte Ausdrücke verwenden und eher Verben als Substantive wählen – Hemd statt Trikot, Kissen oder Matte statt Balance Pad®, „Am Montag gehen wir spazieren" statt „Der geplante Spaziergang findet am Montag statt."**

5

Es hilft Menschen mit Demenz, wenn wichtige Informationen über mehrere Sinneskanäle angeboten werden. **Das heißt für Übungsleiter: Informationen möglichst oft mit Gestik und Mimik begleiten.** Die Ansage „Alle mit roten Bällen auf die rechte Hallenseite . . ." begleiten mit entsprechendem Fingerzeig zunächst auf einen roten Ball und dann auf die rechte Hallenseite. Und Übungsbeschreibungen nicht nur mit Worten geben, sondern Abläufe zeigen und gegebenenfalls beim Betroffenen die Bewegung führen – „Zeigen Sie mit mir zusammen den anderen, wie's geht?"

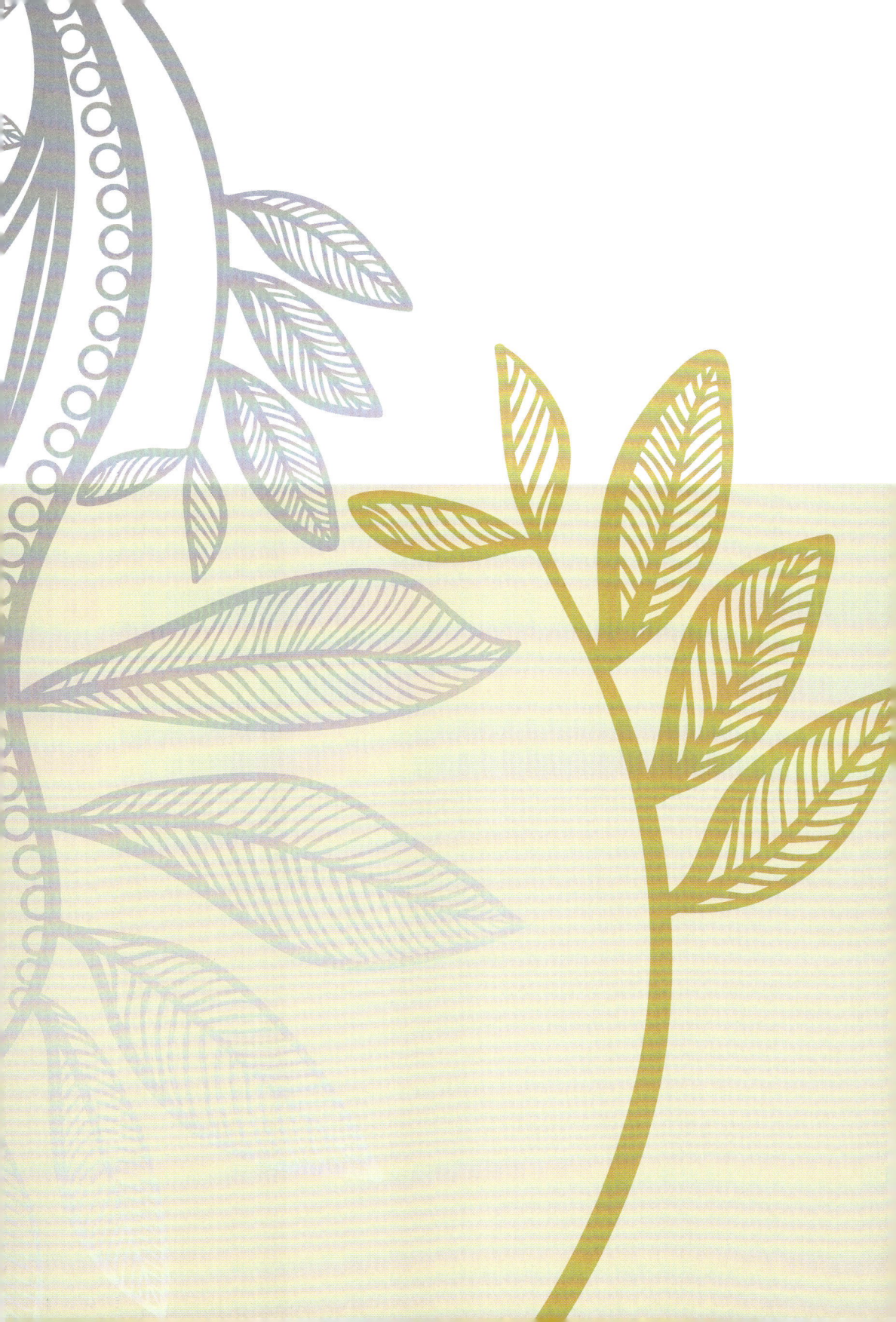

KAPITEL 6

Kapitel 6

RAHMENBEDINGUNGEN FÜR BEWEGUNGSANGEBOTE FÜR HOCHALTRIGE IM SPORTVEREIN

E s ist noch gar nicht so lange her, da war es üblich, dass selbst Menschen, die jahrelang im Turn- oder Sportverein aktiv waren, im fortgeschrittenen Alter nicht mehr an einer Bewegungsgruppe teilnehmen wollten. Das hing damit zusammen, dass die Bewegungsangebote nicht auf die Belastbarkeit sehr alter Menschen ausgerichtet waren. Irgendwann hieß es dann: „Da komme ich einfach nicht mehr mit!" Die Folge war ein Wegbleiben von den Bewegungsgruppen oder ein Austritt aus dem Verein und das genau in einer Lebensphase, in der die Bewegung besonders wichtig ist, um den Alltag selbstständig bewältigen zu können.

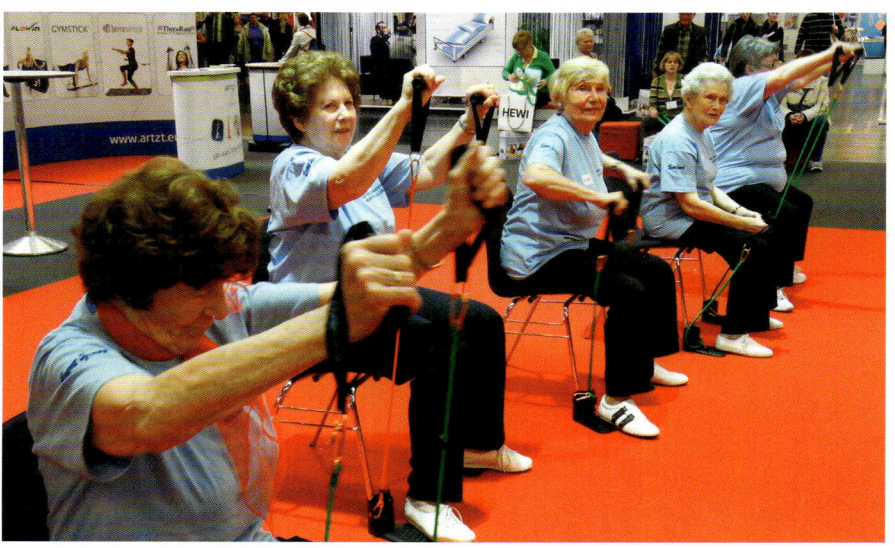

waren das vor allem Gruppen, die ausschließlich im Sitzen geübt haben. Das Wissen um die Bedeutung der Erhaltung von Gleichgewicht, Standfestigkeit, Gehfähigkeit und Mobilität war oftmals bei den Übungsleitern noch nicht vorhanden.

Dies alles hat sich verändert. Die Anzahl der hochaltrigen Menschen in der Gesellschaft nimmt eklatant zu und damit wird auch deren Anzahl in den Turn- und Sportvereinen zunehmen. Da es aufgrund der demografischen Entwicklung gleichzeitig weniger Kinder, Jugendliche und junge Erwachsene in den Vereinen geben wird, wird es auch für Vereine immer bedeutsamer, die älter werdenden Menschen so lange wie möglich in den Vereinen zu halten und ihnen auch im höchsten Alter passende Bewegungsangebote zur Verfügung zu stellen. Darüber hinaus werden Vereine in Zukunft verstärkt darauf angewiesen sein, ältere Menschen, die niemals aktiv Sport getrieben haben, als Teilnehmer neu zu gewinnen.

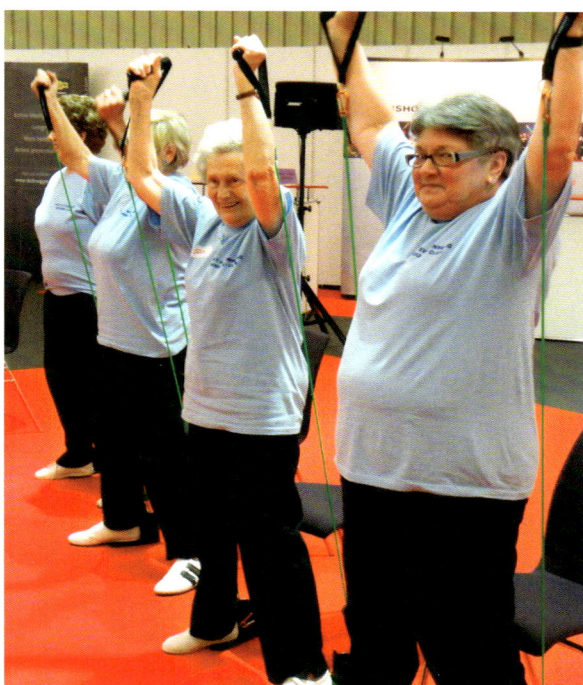

6

6.1   Teilnehmer gewinnen

Wenn Vereine eine neue Bewegungsgruppe oder einen neuen Kurs im Verein aufbauen wollen, veröffentlichen sie dies in der Regel in der regionalen Zeitung, in
Anzeigenblättern oder sie informieren per Aushang im Vereinsschaukasten. Um die
Zielgruppe der hochaltrigen Menschen zu erreichen, reicht dieses Vorgehen nicht
aus. Damit wird man eventuell die alten Menschen gewinnen können, die sowieso
schon im Verein aktiv sind, sich dort langsam überfordert fühlen und nun überlegen, die Gruppe zu wechseln. Doch neue Teilnehmer, die sich niemals oder seit
langer Zeit nicht mehr aktiv bewegt haben, wird man damit sicherlich nicht erreichen. Diese sitzen zu Hause. Sie schauen sich keine Vereinsschaukästen an, weil sie
überhaupt nicht auf die Idee kommen, dass Bewegung ihnen dabei helfen könnte,
länger selbstständig leben zu können.

In der Jugend dieser über 80-jährigen Menschen waren Turnvereine der Ort für sehr
fitte, leistungsorientierte Personen. Diese sehr alten Menschen haben in der Regel
Angst davor, in einen Turn- oder Sportverein zu gehen. Sie befürchten, sich dort zu
blamieren, weil sie auf Menschen treffen, denen es noch leicht fällt, sich zu bücken,
sich auf den Boden zu legen und wieder hochzukommen.

Vereine sollten sich darauf einstellen, dass sie um diese Personen werben müssen.
Sie müssen ihnen Mut machen, ihnen entgegenkommen, ihnen helfen und sie anfangs dort ansprechen, wo sie zu finden sind. Dabei helfen Kooperationen und
Partnerschaften mit Vereinen, Verbänden und Institutionen, die einen direkten und
persönlichen Kontakt zu den hochaltrigen Menschen haben.

6.1.1   Kooperationen und Netzwerke

Vereine können beispielsweise mit kommunalen oder kirchlichen Seniorentreffs ko-
operieren. Der Übungsleiter geht zu einem der Seniorentreffs, stellt sich und sein
Programm dort vor, führt ein paar Übungen gleich vor Ort mit den Teilnehmern
durch und lädt sie in die neue Bewegungsgruppe ein. Wichtig sind dabei Aussa-
gen wie: „Jeder kann mitmachen!", „Sie sind auch mit Rollator oder Gehstock ganz

herzlich willkommen!" oder: „Besonders geeignet für Neueinsteiger!". Es ist ganz wichtig, deutlich zu machen, dass niemand überfordert wird. Es ist aber genauso wichtig, deutlich zu machen, dass der Kern des Trainings die Erhaltung der Alltagskompetenzen, wie Gehfähigkeit, Standfestigkeit und Muskelkraft, ist.

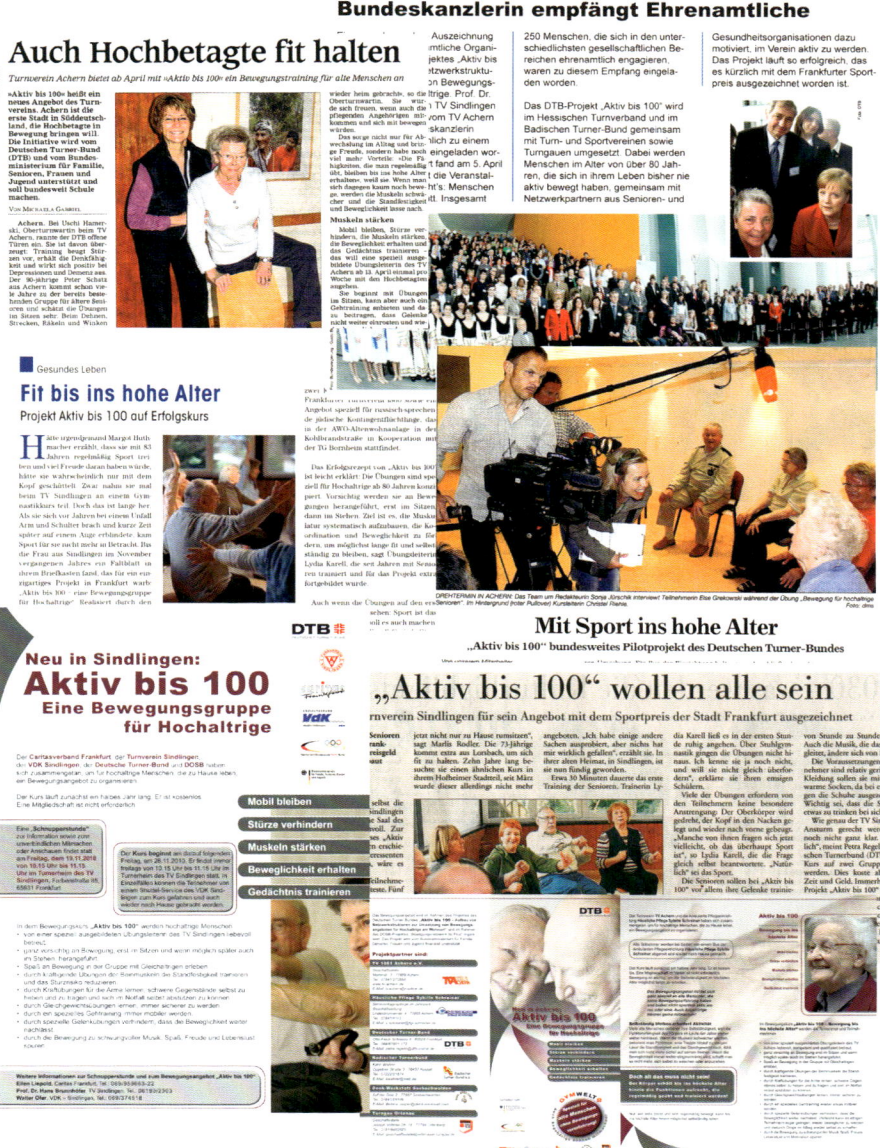

Die Auswahl der Kooperationspartner hängt davon ab, welche Institution sich vor Ort um die sehr alten Menschen bemüht und persönliche Kontakte hat. Dies können ambulante Pflegedienste sein, Einrichtungen für betreutes Wohnen, Wohlfahrtsverbände, Sozialverbände, wie zum Beispiel der VDK, oder auch kommunale Ämter, wie das Gesundheitsamt oder das Sozialamt. Gehen Sie auf diese Verbände oder Vereine zu und sprechen Sie über Kooperationsmöglichkeiten. Das Ziel ist, dass diese Vereine mit Ihnen gemeinsam Teilnehmer akquirieren und diese gezielt persönlich ansprechen. Sie können das Bewegungsangebot als Kooperationsmaßnahme ausschreiben und das Logo des Partners mittransportieren und -veröffentlichen.

Die Erfahrung zeigt, dass fast alle Verbände Interesse an einer Kooperation mit dem Sportverein haben, wenn sie spüren, dass es darum geht, für die hochaltrigen Menschen in der Region ein gutes und qualifiziertes Angebot zur Erhaltung der Selbstständigkeit zu machen. Außerdem sollten die Turnvereine darauf achten, die Maßnahme als Kooperationsmaßnahme zu bezeichnen und zu veröffentlichen. Nur wenn beide Seiten von der gemeinsamen Maßnahme profitieren, wird eine solche Kooperation auf Dauer erfolgreich sein.

In größeren Städten oder Landkreisen, in denen viele Verbände Angebote für sehr alte Menschen machen, können sich sogar Netzwerke, bestehend aus mehreren Partnern, entwickeln, die zusammenarbeiten, um gemeinsam die Versorgung einer Stadt mit Bewegungsangeboten für über 80-Jährige zu gewährleisten.

Ein großer Vorteil solcher Kooperationen liegt auch darin, dass Kirchen, Wohlfahrtsverbände, Kommunen oder Einrichtungen für betreutes Wohnen oftmals über Räumlichkeiten verfügen, die Sportvereine nicht haben. Im Zuge einer Kooperation können diese Räumlichkeiten häufig mitgenutzt werden.

6.1.2 Vom Schnupperangebot über Kurzzeitprogramme zur langfristigen Vereinsmitgliedschaft

Wenn man es gemeinsam mit seinen Kooperationspartnern geschafft hat, genügend hochaltrige Menschen persönlich anzusprechen und für ein Bewegungsangebot zu interessieren, sollte man es ihnen ermöglichen, es zunächst unverbindlich auszuprobieren. Geeignet ist ein Schnuppertermin, zu dem alle neuen Teilnehmer eingeladen werden. Dort zeigt der Übungsleiter ein einfaches Bewegungsprogramm, die Teilnehmer können sofort mitmachen.

Sie erleben, dass es Spaß macht, sich zu bewegen. Sie merken, dass sie nicht überfordert werden und sie sehen, dass die anderen Teilnehmer genauso große Probleme und Einschränkungen haben, wie sie selbst. Nach der Schnupperstunde folgt dann direkt in der kommenden Woche der Start eines neuen Bewegungskurses, zu dem sich die Teilnehmer anmelden können. Der Kurs läuft zum Beispiel über ein halbes Jahr. In dieser Zeit sind die Teilnehmer bereits über die Versicherung der jeweiligen Landessportbünde abgesichert.

Alte Menschen, die noch nie Mitglied in einem Sportverein waren, haben Hemmungen, sich sofort für eine Vereinsmitgliedschaft zu entscheiden. Sie befürchten, dass sie krank werden könnten und dann auf Dauer an den Verein gebunden sind und den Mitgliedsbeitrag bezahlen müssen. Deshalb macht es Sinn, den Menschen zunächst ein zeitlich begrenztes Kursangebot zu unterbreiten. In dieser Phase lernen die Menschen den Übungsleiter kennen. Sie merken, dass das Programm ihnen hilft, die Treppenstufen besser hochzusteigen oder länger ohne Stock zu gehen.

Nach dieser Kennenlernphase sind die Menschen in der Regel bereit, Vereinsmitglied zu werden und sie können problemlos in den Verein integriert werden. Allerdings tun sie sich leichter, einen Mitgliedsantrag zu unterschreiben, wenn die Vereine ihnen in Bezug auf die Kündigungsfristen entgegenkommen. Ermöglichen Sie es den hochaltrigen Menschen, jederzeit zu kündigen!

Gewinnung hochaltriger Neueinsteiger durch eine vierstufige Vereinsbindungsstrategie

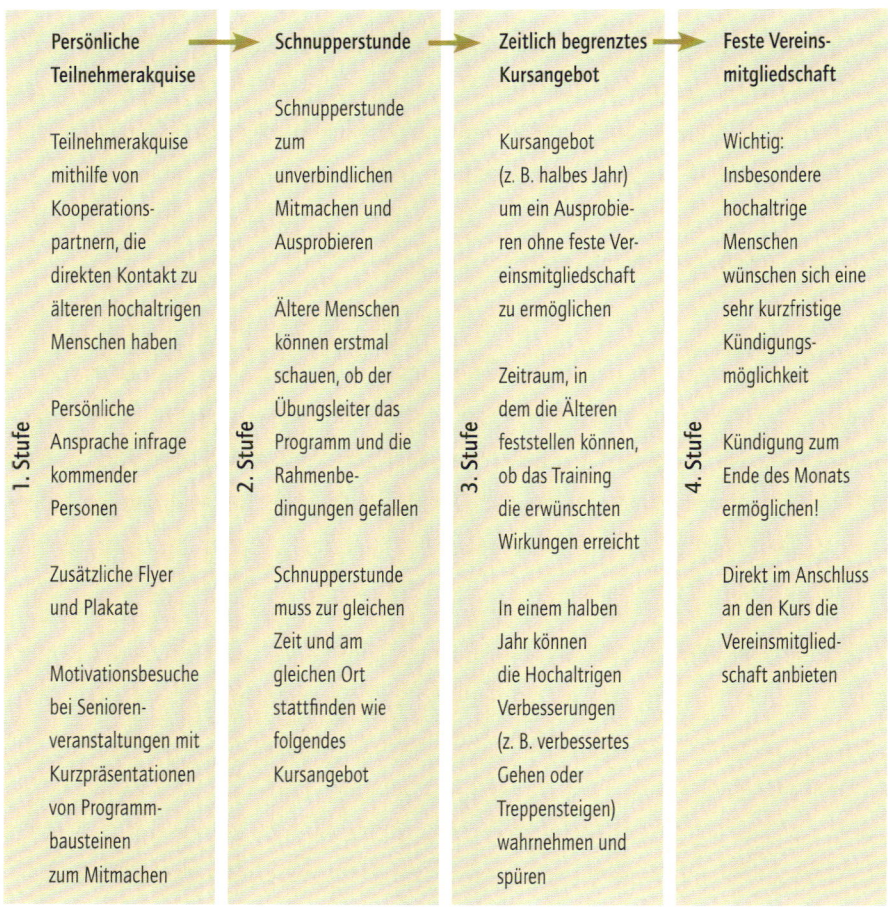

Persönliche Teilnehmerakquise	Schnupperstunde	Zeitlich begrenztes Kursangebot	Feste Vereinsmitgliedschaft
Teilnehmerakquise mithilfe von Kooperationspartnern, die direkten Kontakt zu älteren hochaltrigen Menschen haben	Schnupperstunde zum unverbindlichen Mitmachen und Ausprobieren	Kursangebot (z. B. halbes Jahr) um ein Ausprobieren ohne feste Vereinsmitgliedschaft zu ermöglichen	Wichtig: Insbesondere hochaltrige Menschen wünschen sich eine sehr kurzfristige Kündigungsmöglichkeit
Persönliche Ansprache infrage kommender Personen	Ältere Menschen können erstmal schauen, ob der Übungsleiter das Programm und die Rahmenbedingungen gefallen	Zeitraum, in dem die Älteren feststellen können, ob das Training die erwünschten Wirkungen erreicht	Kündigung zum Ende des Monats ermöglichen!
Zusätzliche Flyer und Plakate	Schnupperstunde muss zur gleichen Zeit und am gleichen Ort stattfinden wie folgendes Kursangebot	In einem halben Jahr können die Hochaltrigen Verbesserungen (z. B. verbessertes Gehen oder Treppensteigen) wahrnehmen und spüren	Direkt im Anschluss an den Kurs die Vereinsmitgliedschaft anbieten
Motivationsbesuche bei Seniorenveranstaltungen mit Kurzpräsentationen von Programmbausteinen zum Mitmachen			
1. Stufe	2. Stufe	3. Stufe	4. Stufe

6.2 Räumlichkeiten

Die Bewegungsangebote für über 80-Jährige sollten in der Regel vormittags stattfinden. Zu dieser Zeit haben die alten Menschen die meiste Energie, nachmittags sieht das oft schon ganz anders aus. Vormittags ist es außerdem meist relativ einfach möglich, Räumlichkeiten zu nutzen.

Für Bewegungsgruppen für Hochaltrige brauchen Vereine keine Turnhalle. Es reicht ein Raum, der groß genug ist für einen Stuhlkreis und für eine Matte pro Teilnehmer.

Viel wichtiger als die Größe des Raums ist die Barrierefreiheit. Der Raum muss auch mit Rollator oder Gehstock zugänglich sein. Die Toiletten müssen möglichst gut und schnell erreichbar sein. Am besten ist es, wenn sie direkt neben dem Bewegungsraum liegen.

Wenn Vereine zur Teilnehmergewinnung Kooperationen eingehen, dann ist es oft möglich, die Räume von Partnern zu nutzen. Sowohl Kommunen als auch Senioreneinrichtungen, wie ambulante Dienste, Tagespflegestätten, Altenpflegeheime, aber auch Wohlfahrts- oder Sozialverbände, stellen vormittags gern ihre Räumlichkeiten für gemeinsame Gruppen zur Verfügung. Oft liegen diese Räume sogar zentraler und sind deshalb für die alten Menschen besser erreichbar als die großen Sporthallen.

Große Geräte sind für ein Bewegungsangebot für Hochaltrige nicht notwendig. Es reicht, wenn jeder Teilnehmer einen Stuhl zur Verfügung hat. Auf Dauer braucht man eine Gymnastikmatte pro Teilnehmer. Zusätzlich ist es gut, eine (tragbare) Musikanlage zur Verfügung zu haben.

6

6.3   Zusatzangebote

In Turn- und Sportvereinen wird es in der Regel lediglich möglich sein, 1 x pro Woche ein Bewegungsangebot anzubieten. Es ist natürlich besser, 1 x pro Woche zu trainieren, als gar nicht. Dennoch sind Zusatzangebote sinnvoll, zum Beispiel Spaziergehgruppen. Für über 80-Jährige, die die Gehfähigkeit erhalten wollen, ist tägliches Spazierengehen wichtig. Oft sind die alten Menschen jedoch nicht in der Lage, sich selbst dazu zu motivieren. Wer allein lebt und keinen Partner mehr hat, traut sich manchmal nicht, sich allein auf den Weg zu machen. Jeder Sportverein kann ohne großen Aufwand einen Spaziergehgruppe einrichten, die sich 1 x pro Woche trifft, um gemeinsam eine Runde zu marschieren. Eine Betreuungsperson, die ein Notfall-Handy bei sich trägt, sollte immer anwesend sein. Auf dem Weg können kleine Kraft- oder Gleichgewichtsübungen durchgeführt werden.

Anhang

1   LITERATUR

✐   Deutscher Turner-Bund (Hrsg.). (2013). Voelcker-Rehage, C. | Tittlbach, S. | Jasper, B. M. | Regelin, P. (Autorinnen). *Gehirntraining durch Bewegung. Wie körperliche Aktivität das Denken fördert.* Aachen: Meyer & Meyer Verlag.

✐   Deutscher Turner-Bund (Hrsg.). (2010). Becker, C. | Freiberger, E. | Hammes, A. | Lindemann, U. | Regelin, P. | Winkler, J. (Autoren). *Sturzprophylaxe-Training.* Aachen: Meyer & Meyer Verlag.

✐   Deutscher Turner-Bund | Bundesarbeitsgemeinschaft der Senioren-Organisationen (Hrsg.). (2009). *Fit im Alltag. Bewegung zur Erhaltung der Selbstständigkeit im Alltag.* Frankfurt: Deutscher Turner-Bund (Broschüre).

✐   Eisenburger, M. (2012). *Aktivieren und bewegen.* Aachen: Meyer & Meyer Verlag, 7. Auflage.

✐   Häfelinger, U. (2007). *Gymnastik für den Beckenboden.* Aachen: Meyer & Meyer.

✐   Jasper, B. M. | Regelin, P. (2011). *Menschen mit Demenz bewegen. 196 Aktivierungsübungen für Kopf und Körper.* Hannover: Vincentz Network.

✐   Jasper, B. M. | Regelin, P. (2009). *Geistig fit und mobil bis ins hohe Alter. Eine Anleitung für Angehörige und Ehrenamtliche.* Stuttgart: Trias Verlag in MVS Medizinverlage.

✐   Jasper, B. M. (2013). *Das Spielebuch.* Hannover: Vincentz Network.

✐   Jasper, B. M. (2012). *Brainfitness.* Aachen: Meyer & Meyer Verlag, 3. überarbeitete und ergänzte Auflage.

✐   Jasper, B. M. (2012). *Bewegen – trainieren – denken. So fördern Sie Heimbewohner optimal.* Hannover: Vincentz Network.

✐   Jasper, B. M. (2012). *Das Alltagsgeschichtenbuch II.* Hannover: Vincentz Network.

✐   Jasper, B. M. (2010). *Brainwalking. Mental fit beim Gehen!* Aachen: Meyer & Meyer Verlag.

✐   Jasper, B. M. (2009). *Das Alltagsgeschichtenbuch.* Hannover: Vincentz Network.

✐   Kelber-Bretz, W. (2004). *Fingerspiele neu entdecken.* Aachen: Meyer & Meyer Verlag.

Nagel, V. | Fleischer, R. | Strauch, H. (1997). *Fit und geschickt durch Seniorensport. Sportartenüberschreitendes Training für Alltagssituationen.* Hamburg: Edition Czwalina.

Regelin, P. (2007). *Vital und beweglich ein Leben lang.* Stuttgart: Trias Verlag in MVS Medizinverlage.

Regelin, P. | Winkler, J. et al. (2012). *Fit bis ins hohe Alter.* Kursmanual. Aachen: Meyer & Meyer Verlag, 2. Auflage.

Regelin, P. | Winkler, J. et al. (2012). *Standfest und Stabil. Kursmanual.* Aachen: Meyer & Meyer Verlag.

Tittlbach, S. | Binder, M. | Bös, K. (2012). *Bewegt im hohen Alter. Kursmanual.* Aachen: Meyer & Meyer Verlag.

2   DIE AUTORINNEN

Petra Regelin

ist Diplom-Sportwissenschaftlerin, Journalistin und Autorin. Sie hat die mehrfach ausgezeichneten Projekte „Bewegungs- und Gesundheitsförderung für Hochaltrige", „Aktiv bis 100" und „Gehirntraining durch Bewegung" des Deutschen Turner-Bundes geleitet. Petra Regelin ist Vizepräsidentin des Rheinhessischen Turnerbundes und hat zahlreiche Bücher geschrieben.

Bettina M. Jasper

Diplom-Sozialpädagogin, Buch- und Spieleautorin, Gehirntrainerin, Leiterin ihrer Denk-Werkstatt® und freiberuflich tätig als Dozentin für verschiedene Träger in Altenpflege und Sport. Seit über 20 Jahren unterrichtet sie an der staatlich anerkannten Fachschule für Altenpflege Sancta Maria in Bühl in den Schwerpunkten Gerontologie, Aktivierung und Rehabilitation sowie Psychiatrie.

Antje Hammes

Sportwissenschaftlerin M.A. und Sporttherapeutin. Inhaberin eines Gesundheits-, Reha- und Pilates-Studios. Mehrjährige Tätigkeit in der Geriatrischen Reha Hanau. Rückenschulleiterin, Osteoporose-Kursleiterin, Leiterin ambulanter Herzgruppen. DTB-Ausbilderin u. a. für „Bewegungs- und Gesundheitsförderung für Hochaltrige", „Bewegung mit Demenzkranken", „Sturzprophylaxe", „Rückenschule".

3   DANK

Wir danken unseren „Models", die alle zum ersten Mal eine solche Aufgabe über-
nommen und großartig gemeistert haben. Was wäre dieses Buch ohne Fotos? Sie
lockern auf und erleichtern das Verstehen der Bewegungsaufgaben. Deshalb war es
uns wichtig, viele Bilder einzufügen.

Bei einem Titel *Aktiv bis 100* wollten wir ganz bewusst nicht eine „perfekte"
technische Ausführung von jungen Aktiven darstellen lassen, sondern mit Menschen im Rentenalter arbeiten, die tatsächlich die dargestellten und andere Bewe-
gungsaktivitäten in ihrem Lebensalltag ausführen.

Die meisten Bilder entstanden im Studio „Healthy – Die gesunde Art des Trainings" von Antje Hammes. Dafür standen 22 Teilnehmerinnen und Teilnehmer ihrer
Kurse, die zum Teil auch in Altenpflegeheimen und betreuten Wohnanlagen stattfinden, zwei Tage lang abwechselnd vor der Kamera. Respekt, dass alle durchhiel-
ten, obwohl wir uns ausgerechnet das heißeste Wochenende des Jahres für unser
Vorhaben ausgesucht hatten! Es hat trotzdem viel Spaß gemacht, und alle haben
versichert, bei einem nächsten Buchprojekt gern wieder mitzuwirken.

Bei den Abbildungen „menschelt" es. Das heißt, nicht immer sind alle Übungen
exakt so ausgeführt, wie im Text beschrieben. Natürlich lag das nicht an den Models,
sondern an uns, die wir als Fotoshootinglaien bei der Fülle der Motive in kürzester Zeit
den Blick nicht mehr überall und auf jedem Detail hatten. Da wird mal mit einer Hand
anstatt mit beiden an die Stuhllehne gefasst oder es sitzt oder steht jemand nicht
genau in der beschriebenen Haltung. Dafür bitten wir um Verständnis. Das passiert in
ganz normalen Übungsstunden, und Normalität wollten wir abbilden.

Eine Reihe von Fotos ist bei anderen, unterschiedlichen Gelegenheiten entstanden. Den dort abgebildeten „Models" gilt ebenso unser Dank, auch wenn Situationen und Namen hier nicht alle aufgeführt werden konnten.

Die Autorinnen

DIE MODELS

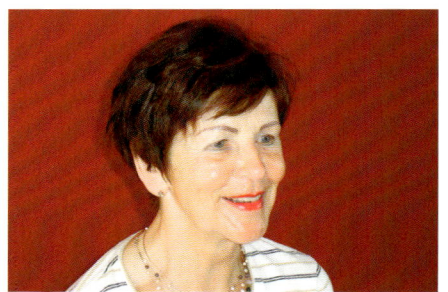

Anneliese Bauer, geb. 1934

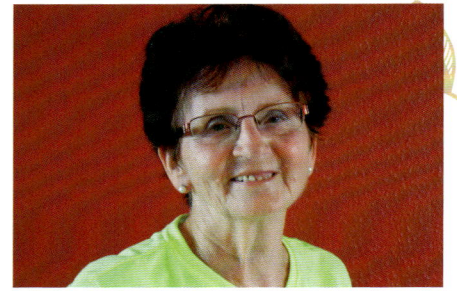

Edeltraud Krug, geb. 1947

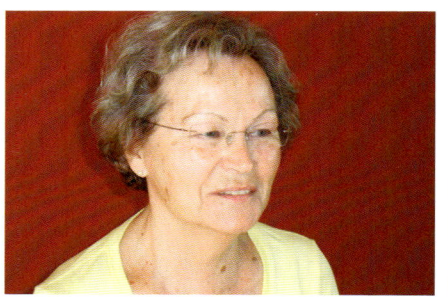

Elisabeth Holtschneider, geb. 1937

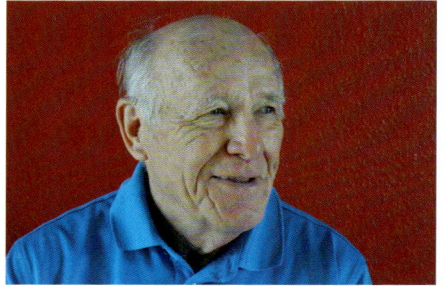

Helmut Kuhn, geb. 1927

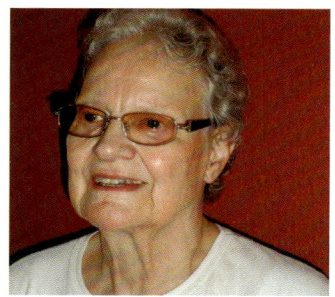

Adelheid Hunäus, geb. 1934

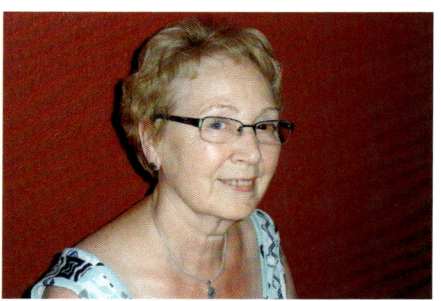

Gertrud Lowag, geb. 1940

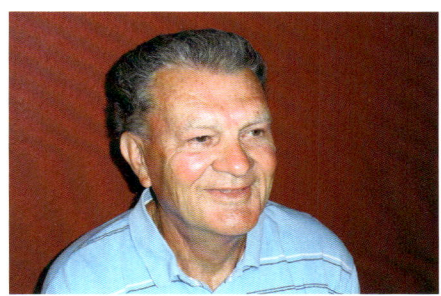

Walter Maisch, geb. 1940

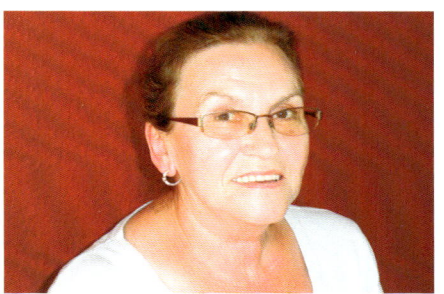

Brunhilde Neubert, geb. 1940

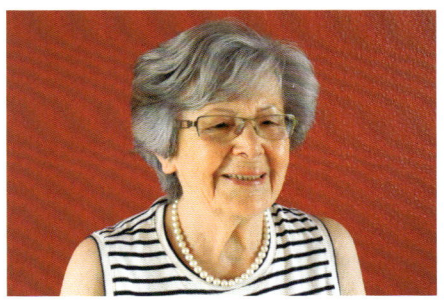

Wilma Mörschel, geb. 1932

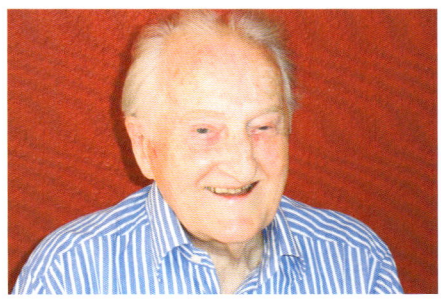

Heinz Ost, geb. 1921

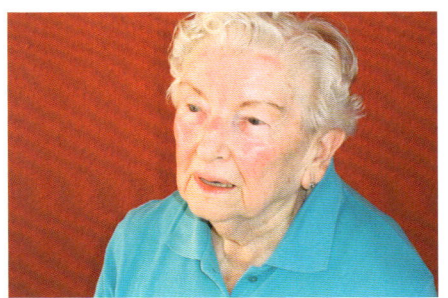

Lilly Müller, geb. 1917

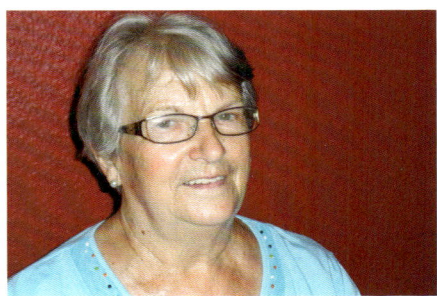

Luise Otremba, geb. 1936

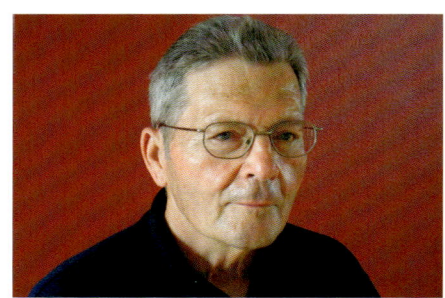

Hansjörg Rösler, geb. 1937

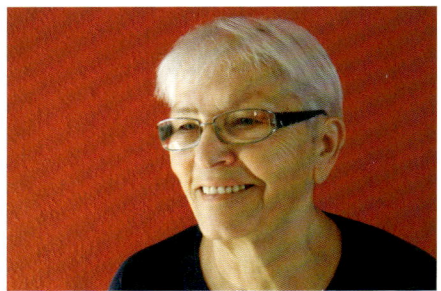

Katharina Schnell, geb. 1930

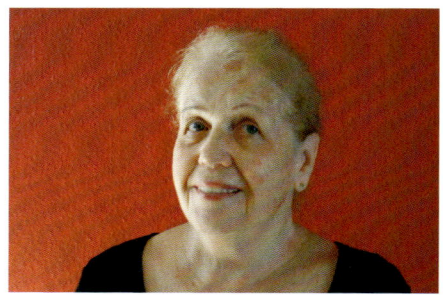

Helga Runge, geb. 1940

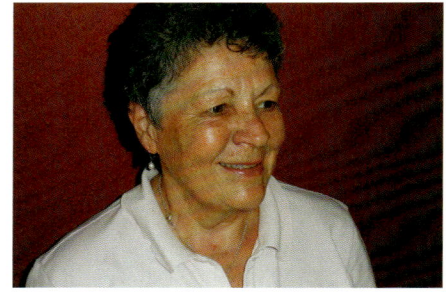

Doris Stubbe, geb. 1940

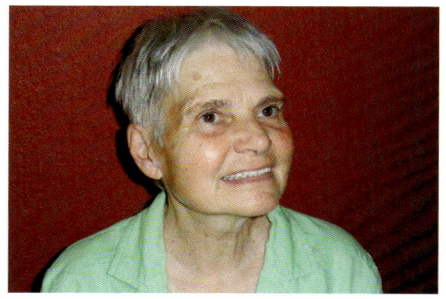

Elke von Schmeling, geb. 1941

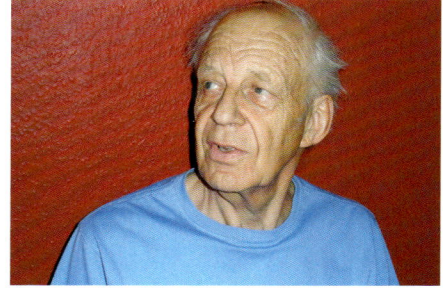

Günter Stubbe, geb. 1939

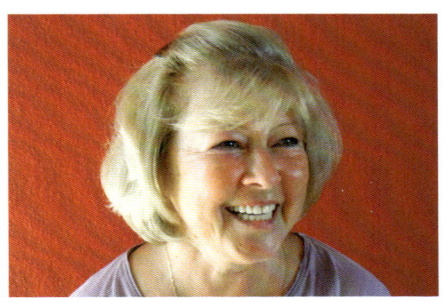

Margareta Tamberg, geb. 1943

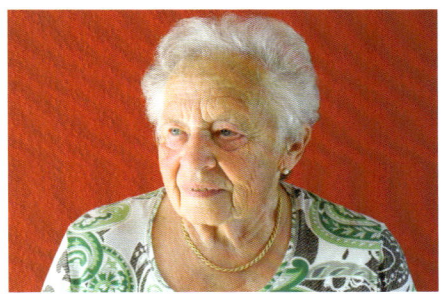

Ingeborg Zimmermann, geb. 1933

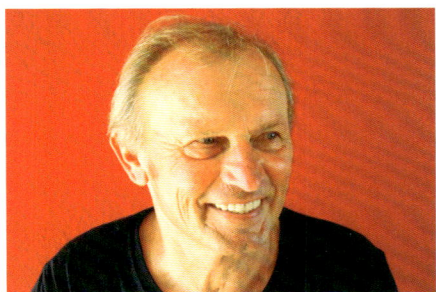

Reinhard Tamberg, geb. 1941

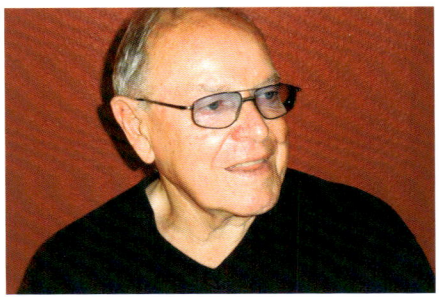

Helmut Waider, geb. 1930

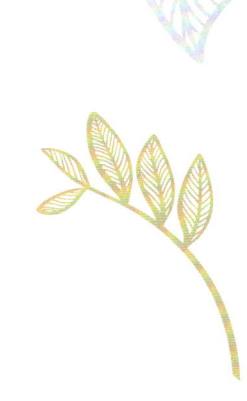

Bildnachweis

Covergestaltung & Layout:	Cornelia Knorr
Satz:	www.satzstudio-hilger.de
Coverfoto:	iStock/Thinkstock
Grafiken Cover & Kapitelanfänge:	iStock/Thinkstock
Fotos (Innenteil):	Bettina M. Jasper
	iStock/Thinkstock (S. 214)

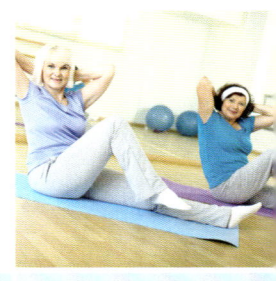
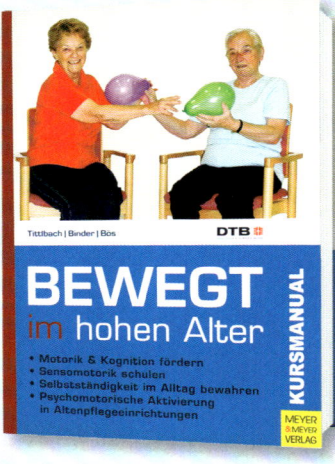
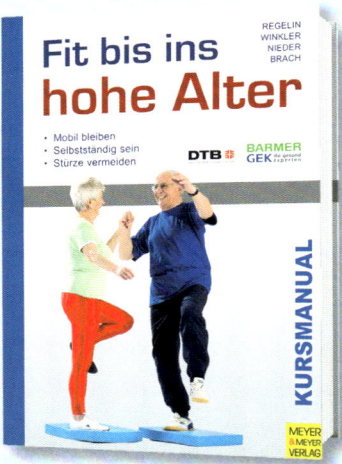

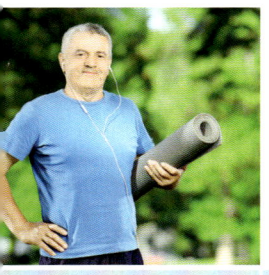

AKTIV UND GESUND IN JEDER LEBENSPHASE

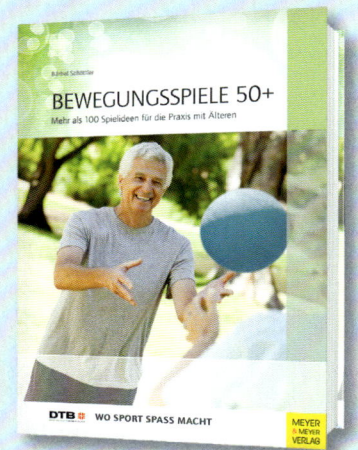

Bärbel Schöttler

BEWEGUNGSSPIELE 50+

MEHR ALS 100 SPIELIDEEN
FÜR DIE PRAXIS MIT ÄLTEREN

5. Auflage

ISBN 978-3-89899-834-5

€ [D] 16,95

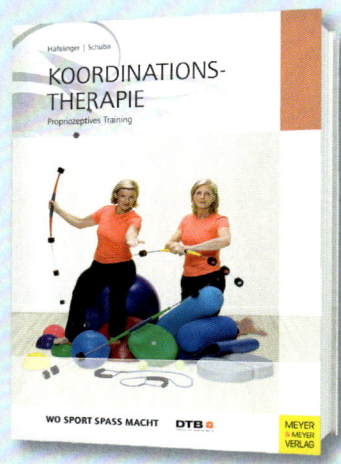

Häfelinger | Schuba

KOORDINATIONSTHERAPIE

PROPRIOZEPTIVES TRAINING

6. Auflage

ISBN 978-3-89899-571-9

€ [D] 16,95

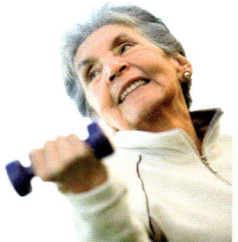
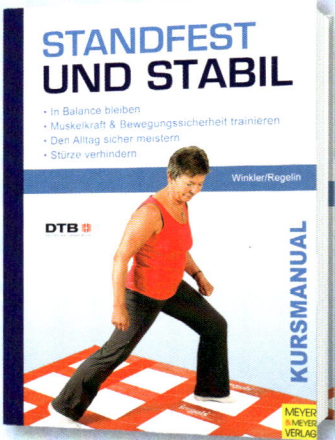
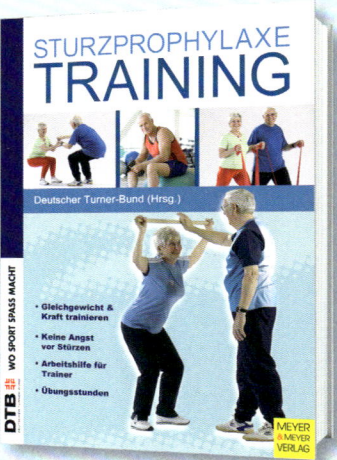

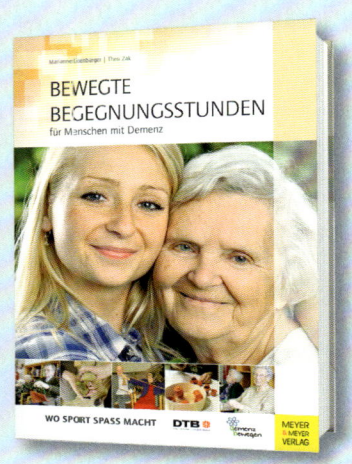

Eisenburger | Zak

BEWEGTE
BEGEGNUNGSSTUNDEN

FÜR MENSCHEN MIT DEMENZ

ISBN 978-3-89899-784-3

€ [D] 16,95

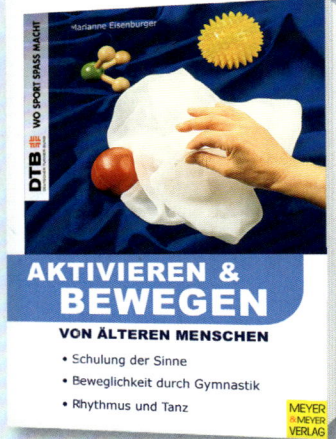

Marianne Eisenburger

AKTIVIEREN UND BEWEGEN

VON ÄLTEREN MENSCHEN

7. Auflage

ISBN 978-3-89899-545-0

€ [D] 16,95

MEYER & MEYER
Fachverlag GmbH
Von-Coels-Str. 390
52080 Aachen

Telefon   02 41 - 9 58 10 - 13
Fax   02 41 - 9 58 10 - 10
E-Mail   vertrieb@m-m-sports.com
E-Books   www.dersportverlag.de

MEYER
& MEYER
VERLAG

Unsere Bücher erhalten Sie online oder bei Ihrem Buchhändler.